全国高职高专护理类专业“十三五”规划教材

（供护理、助产专业用）

精神科护理学

主　　编　杨　铤　高国丽

副 主 编　杨宗莉　林　梅

编　　者　（以姓氏笔画为序）

王晓莉（雅安市第四人民医院）

刘少鹏（漯河医学高等专科学校）

时忠丽（济宁医学院）

杨　铤（江苏护理职业学院）

杨宗莉（雅安职业技术学院）

林　梅（厦门医学院）

赵蓓蓓（江苏护理职业学院）

高国丽（辽宁医药职业学院）

曹承娇（安庆医药高等专科学校）

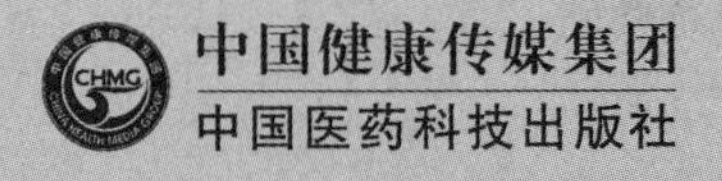

中国健康传媒集团

中国医药科技出版社

内容提要

本教材是“全国高职高专护理类专业‘十三五’规划教材”之一。是根据全国高职高专护理类专业“十三五”规划教材总体编写原则、要求和精神科护理学课程教学大纲的基本要求及课程特点编写而成，内容上涵盖精神科护理基本理论、基础知识、基本技能和常见精神障碍的临床特点与护理等。本书在各章设有“学习目标”“案例导入”“知识链接”“知识拓展”“考点提示”“本章小结”“习题”等模块。本教材为书网融合教材，即纸质教材有机融合电子教材、教学配套资源（PPT 等）、题库系统、数字化教学服务。

本教材供全国高职高专护理、助产专业使用。

图书在版编目（CIP）数据

精神科护理学/杨铤，高国丽主编．—北京：中国医药科技出版社，2018.8

全国高职高专护理类专业“十三五”规划教材

ISBN 978－7－5214－0142－4

Ⅰ.①精…　Ⅱ.①杨…②高…　Ⅲ.①精神病学－护理学－高等职业教育－教材　Ⅳ.①R473.74

中国版本图书馆 CIP 数据核字（2018）第 060902 号

美术编辑　陈君杞

版式设计　南博文化

出版　**中国健康传媒集团**｜中国医药科技出版社

地址　北京市海淀区文慧园北路甲 22 号

邮编　100082

电话　发行：010－62227427　邮购：010－62236938

网址　www.cmstp.com

规格　889×1194mm 1/16

印张　13 3/4

字数　285 千字

版次　2018 年 8 月第 1 版

印次　2020 年 7 月第 3 次印刷

印刷　三河市百盛印装有限公司

经销　全国各地新华书店

书号　ISBN 978－7－5214－0142－4

定价　33.00 元

获取新书信息、投稿、为图书纠错，请扫码联系我们。

数字化教材编委会

主　编　杨　铤　高国丽

副主编　杨宗莉　林　梅

编　者　(以姓氏笔画为序)

王晓莉（雅安市第四人民医院）

刘少鹏（漯河医学高等专科学校）

时忠丽（济宁医学院）

杨　铤（江苏护理职业学院）

杨宗莉（雅安职业技术学院）

林　梅（厦门医学院）

赵蓓蓓（江苏护理职业学院）

高国丽（辽宁医药职业学院）

曹承娇（安庆医药高等专科学校）

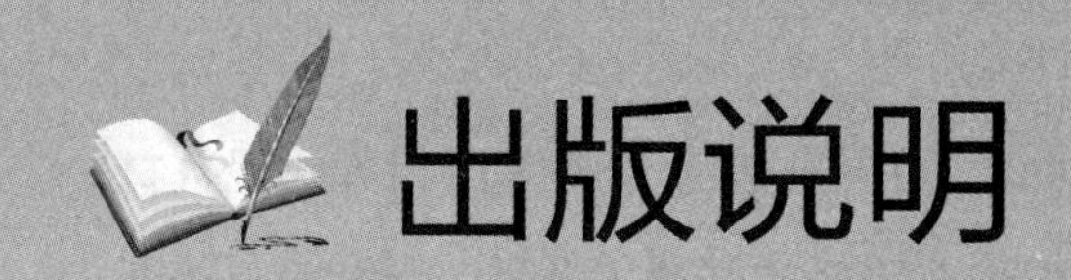

出版说明

为贯彻落实国务院办公厅《关于深化医教协同进一步推进医学教育改革与发展的意见》(〔2017〕63号)等有关文件精神，不断推动职业教育教学改革，推进信息技术与医学教育融合，加强医学人才培养，使职业教育切实对接岗位需求，教材内容与形式及呈现方式更加切合现代职业教育需求，培养具有整体护理观的护理人才，在教育部、国家卫生健康委员会、国家药品监督管理局的支持下，在本套教材建设指导委员会和评审委员会顾问、苏州卫生职业学院吕俊峰教授和主任委员、南方医科大学护理学院史瑞芬教授等专家的指导和顶层设计下，中国健康传媒集团·中国医药科技出版社组织全国100余所以高职高专院校及其附属医疗机构为主体的，近300名专家、教师历时近1年精心编撰了“全国高职高专护理类专业‘十三五’规划教材”，该套教材即将付梓出版。

本套教材先期出版包括护理类专业理论课程主干教材共计27门，主要供全国高职高专护理、助产专业教学使用。同时，针对当前老年护理教学实际需要，我社及时组织《老年护理与保健》《老年中医养生》《现代老年护理技术》三本教材的编写工作，预计年内出版，作为本套护理类专业教材的补充品种。

本套教材定位清晰、特色鲜明，主要体现在以下方面。

一、内容精练，专业特色鲜明

本套教材的编写，始终满足高职高专护理类专业的培养目标要求，即：公共基础课、医学基础课、临床护理课、人文社科课紧紧围绕专业培养目标要求，教材内容精练、针对性强，具有鲜明的专业特色和高职教育特色。

二、对接岗位，强化能力培养

本套教材强化以岗位需求为导向的理实教学，注重理论知识与护理岗位需求相结合，对接职业标准和岗位要求。在教材正文适当插入临床案例（如 “故事点睛”或“案例导入”），起到边读边想、边读边悟、边读边练，做到理论与临床护理岗位相结合，强化培养学生临床思维能力和护理操作能力。

同时注重护士人文关怀素养的养成，构建“双技能”并重的护理专业教材内容体系；注重吸收临床护理新技术、新方法、新材料，体现教材的先进性。

三、对接护考，满足考试需求

本套教材内容和结构设计，与护士执业资格考试紧密对接，在护士执业资格考试相关课程教材中插入护士执业资格考试“考点提示”，为学生学习和参加护士执业资格考试奠定基础，提升学习效率。

四、书网融合，学习便捷轻松

全套教材为书网融合教材，即纸质教材有机融合数字教材、配套教学资源、题库系统、数字化教学服务。通过“一书一码”的强关联，为读者提供全免费增值服务。按教材封底的提示激活教材后，读者可通过PC、手机阅读电子教材和配套课程资源（PPT、微课、视频、动画、图片、文本等），并可在线进行同步练习，实时反馈答案和解析。同时，读者也可以直接扫描书中二维码，阅读与教材内容关联的课程资源（“扫码学一学”，轻松学习PPT课件；“扫码看一看”，即刻浏览微课、视频等教学资源；“扫码练一练”，随时做题检测学习效果），从而丰富学习体验，使学习更便捷。教师可通过PC在线创建课程，与学生互动，开展在线课程内容定制、布置和批改作业、在线组织考试、讨论与答疑等教学活动，学生通过PC、手机均可实现在线作业、在线考试，提升学习效率，使教与学更轻松。此外，平台尚有数据分析、教学诊断等功能，可为教学研究与管理提供技术和数据支撑。

编写出版本套高质量教材，得到了全国知名专家的精心指导和各有关院校领导与编者的大力支持，在此一并表示衷心感谢。出版发行本套教材，希望受到广大师生欢迎，并在教学中积极使用本套教材和提出宝贵意见，以便修订完善。让我们共同打造精品教材，为促进我国高职高专护理类专业教育教学改革和人才培养做出积极贡献。

中国医药科技出版社

2018年5月

全国高职高专护理类专业“十三五”规划教材

建设指导委员会

张义伟（宁夏医科大学）
张亚光（河南医学高等专科学校）
张向阳（济宁医学院）
张绍异（重庆医药高等专科学校）
张春强（长沙卫生职业学院）
易淑明（益阳医学高等专科学校）
罗仕蓉（遵义医药高等专科学校）
周良燕（雅安职业技术学院）
柳韦华（山东第一医科大学）
贯　平（益阳医学高等专科学校）
晏廷亮（曲靖医学高等专科学校）
高国丽（辽宁医药职业学院）
郭　宏（沈阳医学院）
郭梦安（益阳医学高等专科学校）
谈永进（安庆医药高等专科学校）
常陆林（广东江门中医药职业学院）
黄　萍（四川护理职业学院）
曹　旭（长沙卫生职业学院）
蒋　莉（重庆医药高等专科学校）
韩　慧（郑州大学）
傅学红（益阳医学高等专科学校）
蔡晓红（遵义医药高等专科学校）
谭　严（重庆三峡医药高等专科学校）
谭　毅（山东医学高等专科学校）

全国高职高专护理类专业“十三五”规划教材

评审委员会

前言

QIANYAN

随着社会的不断发展，人们的生活方式发生了根本性变化，快节奏、多变化的生活给人们带来了越来越大的心理压力，精神疾病的患病率逐年递增，精神疾病的总负担尤其突出，因此如何加强精神疾病的预防、治疗、护理和康复已成为现代社会面临的重要课题。加强精神卫生宣教，培养更多适应社会发展需要的精神科护理人才，是护理教育的重要任务，而编写一本适合高职高专护理类专业使用的“十三五”规划教材已显得非常迫切和重要。

精神科护理学是高职高专护理类专业的一门主干课程，也是必修课程。精神科护理学是应用精神病学知识和一般护理学的理论原则对精神疾病患者实施科学护理的一门学科。它是精神医学的一个重要组成部分，是护理学的一个分支，是建立在一般护理学基础上的一门专科护理学。其护理活动是以患者为中心，围绕患者的个体、家庭及社会情况进行整体护理，帮助其学习和形成健康的行为模式，增进适应社会的能力，促进患者早日康复，回归社会。

本教材编写遵循“三基、五性、三特定”的基本规律。基本理论和基础知识以“必需、够用”为度，在保证教材思想性和科学性的基础上，强调教材的适用性与先进性，并适当反映学科的新进展。本教材融传授知识、培养能力、提高素质为一体，重视培养学生的创新能力、获取信息及终身学习的能力。教材编写贯彻了高职高专教育教学改革精神，吸收教改成果，体现高职高专教育特色。本教材的特点为：①以护理程序为框架，体现整体护理；②以案例教学为引领，更加贴近临床；③以“知识链接”等模块为特色，提高学习兴趣；④本教材为书网融合教材，即纸质教材有机融合电子教材、教学配套资源（PPT 等）、题库系统、数字化教学服务（在线教学、在线作业、在线考试）。

全书共分十三章。包括绪论、精神障碍的基础知识、精神科护理技能、精神疾病的治疗与护理、器质性精神障碍患者的治疗与护理、精神活性物质所致精神障碍患者的治疗与护理、精神分裂症患者的治疗与护理、心境障碍患者的治疗与护理、神经症和癔症患者的护理、应激相关障碍和心理因素相关生理障碍患者的治疗与护理、人格障碍患者的治疗与护理、儿童少年期精神障碍患者的护理、精神疾病患者家庭与社区护理。

本教材的编写人员来自全国 8 所高校或临床教学医院，有丰富的理论教学与临床实践经验。在教材编写过程中，参阅并引用了相关教材和文献的部分内容，同时得到各位编者及其所在单位的大力支持，在此一并致以诚挚的感谢！

限于编者编写经验与水平，书中难免会有疏漏与不妥之处，恳请各位同仁与读者批评指正。

编　者

2018 年 3 月

目录

MULU

第一章　绪　　论

学习目标

1. **掌握**　精神疾病和精神科护理学的概念。
2. **熟悉**　精神科护理学的基本任务和精神科护理工作的特点。
3. **了解**　精神医学及精神科护理学发展简史。

案例导入

2010年3月至5月中旬，江苏省发生多起精神病患者伤人事件。3月15日，常州29岁患有精神分裂症的杨某将奶奶砸死；4月12日，邳州人衡某因“怀疑”邻居沈某等人辱骂他，持斧头砍死砍伤沈某家5人。

2013年5月4日，北京广渠门附近发生的一起持刀伤人事件，导致2死1伤，持刀伤人的男子疑似有精神病。7月17日，北京朝阳一名精神病患者持刀行凶致两人死亡。7月22日，北京某超市发生精神疾病患者持刀伤人事件，致1人死亡3人受伤，嫌疑人王某有精神病史。

请问：

1. 精神病患者伤人后要不要承担法律责任？
2. 如何鉴定患者是否患精神疾病？

第一节　精神科护理学的基本概念

一、精神及精神疾病

世界卫生组织宣言指出：“健康不仅仅是指没有疾病，不体弱，而是躯体、心理及社会功能均臻良好的状态。”随着社会的发展，人们的生活方式发生了巨大的变化，精神卫生问题日益突出，精神疾病的发生率不断增高，已经成为影响人们健康和生存质量的重要因素，也成为社会共同关注的问题。随着人们对精神卫生需求的增加以及对精神世界认知的不断深入，精神医学的研究对象已从重型精神障碍扩展到轻型精神障碍，研究范围从重点关注治疗拓展到治疗、康复及预防并重，服务模式也从封闭式管理逐渐向半开放式、开放式管理转化。

精神是生物进化过程中出现的一种特殊的生命现象，是人脑在反映客观环境时所进行的功能活动的总和，是指人的意识、思维活动和一般心理状态。由于人脑的结构、功能和神经化学非常复杂，精神活动有其自身复杂性，导致精神疾病具有复杂性和多样性的特征。

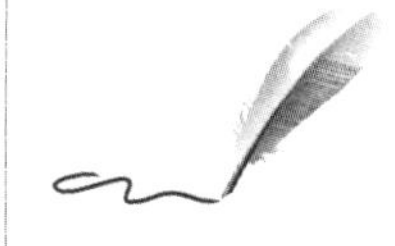

精神疾病是以精神（心理）活动（指感知觉、记忆、思维、情感、意志活动）异常为主要表现的一大类疾病。根据不同的症候群，在临床上可以表现为不同的精神障碍，精神疾病的诊断也是依据不同的症候群而给予诊断的，如精神分裂症、情感性精神病、人格障碍等。

精神疾病的临床表现多种多样，集中表现在思维、情感、意志、智能和行为等方面的异常。归结起来，精神疾病有以下共同特点。

1. 大多数精神疾病病因不明 如精神分裂症、躁狂症、抑郁症等疾病。

2. 常出现不协调精神运动障碍 主要表现为患者自己的言语与行为之间不协调，语言行为与情感不协调，本人的言语行为与周围环境不协调等。

3. 常出现一些偏激行为 如过度兴奋冲动甚至伤人、毁物；过度抑制、拒食、自杀和自伤等。此外，在一些精神症状影响下出现异常的行为。

4. 部分患者缺乏自知力 对自身的表现或症状缺乏正确的认识。绝大多数患者不主动就医或不能配合治疗，甚至打骂医护人员。

5. 部分患者生活不能自理 一些具有器质性精神障碍和部分具有严重精神症状的患者可以表现生活不能自理或退缩。

6. 精神疾病病程一般较长，难以治愈且易于复发 一些精神疾病是终身性的，需长期服药，复发率较高。也有少数精神疾病如反应性精神病，一旦刺激去除，经适当处理后，患者很快治愈，且很少复发。

知识拓展

关于封闭式管理

目前在许多综合医院的精神科病房均实行开放式管理，但在某些时候，一些精神科病房仍需实行封闭式管理（主要见于精神病院或一些专门的收治机构），以限制一些发作期精神病患者的自由活动，有时需暂时约束患者，限制其活动范围。约束的动机是保护患者，预防其对社会及自身产生危害。约束应有适当限度，持续时间不宜过长，不能给患者造成伤害。

二、精神科护理学

精神科护理学是应用精神病学知识和一般护理学的理论原则对精神疾病患者实施科学护理的一门学科。它是精神医学的一个重要组成部分，是护理学的一个分支，是建立在一般护理学基础上的一门专科护理学。其护理活动是以患者为中心，围绕患者的个体、家庭及社会情况进行整体护理，帮助学习和形成健康的行为模式，增进适应社会的能力，促进患者早日康复，回归社会。

精神科护理是随着精神医学和护理学的发展以及人类文明的进步逐渐形成并完善的。由于精神疾病的特殊性，人们对它的认识不像对待躯体疾病那样容易被接受，致使精神科护理经历了漫长而艰难的历程。

中世纪以前，由于人们对精神疾病的解释没有摆脱迷信和超自然的观念，所以对精神病患者的处理是采用非人道主义的态度和方式，负责患者的管理人员，几乎与监狱的看守

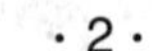

相似，根本没有经过训练，更谈不上对精神病患者提供护理。

文艺复兴时期，韦耶（Johan Weyer，1515—1588）致力于人类行为的探讨，他认为所谓的“着魔中邪”者实际上是精神疾病的患者，应该得到医师的治疗。因此他被认为是最早的精神科医师。

18世纪后期，法国医师菲力普·比奈尔（Phillippe Pinel，1745—1826）作为世界上第一位精神病院院长，主张用人道主义的态度对待精神病患者，提出要清除禁制，砸碎锁链。此为精神医学的第一次革命，从而也开创了精神科护理的先河。

精神科护理作为一种职业是19世纪后期开始形成的。1873年美国的琳达·理查兹（Linda Richards）女士，从波士顿New England Hospital毕业后，致力于研究精神科护理的角色和对精神病患者的服务项目。她提出改善精神科护理的计划，首次提出评估患者时应注重身体和精神（心理）两方面内容，主张对精神病患者的照顾质量应与一般躯体疾病患者的照顾质量相同，从而奠定了精神科护理的基础模式，因此她被称为美国精神科护理的先驱者。1882年在美国马萨诸塞州的马克林医院，创立了第一所精神科护士学校，学制2年。

19世纪末20世纪初，出现了大批精神病学专家。德国的克雷培林（Emil kraepelin，1856—1926）分析了大量的临床病例，率先提出重症精神疾病的根源是大脑的生物病理的改变，并将精神疾病进行分类，对精神病的病因、诊断、治疗进行了大量的研究。因此，克雷培林被称为现代精神病学之父。弗洛伊德（Sigmund freud，1856－1939）利用梦的解析和自由联想治疗精神病患者，他通过精心设计与患者之间的对话，使其回顾过去的经历，将一些过去的症结讲出来，体现了精神病治疗学中的医患间的治疗关系，从而创立了精神心理分析学派，首次从心理学的角度探讨精神障碍的病因，提倡“心因性病因论”，被认为是精神医学的第二次革命。

20世纪30年代，随着多种精神医学躯体治疗方法的出现，如胰岛素休克治疗（1935年）、精神外科治疗（1936年）、电抽搐治疗（1937年）等，精神科护理在治疗中成为更有意义的角色，需要更多有经验的精神科护士照顾精神病患者。

1952年，佩普勒（Hildegard Peplau，1909－1999）在前人的基础上，经过大量的临床实践，形成了精神科护理人际关系理论，首次在精神科护理史上，将精神科护理建立在科学的基础上。她认为，护理就是护士与患者互相作用的过程，护理是有意义的、治疗性的人际关系，护理就是进一步完善患者的人格。佩普勒首次将精神科护理人际关系理论写进精神科护理的教科书中。

1953年，英国医师仲斯（Maxwell Jones）撰写了《治疗性社区》一书，书中鼓励患者充分利用社会环境，积极参与自我照顾。1964年，美国通过了《社区心理卫生中心法案》。在社区精神卫生运动的推动下，精神科护理不再局限在医院，而且逐渐走向社区和家庭，随着越来越多的社区心理治疗中心、家庭跟踪护理以及日间护理等项目的出现，为精神病患者提供了多种医治场所，从而带来了精神医学的第三次革命，其工作范围也由单纯的对传统精神病患者的治疗和护理，发展到对精神障碍的预防保健和康复。

1954年，俄罗斯医师普普金撰写的《精神病护理》一书，详细阐述了对精神病患者的护理。书中强调关心、尊重、爱护精神病患者，废除约束，改善生活，组织管理患者开展文娱活动和劳动治疗等，从此使精神科护理更加规范，步入新的历程。

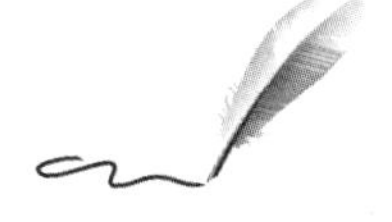

20世纪50年代以后，随着精神药物的出现，人们开始研究药物、神经递质和脑中各种

受体之间的关系，用科学、客观的方法诊断和治疗精神疾病，试图用生物学的理论来解释精神病的现象，所以生物精神医学的发展被称为精神医学的第四次革命。

尽管我国精神科护理事业起步较晚，但由于各级政府非常重视精神科护理队伍的建设和有关管理制度的制定，精神科护理事业得到快速的发展。1990 年，中华护理学会成立了全国精神科护理专业委员会。20 多年来，为了适应不断发展的社会需求，精神科护士可通过多种教育途经提高学历层次和业务水平。由于与国外护理教育交流的增加，大大加快了我国精神科护理教学、实践及科研的步伐，出现了大批有价值的精神科护理的论文、书籍和科研成果。随着社会的进步和人类对身心健康的需求，我国精神科护理事业一定会有美好的发展前景。

第二节　精神科护理相关的法律问题

医疗行为是一种社会行为，必须受到法律的规范才能实现有效的管理和控制。在医疗护理活动中，卫生立法一方面是对患者就医的权益、患者及家属的人身安全和控告医护违法行为等权利加以保护；另一方面也是对医护工作者的从业权益、职业自主权以及正当医护活动中的人身安全等进行保护。法律控制可使医患双方明确地预见自己的行为是否违法以及违法会带来什么样的后果等。长期以来，由于我国的卫生立法不健全，在医疗行为中存在着诸多的法律问题。

精神科医护行为既涉及一般法律的广泛内容，同时又有它自身的特殊性。目前，许多精神科医护人员对法律赋予患者的权利、医护人员的权利等知之甚少，严重影响了对患者及自身合法权益的保护。

一、民事行为能力

民事行为能力即指当事人在处理民事法律关系，如婚姻、财产、遗嘱、合同等事务时，取得权利和承担义务的能力。被判定为无行为能力的人，应确定专人作丧失行为能力者的监护人。监护人有权代表被监护人进行活动，维护被监护人的正当权益。

评定行为能力是民事司法鉴定的基本要求。行为能力是指民事法律关系主体以自己的行为按照法律规定去取得民事权利和承担民事义务的能力或资格。有行为能力的人即意味着他自己有能力从事合法行为，同时也能对自己的非法行为负责。我国民法规定把行为能力分为三级，即无行为能力、限制行为能力和有行为能力。

患有精神疾病而被判为无行为能力的人，一般应该监护。监护是指确定专人为丧失行为能力的人作为监护人。监护人有权用被监护人的名义进行活动，为被监护人维护权利。当患者疾病显著好转或恢复健康时，可以撤销监护，恢复为有行为能力人。

二、刑事责任能力

刑事责任能力即行为人对于其犯罪行为承担刑事责任的能力，即指一个人对本人行为的是非对错和是否危害社会有辨认能力，并且有依其辨认决定是否实施危害行为的控制能力。凡是达到法定刑事责任年龄、精神和智力无障碍的人，即具有刑事责任能力。我国刑法第十八条规定：精神病患者在不能辨认或者不能控制自己行为的时候造成危害结果，经法定程序鉴定确认的，不负刑事责任……故此，凡精神病患者（包括各类精神病、神经症、

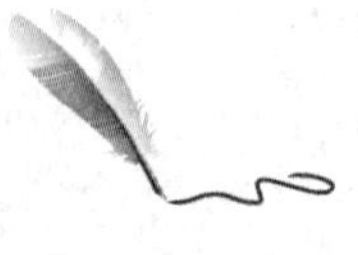

人格障碍和短暂性精神障碍者等）当其病情严重达到了不能辨认或者不能控制自己行为的时候即对其违法行为不具有刑事责任能力。此情况的确认，必须经法定程序鉴定确认。

在司法鉴定中确认无责任能力必须同时具备两个必不可少的条件：医学要件，指被鉴定者患有某种精神障碍（包括各类精神病、神经症、人格障碍和短暂性精神障碍等）；法学要件，指被鉴定者对本人所做的违法行为丧失了辨认和控制的能力。两个要件密切联系并相互补充，共同发挥作用，缺一不可。

知识链接

精神病患者与犯罪

根据刑法学概念，犯罪的形成必须有犯罪主体、犯罪的主观要件、犯罪客体和客观要件四大要素，缺一不可，缺一项则不能构成犯罪。精神病患者当其病情严重到了不能辨认或者不能控制自己行为且违法的时候，因此时已丧失了其犯罪的主体资格（因患有严重的精神疾病）、犯罪的主观要件（因此时其违法行为动机的故意或过失由于精神疾病的影响，已不是其真实的“意思表示”），故不能构成犯罪。即所谓“精神病患者杀人不犯法”。

三、精神病患者的法定权利

一般来说，精神病患者应享有以下权利。

1. 生命权　即患者有权得到医疗与护理，任何患者都享有医疗的权利，患者享有的医疗权应该是平等的。精神病患者可能是丧失了理智，可能会拒绝就医，但他的生命权依然不容剥夺，生命权是患者最基本的权利。

2. 知情同意权　通常情况下患者有权了解自己所患疾病的性质、严重性及预后等有关自身生存死亡的问题。患者的知情同意权是有条件、有限度的，对于影响、危及治疗信心的病情，应按保护性医疗制度的要求予以保密。多数精神病患者，由于自知力的受损而丧失辨认控制能力，不可能对自身病情有清晰认知，其知情同意权应予合理限制。

3. 保密权　即患者对个人隐私有要求保密的权利。由于精神病患者的一些症状是违反社会习俗及道德准则的，极易受到社会的歧视和嘲笑，故精神病患者的隐私及病情更要求严格保密。

四、精神科护理涉及的法律问题

对待精神病患者的基本伦理准则为不伤害。护理人员应在保护精神病患者的正当权利下进行医疗活动。对于一般精神病患者（未涉及司法案件）的治疗多实行自愿接受治疗原则，医护人员无权单方面决定对患者进行强制治疗，除非有证据表明患者的行为对自己或他人的生命构成威胁，并且要由其监护人或相应的公安机关办理。不应将病情已经缓解的患者长时间滞留在封闭性病房中。医疗机构从业人员必须恪守职业道德，重视患者的生命，尊重患者的人格。杜绝出现玩忽职守、侵害患者合法权益的现象。

（一）失职行为

主观上的不良行为或明显疏忽大意，造成严重后果者，属失职行为。

（1）对危急重症患者，不采取任何急救措施或转院治疗，以致贻误或丧失抢救时机的

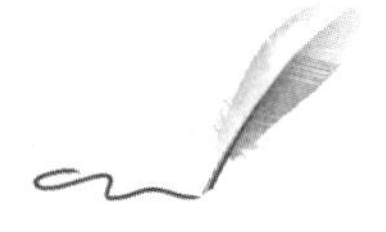

行为是失职行为。精神病患者因服毒、外伤等急症就医，医护人员应按首诊负责的原则视具体情况给予处理。

（2）擅离职守、不履行职责，以致贻误诊疗或抢救时机的行为属失职行为。精神科病房常有意外情况发生，值班护士应按时巡视病房，严格岗位职责。若没能及时发现自缢等行为的患者导致死亡，或因失职造成患者走失并在外发生严重事故等，应负有法律责任。

（3）护理中由于查对不严或查对错误、交接班不清，以致打错针、发错药等是失职行为。精神科更应严格执行查对制度，抗精神病药物错服在一些时候会导致严重后果，尤其是年老体弱者，小剂量便可能导致死亡。

（4）不认真执行消毒隔离制度和无菌技术操作规程，使患者发生严重感染也属失职行为。精神病患者自我保护意识差、反应迟钝、主诉不准确，若护士工作中稍有疏忽，极易造成交叉感染，严重者可发展为毒血症、脓毒血症、败血症致患者死亡。

（5）医疗文件书写不实事求是等行为也是失职行为。一些护理文件书写如体温曲线的记录、危重病情记录等，是制定医嘱和确定治疗措施的重要依据，具有法律意义。在涉及某些医患纠纷案件时，医疗、护理记录常常是最关键的证据。

（6）违犯道德规范要求，如为戒酒、戒毒者提供酒或毒品等更属严重的渎职行为。

（二）侵权行为

侵权行为是指护理人员对精神病患者的权利进行侵害而导致患者利益受损的行为。

（1）剥夺患者接受治疗护理的权利。虽然中世纪欧洲的“疯人院”模式已不复存在，但世界上仍普遍存在对精神病患者的歧视。精神科医护人员应关爱患者，保护其基本权利。

（2）泄露患者病情等隐私，造成严重后果。精神病患者症状的知情应限制在一定范围，因为病态表现的暴露可能使一些痊愈的患者产生严重的心理伤害，有可能导致严重不良后果。

（3）出于消除患者自身及他人危险的目的约束患者在有些时候是必需的，受法律保护。但约束患者，必须是出于控制病情的需要，在进行约束保护时，患者或患者监护人享有知情同意权。如果只是因为患者顶撞了医护人员或医护人员的无理要求被患者拒绝，便将其约束起来，属违反职业道德行为。在约束过程中导致患者骨折或其他严重后果，则构成技术事故。若有主观上的故意企图，或在保护时报复殴打患者，则属严重的侵权行为。

（4）践踏患者的人格尊严，在患者精神错乱、意识不清、认知障碍期间要弄、嘲笑患者或获取非法利益，都是粗暴的侵权行为。

侵权行为根据性质和严重程度的不同承担相应的法律责任。

五、如何维护精神病患者的合法权益

长期以来，由于人们对精神病患者的偏见，精神病患者社会地位低下，其合法权益经常受到侵害，而精神科医护人员对此亦重视不足，以致在精神科医疗护理过程中潜伏了较多的法律隐患。随着精神卫生相关法律的颁布实施，有关各项卫生立法将逐步健全，广大精神科医护人员应更好地学法守法，为保护精神病患者这一特殊群体的权益做出应有的贡献。

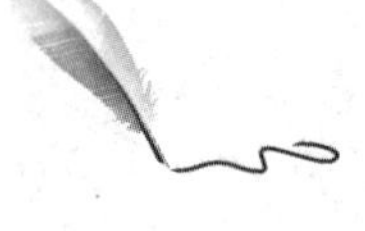

为了保障患者的生命权，对某些拒绝治疗护理的精神病患者，医护人员可行使干涉权，甚至实行强迫治疗或保护性约束。干涉的原则：一是有利于患者；二是不伤害患者；三是

有利于治疗或康复。

知识链接

中华人民共和国精神卫生法

《中华人民共和国精神卫生法》是一部规范精神障碍患者治疗、保障精神障碍患者权益和促进精神障碍患者康复的法律，于2011年6月公布草案。2012年10月26日，全国人大常委会表决通过了《中华人民共和国精神卫生法》。新法规定，对查找不到近亲属的流浪乞讨疑似精神障碍患者，由当地民政等有关部门按照职责分工，帮助送往医疗机构进行精神障碍诊断。2013年5月1日，《中华人民共和国精神卫生法》正式实施。

第三节　精神科护理学的基本任务、特点及要求

一、精神科护理学的基本任务

（1）研究精神疾病及精神病患者的行为表现，探讨精神疾病的发展规律及患者的行为规律。

（2）研究和实施接触观察精神病患者的有效途径，探索和理解精神病患者的正常和异常内心体验，做出正确的护理评估。

（3）创造安全、舒适、愉快的环境，维护患者的利益，保障患者的安全，避免不良因素给患者带来的身心痛苦。

（4）研究和实施各种有效措施，帮助患者恢复正常生活能力和社会功能，使患者康复后及时回归社会。

（5）开展健康卫生宣传教育工作，防治各种精神疾病，预防复发。

二、精神科护理工作的特点

（1）护理人员要正确认识精神疾病，正确对待精神病患者，给精神病患者提供最适合的护理照顾。

（2）充分认识安全工作的重要性，及时发现问题，并解决问题。

（3）仔细观察患者是精神科护理人员的基本功。由于患者对自身健康状况缺乏正确的认识，或不能及时正确地表达，护理人员要善于观察患者的言语、表情、动作和行为，从而了解患者的症状和防止意外情况的发生。

（4）加强心理护理工作，帮助患者正确认识自身疾病，及时准确给患者排忧解难，使患者早日回归社会。

（5）加强基础护理工作，保证患者的生活质量。

（6）搞好组织管理，让患者互相帮助、互相督促，有计划地参加劳动、娱乐和锻炼，使患者有规律地生活。

三、精神科护理人员应具备的条件

（1）有全心全意为患者服务的精神，正确认识精神疾病，正确对待精神病患者，一切

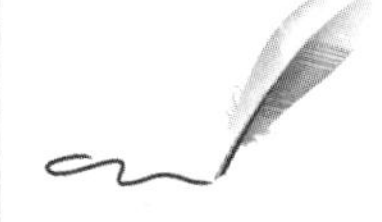

以患者为中心，满足临床护理工作的需要。

（2）有丰富的精神病学和护理学知识，有较高的文化修养，以及必要的心理学、社会学、法律法规等相关知识。

（3）有一定的心理承受力、自制力和忍耐力，且人格健全、意志坚定。

（4）有高度的责任心和事业心，有同情心、爱心、耐心，有严谨细致的工作作风和团结协作、互相帮助的精神。

（5）有敏锐的观察、分析问题及判断能力，以及较强的组织管理能力和协调能力。

（6）有开展精神科护理教育、护理科研能力以及开拓创新的精神，做好各种护理记录。

本章小结

精神疾病是以精神（心理）活动（指感知觉、记忆、思维、情感、意志活动）异常为主要表现的一大类疾病。精神疾病有以下共同特点：①大多数精神疾病病因不明；②常出现不协调精神运动的表现；③常出现一些偏激行为；④部分患者缺乏自知力；⑤部分患者生活不能自理；⑥精神疾病病程一般较长，难以治愈且易于复发。精神医学的四次革命见下表。

精神医学革命历程	时期	代表人物	主要贡献
第一次革命	18 世纪后期	比奈尔	主张用人道主义的态度对待精神病患者，提出要清除禁制，砸碎锁链
第二次革命	20 世纪初	弗洛伊德	利用梦的解析和自由联想治疗精神病患者，从而创立了精神心理分析学派，首次从心理学的角度探讨精神障碍的病因，提倡“心因性病因论”
第三次革命	1953 年	仲斯	撰写了《治疗性社区》一书，书中鼓励患者充分利用社会环境，积极参与自我照顾
第四次革命	20 世纪 50 年代后		用科学、客观的方法诊断和治疗精神疾病，试图用生物学的理论来解释精神病的现象

一般来说，精神疾病患者应享有以下权利：①生命权；②知情同意权；③保密权。

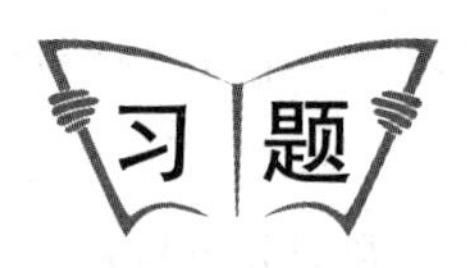

选择题

【A1/A2 型题】

1. 除下列哪项外，其他学科均与精神科护理学有关(　　)

   A. 心理学　　B. 行为医学　　C. 社会学

   D. 地理学　　E. 法学

2. 法国医生菲力普・比奈尔对精神科护理的贡献是(　　)

   A. 将精神疾病进行分类　　B. 主张用人道主义的态度对待精神病患者

   C. 提出了对精神病患者的服务项目　　D. 出版了《精神科护理学》一书

   E. 发明了“治疗性社区”的理论

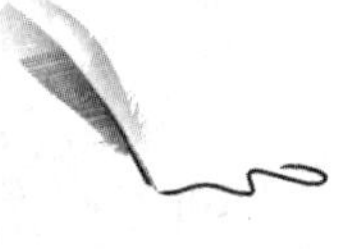

3. 主张对精神病患者的照顾质量应与一般内外科患者的照顾质量相同的人士是(　　)

A. 美乐　　B. 菲力普·比奈尔　　C. 琳达·理查兹
D. 维斯　　E. 韦耶

4. 提倡“心因性病因论”，并创立了精神心理分析学派，从而发动了精神医学的第二次革命的人士是(　　)
A. 菲力普·比奈尔　　B. 琳达·理查兹　　C. 韦耶
D. 克雷丕林　　E. 弗洛伊德

5. 首次对精神病患者的病因、诊断和治疗进行了人量的分析，并对精神疾病进行分类研究，被称为现代精神病学之父的人士是(　　)
A. 克雷丕林　　B. 弗洛伊德　　C. 韦耶
D. 琳达·理查兹　　E. 菲力普·比奈尔

6. 具有美国精神科护理先驱称号的人士是(　　)
A. 琳达·理查兹　　B. 南丁格尔　　C. 克雷丕林
D. 美乐　　E. 维斯

7. 下列关于精神活动的说法，哪项是错误的(　　)
A. 精神活动是大脑功能的产物
B. 精神活动是以客观现实为基础的
C. 异常精神活动与客观现实脱离，因此与客观现实无关
D. 精神活动包括认知、情感、意志等过程
E. 一般认为，人类是具有精神活动的唯一动物

8. 下列哪项不是精神疾病的共同特点(　　)
A. 大多数病因不明
B. 常出现一些偏激行为
C. 常出现不协调精神运动表现
D. 大多数患者有自知力
E. 病程一般较长，难于治愈且易于复发

9. 关于健康的定义正确的是(　　)
A. 健康是躯体、心理及社会功能均臻良好的状态
B. 健康就是身体没有疾病　　C. 健康就是心理平衡
D. 健康就是适应社会能力强　　E. 健康就是能吃能睡

10. 以下哪项不是对精神患者的侵权行为(　　)
A. 剥夺患者治疗护理权利　　B. 泄露患者隐私
C. 践踏患者人格尊严　　D. 出于控制病情的需要约束患者
E. 报复殴打患者

扫码“练一练”

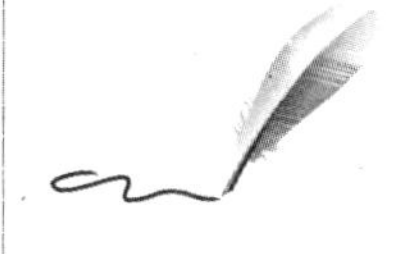

第二章　精神障碍的基础知识

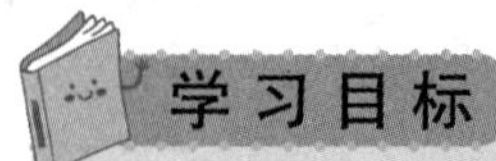

1. **掌握**　精神症状的共同特征；精神障碍的常见症状。
2. **熟悉**　精神障碍的病因。
3. **了解**　精神障碍的诊断分类。
4. 能说明引起精神障碍的主要因素；能识别精神障碍的常见症状。
5. 具有对精神障碍患者理解关爱的态度。

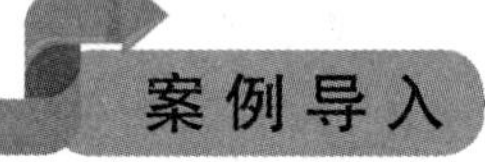

旁白： 患者，男，38岁。1年前离异后精神不振，近半年耳边总能听到男女说话的声音，主要内容是说自己这样做的不对或那样做的不对；有时又说要杀自己，有时自己想什么就能听到声音说什么；有时还能看见有人藏在自家窗下，出去看又跑掉了，但"肯定是冲自己来的"。患者称半年前就觉得周围人说话是在议论自己，咳嗽吐痰关门都是冲自己来的。走到街上觉得有人监视跟踪自己，总觉得家里安了摄像机，电话也被窃听了，吃妻子做的饭还能吃出一股怪味，这些都暗示有人要害自己，至于是什么人又说不清。患者称自己成了"透明人"，脑子里的隐私别人都能知道。

请问：

1. 该患者患病可能的因素有哪些?
2. 该患者有哪些精神症状?

第一节　精神障碍的病因学

精神障碍的病因学是一个十分复杂而重要的课题。因研究上的种种困难，目前为止，病因尚未完全明确，普遍认同的观点是精神障碍发生与生物、心理、社会因素有关。

一、生物学因素

1. 遗传与环境因素　遗传因素决定个体的生物学特征，因此也为精神障碍病因之一。研究证明，遗传因素在某些精神障碍发病中起到重要的作用。如精神分裂症、情感性精神障碍、人格障碍、精神发育迟滞等精神障碍具有家族遗传性。情感性精神障碍据国内外研究表明，同卵双生中若一人发病，另一人发病概率为66% ~96%，而异卵双生则为20% ~25%。即使这些精神障碍有较高遗传性，但环境因素在障碍的发生、发展、严重程度、预后等方面依然起着重要作用。寄养子研究、医学遗传学等研究表明，精神障碍的发生是由遗传因素与环境因素共同起作用的结果，通过调控环境能达到预防控制精神

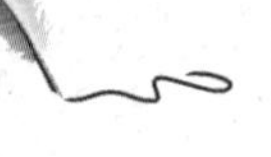

障碍的发病。

2. 躯体疾病因素　急慢性躯体感染、颅内感染、血管病变、代谢障碍、内分泌障碍、缺氧等引起脑功能或结构异常均可引起精神疾病。如颅脑损伤、脑血管障碍、脑肿瘤、慢性肺功能不全，肝、肾、心功能不全等均可出现精神障碍。

3. 性别、年龄因素　性别和年龄可影响精神障碍的发生、发展与预后。有些精神障碍，男、女性别比例有明显差异，如抑郁症、癔症、焦虑症等，女性发病率高于男性；而儿童孤独症、儿童多动症、躁狂症、酒依赖、偏执型人格障碍、反社会型人格障碍等，男性发病率高于女性。不同的精神障碍高发年龄段也不一致，如孤独症、多动症、精神发育迟滞等多发于儿童青少年期，强迫症多发于青春期，精神分裂症多发于青壮年，痴呆则多发于老年期，而某些儿童期发生的精神障碍如多动症成年期后可能好转。

4. 理化因素　颅脑外伤引起的脑组织损伤，可导致短暂或迟发而持久的精神障碍。此外，影响中枢神经系统的各种物质均也可导致精神异常，如精神活性物质酒精、吗啡、冰毒等导致各种精神症状；长期大量超标接触汞、重金属盐、有机磷农药等毒物，中毒后可出现精神异常。

5. 神经生物化学因素　机体的神经生物化学改变与精神障碍有一定关系。研究发现，精神分裂症可能与多巴胺有关；抑郁症可能与去甲肾上腺素和5－羟色胺有关；躁狂症可能与去甲肾上腺素有关。

二、心理与社会因素

1. 人格特征　人格是一个人稳定的行为模式及在日常生活中待人处事的习惯方式，是全部心理特征的总和。现代研究认为病前人格特征的偏离或障碍与精神障碍的发生密切有关，如表演型性格的人容易患癔症，强迫性格的人容易患强迫症，分裂样人格障碍者则患精神分裂症的可能性较大。此外性格在精神障碍的发生发展也有重要作用，具有开朗、乐观性、坦率、热情的人群，在心理应激过程中对挫折表现出较强的耐受性；而相对拘谨、敏感、多虑、多疑的人群，对心理应激的耐受能力较差，则易患神经症、应激相关精神障碍、酒精与药物滥用精神障碍等。

2. 精神应激因素　精神应激通常是指生活中某些事件引起个体难以应付而造成的心理压力。精神应激与精神障碍的发生密切相关，在临床上，与急性应激有关的精神障碍主要有急性应激反应和创伤后应激障碍等，如地震、火灾、战争、被强奸、被抢劫、亲人突然死亡等可能引起急性应激障碍、创伤后应激障碍、癔症发作；慢性应激可能与人格特征关系更大，临床上可见于适应障碍等。除外来的生活事件外，内部需要得不到满足、动机行为在实施过程中受挫，也会产生应激反应。长时间的慢性应激会导致神经症、心身障碍等。

另外，社会、心理因素常常作为许多精神障碍的诱因出现，应予充分注意。家庭、社会支持是影响精神障碍的发生、发展、预后的重要因素，良好的社会支持让人在遇到应激事件时，能更好的应付困难，降低精神障碍的发病率。

3. 社会文化因素　自然环境（如污染、噪声、生存空间过小）、社会环境（如移民、社会大的变革、人际关系紧张）等均可能增加精神压力，诱发精神障碍。不同的文化传

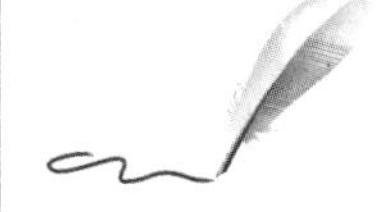

统、宗教信仰、生活习惯都可能影响人的精神活动，诱发精神障碍的现象可能不一样，如癔症在文化水平较低的农村发病率较高，而精神分裂症的发病率城市明显高于农村。如来自农村的精神分裂症患者，妄想与幻觉的内容多简单、贫乏，常与迷信及落后的封建思想等内容有关；而来自城市的患者，妄想与幻觉的内容常与电波、卫星等现代生活的内容有关。

纵观上述对精神障碍病因的探讨，生物学因素和心理社会因素，即内因与外因在精神障碍的发生、发展中共同发挥作用，在不同的精神障碍中，不同的致病因素所起作用大小也不同。许多精神障碍的发生是多种因素共同作用的结果。

第二节　精神障碍的症状学

由于许多精神障碍至今病因未明，缺乏有效的诊断性生物学指标，临床的诊断主要是通过病史和精神检查，发现精神障碍症状，进行综合分析和判断而得出。因此，精神障碍的症状学是精神医学的重要基础，掌握精神症状是精神护理工作的基本功。

一、概述

（一）基本概念

1. 精神症状　异常精神活动通过个体的言语、书写、表情、动作行为等表现出来。

2. 精神病理学　是研究精神症状产生机制的学科，又称精神障碍的症状学。

精神障碍的症状学是精神障碍诊断的主要依据。

（二）判定精神活动正常与异常的原则

1. 纵向比较　即与其过去一贯表现相比较，精神状态的改变是否明显。

2. 横向比较　即与大多数正常人的精神状态相比较，差别是否明显，持续时间是否超出了一般限度。

3. 综合比较　应结合当事人的心理背景和当时的处境进行具体分析和判断。

（三）精神症状的特点

1. 症状的出现不受患者意识的控制　如精神障碍的个体发病时拿刀砍向自己可爱的儿子。

2. 症状的出现难以通过说理和转移令其消失　如关系妄想的患者认为所有人的行为都是针对她的，任凭医护人员如何解释乃至安排她参加工娱治疗活动等方法都不能消除。

3. 症状的内容与外在客观环境不相称　如患者听到有人骂他而实际没有。

4. 症状的出现多伴有痛苦体验　被害妄想患者坚信自己受到迫害而痛苦万分；嫉妒妄想患者坚信自己配偶对自己不忠实而十分恼怒。

5. 症状常常给患者带来不同程度的社会功能损害　如发病时自理、学习、工作能力下降或丧失等。

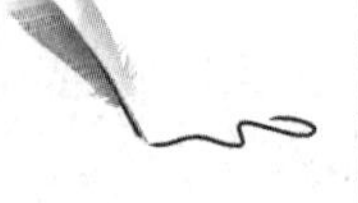

知识拓展

文化与精神症状的表达

医学人类学认为，精神障碍患者向社会其他成员和医生表达自己的内心体验，在很大程度上受社会文化因素的制约。研究表明，在社会经济地位较低的西方人群中，抑郁症患者常用躯体症状如头晕、头痛及身体其他部位的性质不明确的疼痛，以及心悸、全身无力等来表达自己的抑郁情绪，这些症状通常是非特异性的，且容易改变，抗抑郁治疗有一定效果。对于这种现象，有学者指出，并不是患者没有抑郁症状，也不是存在实质性的躯体障碍，而是患者把抑郁情绪“躯体化”了。与此相反，西方中上阶层习惯于看作心理问题，用心理术语来表达主观的心理状态。

以此来看，躯体化是一种文化特异性的应对方式，其目的是“减少或者避免内省和直接的情绪表达”。

二、常见的精神症状

精神活动按照心理学一般分为认知（感知觉、思维、注意、记忆、智能等）、情感、意志行为等。为了便于对精神症状的描述，以下按精神活动的心理过程分别介绍。

（一）感知觉障碍

感知觉包括感觉和知觉。感觉（sensation）是客观事物个别属性，如光、声、色、形等，通过感觉器官在人脑中的直接反应。知觉（perception）是客观事物的各种属性在人脑中经过综合，并借助于过去的经验所形成的一种完整的印象。感知觉障碍（disorders of sensation）包括感觉障碍、知觉障碍及感知综合障碍。

1. 感觉障碍

（1）感觉过敏（hyperesthesia） 又称感觉增强，是指对外界一般强度的刺激感受性增高，如感到阳光特别刺眼；声音特别刺耳，如耳边轻语便觉很响而头痛，关门声有如枪炮声；轻微的触摸皮肤感到疼痛难忍等。多见于神经症、更年期综合征等。

（2）感觉减退（hypoesthesia） 又称感觉抑制，是指对外界一般刺激的感受性减低，患者感觉阈值增高，对强烈的刺激感觉轻微或完全不能感知，如针刺没有疼痛感。见于抑郁状态、木僵状态、癔症等。

（3）感觉倒错（paraesthesia） 是指对外界刺激产生与正常人不同性质或相反的异常感觉。如将冰块放在患者手心，患者感觉烫手。见于癔症。

（4）内感性不适（senestopathia） 是指躯体内部产生的各种不舒适和（或）难以忍受的异样感觉，如牵拉、挤压、游走、蚁爬感等，性质难以描述，没有明确的局部定位，可继发疑病观念。多见于神经症、精神分裂症、抑郁状态、躯体化障碍。

2. 知觉障碍

（1）错觉（illusion） 是指对客观事物的一种错误感知。正常人在光线暗淡、疲劳、注意力不集中、恐惧、紧张等情况中可能出现错觉，但正常人的错觉在条件改善或解释后，能很快认识错误并纠正错误。病理性错觉常因意识障碍产生，患者坚信不疑，并伴有相应的情绪和行为反应，不容易纠正。病理性错觉多见于器质性精神障碍的谵妄状态，如患者

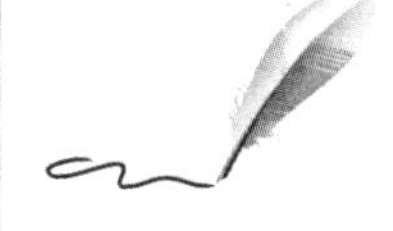

把输液管看成蛇。多见于精神分裂症、谵妄状态。

（2）幻觉（hallucination） 是指一种缺乏外界相应的客观刺激作用于感觉器官时所出现的知觉体验。正常人也可出现幻觉，主要发生在入睡前和醒来后，通常是短暂的、单纯的，如听到铃声或一个人的名字。意识清晰时出现的幻觉属于精神病性症状，是精神病患者常见的症状之一，常与妄想并存。幻觉种类繁多，按感觉器官不同，常见的可以分为幻听、幻视、幻嗅、幻味、幻触、内脏性幻觉6类（表2－1）。

表2－1 常见幻觉类型

幻觉类型	幻觉特征	常见障碍	案例或解释
幻听	最常见，患者可听到客观上不存在的各种声音。分为言语性和非言语性幻听，以言语性幻听多见。言语性幻听最危险的是命令性言语性幻听	精神分裂症、脑器质性精神障碍	听到直接对患者言行进行评论的声音称为评论性幻听；听到命令患者做某些事情的声音称为命令性幻听；有2个或2个以上的声音在争论，且对患者使用第三人称的则称为议论性幻听
幻视	患者可看见一些客观上不存在的物体，内容多样，可从单调的声、光、色到人物、景象、场面等	精神分裂症、脑器质性精神障碍	脑器质性谵妄的患者在医院病房看见墙上有虫在爬动，反复要求清洁工清理
幻嗅	患者在没有客观物质刺激时闻到特殊的气味，通常是一些特别的、令人不愉快的味道，如腐败的尸体气味、化学物品烧焦的气味等	精神分裂症	幻嗅常与幻觉、妄想结合在一起。单一出现的幻嗅，考虑颞叶癫痫或颞叶器质性损害。例如患者闻到饭菜里有农药味，怀疑丈夫想害死她，因此拒绝吃饭
幻味	患者没有客观物质刺激时尝到特殊的味道	精神分裂症	多数幻味的内容是患者以前接触过的东西，令人不愉快的味道。例如患者尝到食物中有血腥味怀疑妻子故意没有煮熟肉想害他拉肚子
幻触	患者没有客观物质刺激时感到皮肤黏膜有异常的感觉	精神分裂症、癔症	如患者感到皮肤或黏膜表面或底下有接触、针刺、虫爬、触电感等。例如患者躺在病床感觉有电触感，不睡床而睡在地上
内脏性幻觉	患者对躯体内部某一部位或某一脏器的一种异常知觉体验。患者能清晰地描述其部位。常与疑病妄想或被害妄想伴随出现	精神分裂症、抑郁症	如感到肠扭转、肺扇动、肝破裂、心脏穿孔、腹腔内有虫爬行等

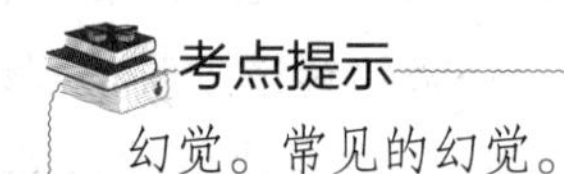

按幻觉体验的来源分为真性幻觉和假性幻觉。①真性幻觉（genuine hallucination）：幻觉形象鲜明，如同外界客观事物形象一样，存在于外部客观空间，是通过感觉器官而获得的。患者常叙述这是他亲眼看到的，亲耳听到的，因而患者常常坚信不疑，并对幻觉做出相应的情感与行为反应。②假性幻觉（pseudo hallucination）：幻觉形象不够鲜明生动，产生于患者的主观空间如脑内、体内。幻觉不是通过感觉器官而获得，如听到肚子里有说话的声音；可以不用自己的眼睛就能看到头脑里有一个人像。虽然幻觉的形象与一般知觉不同，但是患者却往往非常肯定地认为他的确是听到了或看到了，因而对此坚信不疑。真性幻觉和假性幻觉鉴别见表2－2。

表2－2 真性幻觉和假性幻觉鉴别

类别	真性幻觉	假性幻觉
来源	客观空间	主观空间（常被患者称为脑内、体内）
形象	如同真实所见、所闻、所感之物	不够鲜明、生动
感觉途径	必须通过感觉器官	不通过实际感觉器官

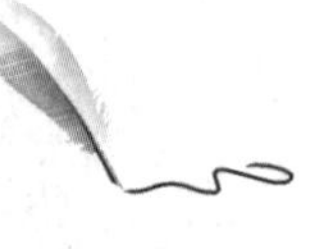

3. 感知综合障碍（psycho sensory disturbance） 是指对客观事物能感知，但对某些个别属性如大小、形状、颜色、距离、空间位置等产生错误的感知。多见于抑郁症、神经症和精神分裂症，常见以下几类。

（1）视物变形症　指患者感到周围的人或物体在大小、形状、体积等发生了变化。如看到他的父亲变成小人，因此认为父亲照顾不了自己；家里小猫变成老虎一般大感到害怕。

（2）自身感知综合障碍　指患者感到自己身体某个部位在大小、形状等方面发生变化。如看见别人鼻子变大了，上身长、下身短了。

（3）时间感知综合障碍　指患者对时间的快慢出现不正确的知觉体验。如患者将很长时间看成很短，很短时间看成很长。

（4）空间感知综合障碍　指患者对周围的事物与自己的距离产生错误的知觉，近物看远了，远物看近了，可能把静止的物体看成逐渐趋近的、后退的、滚动的或倾斜的等。如患者候车时公交车已驶到站台，而患者仍感觉汽车离自己很远。

（5）非真实感　指患者感到周围事物和环境发生了变化，变得不真实，视物如隔一层帷幔，像是一个舞台布景，周围的房屋、树木等像是纸板糊成的，毫无生气；周围人似没有生命的木偶等。

（二）思维障碍

思维是人脑对客观事物间接的概括的反映，这种反映是用概念（词）、判断和推理的形式并以语言为工具表达出来的，是人类认识活动的最高形式。正常人的思维有以下几个特征：①目的性，指思维围绕一定目的，有意识的进行的；②连贯性，指思维过程中的概念是前后衔接，相互联系的；③逻辑性，指思维过程是有一定的道理，合乎逻辑的；④实践性，正确的思维是能通过客观实践检验的。思维障碍是指思维过程的目的性、逻辑性、连贯性发生显著改变。思维障碍临床表现主要包括思维形式障碍以及思维内容障碍。

1. 思维形式障碍

（1）思维奔逸（flight of ideas）　又称观念飘忽，指思维的联想速度加快和联想数量的增加。表现为患者的思维和谈话都非常快，一个概念接着另一个概念，大量涌现，以至有时患者来不及表达，或听者跟不上患者的速度，说话时语量增多，语速变快，滔滔不绝，说个不停。其内容生动丰富，与周围现实相关而不荒谬，但内容往往不深刻，给人以信口开河的感觉。话题易随境转移，可有音韵联想（音联）或字意联想（意联）。常见于躁狂症，也可见于精神分裂症。

例如，患者说："老了，夕阳无限好，只是近黄昏。昏头昏脑，婚姻是爱情的坟墓，医生你结婚了吧，我猜你老婆一定很漂亮，就像你的这条领带一样，是她送的还是情人送的？咦？外面什么声音，我去看看……"

（2）思维迟缓（inhibition of thought）　即联想抑制，指以思维活动量的显著缓慢，联想困难，思考问题吃力，反应迟钝为特征。患者表现语量减少，速度缓慢，应答迟钝，患者自觉脑子变笨，感觉"脑子不灵了，像生了锈一样"。多见于抑郁症，也见于精神分裂症。

（3）思维贫乏（poverty of thought）　指联想的数量减少，概念与词汇贫乏，对问题只能在表面上产生反映。患者常感到脑子一片空白，想不出问题，表现为患者回答问题时内容简单、空洞，缺乏主动语言，对问话多为"是""不知道"。常伴有情感淡漠，意志缺

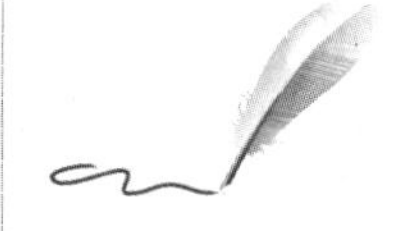

乏。多见于精神分裂症，也见于抑郁症、脑器质性精神障碍及精神发育迟滞。

例如：医生问其今天吃药了吗？回答不连贯："今天……早上……"

（4）思维散漫（looseness of thinking） 又称思维松散，指思维的目的性、连贯性和逻辑性障碍。表现为患者认真讲了一段话，每句话、每段话的语法和逻辑性完整，但是整篇谈话内容散漫，缺乏主题，以至别人不能理解其要说明什么。主要见于精神分裂症，也见于严重的焦虑和智能降低者。

（5）思维破裂（split of thought） 指联想断裂，思维内容缺乏内在必然的逻辑联系，概念之间联系的紊乱。表现为患者的言语或书写有完整结构的句子，但各句含义不相关，变成语句的堆积，整段内容令人不能理解。严重时每句话也构不成句子，而是表现为词语的堆积，呈词语杂拌。多见于精神分裂症。

例如，问："你叫什么名字？"答："你上课，水哗哗地响，人们都兴高采烈，我的眼睛不好，可能是感染的，有两个问题不懂，我想参加运动会，但手指甲不好……"

（6）病理性赘述（circumstantiality） 指思维过程中以主题转换带有黏滞性、停留在某些枝节问题上面，抓不住主要环节。表现为联想黏滞，思维过程显得迂回曲折，过分详细，拘泥于细节，不必要的过分详尽的累赘的描述，但并不离题或离题不远，最后能够达到预定的终点。多见于癫痫、脑器质性及老年性精神障碍。

例如，护士问："今早吃什么早餐？"患者回答："早上我 7 点起床，上了卫生间，洗漱了，去过道走了两圈，吃了一颗鸡蛋，两个包子，一碗粥"。

（7）思维中断（blocking of thought） 又称思维阻滞，指在意识清晰无明显外界干扰下，思维过程在短时间内突然出现中断，或言语突然停顿。表现为患者说话时突然停顿，然后开始另一个话题内容。若患者有当时的思维被某种外力抽走的感觉，则称作思维被夺。两症状均为诊断精神分裂症的指征。

（8）思维插入（though tinsertion） 指大脑中的某些想法不属于自己，而是外界有人通过某种技术或力量放入自己的大脑，常伴有被害妄想。若患者体验到强制性地涌现大量无现实意义的联想，也称为思维云集。两症状往往突然出现，迅速消失。见于精神分裂症。

（9）思维剥夺（thought with drawal） 指认为自己的思维没有了，被人用某种技术抽取了、偷走了。思维剥夺患者常有思维中断现象。见于精神分裂症。

（10）思维播散（thought broadcasting） 感到自己的思维被人用特殊的方法传播在外，好似广播已被众人所知。自己的想法即使不说出来，别人也会知道。思维播散的患者常表现紧张不安，不敢出门，伴有情绪低落。见于精神分裂症。

（11）强迫观念（obsessive idea） 又称强迫性思维，指脑中反复出现的某一概念或相同内容的思维，明知没有必要，但又无法摆脱。强迫性思维可表现为某些想法，反复回忆（强迫性回忆）、反复思索无意义的问题（强迫性穷思竭虑）、脑中总是出现一些对立的思想（强迫性对立思维）、总是怀疑自己的行动是否正确（强迫性怀疑）。强迫性思维常伴有强迫动作。见于强迫症，它与强制性思维不同，前者明确是自己的思想，反复出现，内容重复；后者体验到思维是异己的。

（12）病理性象征性思维（symbolic thinking） 指将一事物的具体概念与抽象概念的混淆，把象征与现实混淆，而自己却毫无觉察。

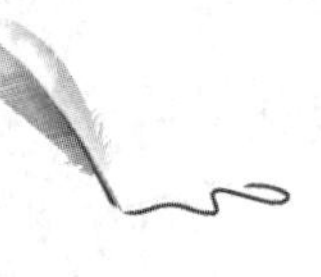

例如，患者只穿红色衣服，表示"红心永向党"；患者将排骨强行吞下表示"要做有

骨气的人”。见于精神分裂症。

(13) 语词新作 (neologism) 指将概念融合、浓缩、拼凑，自创一些新的文字、符号、图形或语言，同时赋予特殊意义。

例如，患者用“%”代表“离婚”，用“犭市”代表“狼心狗肺”。多见于精神分裂症。

(14) 逻辑倒错性思维 (paralogical thinking) 指推理缺乏逻辑性，既无前提也无根据，或因果倒置，推理离奇古怪，不可理解。见于精神分裂症和偏执狂等。

例如，患者说：“我国的大学是分布全国各地，清华大学是我国的大学，所以，清华大学分布全国各地”。

知识拓展

思维活动形式的障碍

1. 持续言语 (perseveration) 思维活动在某一概念上停滞不前，表现为患者在回答一系列问题时，每次重复第一次问题的答案。主要见于器质性障碍如痴呆，也见于其他精神障碍。

2. 重复言语 (palilalia) 患者思维灵活性受损，表现为说话时多次重复句末几个字词。如问患者哪里不舒服，患者回答：“我很难过、难过、难过……”。主要见于脑器质性精神病和癫痫。

3. 刻板言语 (stereotypy of speech) 患者概念转换困难，思维在原地踏步，表现为机械地、刻板地重复一些无意义的词语或语句。见于精神分裂症和器质性精神障碍。

4. 模仿言语 (echolalia) 患者非常刻板地模仿周围其他人的讲话，如医生问患者“你叫什么名字?”，患者会回答“你叫什么名字?”。医生问患者“你头痛吗?”，患者仍旧会回答“你头痛吗?”。多见于紧张型分裂症和器质性精神障碍。

2. 思维内容障碍 主要表现为妄想 (delusion)，它是一种病理性的歪曲信念，是病态的推理和判断。妄想具有以下特征：①信念的内容与事实不符，没有客观现实基础，但患者坚信不疑；②妄想内容均涉及患者本人，总是与个人利害有关；③妄想具有个人独有性；④妄想内容因文化背景和个人经历而有所差异，但常有浓厚的时代色彩。妄想属于精神病性症状，是精神病患者最常见的症状之一。

按妄想的起源可分为原发性妄想和继发性妄想。原发性妄想是没有发生基础的妄想。表现为内容不可理解，也不能用既往经历、当前处境加以解释。原发性妄想是精神分裂症的典型症状，对诊断分裂症具有重要价值。继发性妄想是发生在其他病理心理基础上的妄想，或与某种情景、经历有关。例如有幻觉的患者会继发出现被害妄想，可见于多种精神障碍，其诊断意义低于原发性妄想。

按照妄想的结构可分为系统性妄想和非系统性妄想。系统性妄想是指妄想内容前后相互联系、结构严密、逻辑性较强的妄想，反之则称为非系统性妄想。

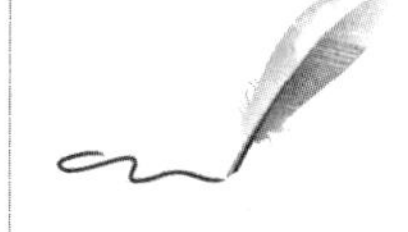

临床按妄想的主要内容分类，常见有以下几种。

（1）被害妄想（delusion of persecution） 为最常见的一种妄想，指患者坚信自身安全受到威胁的妄想。患者感到有人对其进行迫害，自己正被人跟踪、监视、诬陷、毒害等。被害妄想往往从怀疑开始，然后出现牵连观念，最后发展为被害妄想。常与关系妄想等同时存在，多见于精神分裂症。

例如，认为饭里放毒、跟踪监视或阴谋策划等，患者受妄想的支配可拒食、控告、逃跑或采取自卫、自伤、伤人等行为。

（2）关系妄想（delusion of reference） 指患者把周围环境中一些实际与自己无关的现象都认为有关联的妄想。患者感到周围的一事一物均与自己有关，如患者认为报刊、电视中的内容都与自己有关，有些是明着讲自己，有些是暗示自己。多见于精神分裂症。

例如，患者自诉：我一进办公室就看见几个人在谈论，我感到他们是在议论我。我听不清楚他们说些什么，但我越听越觉得他们是在说我，他们是在指桑骂槐地讽刺我。同事们都来劝我，我认为他们是在故意嘲笑我。我拿起《人民日报》一看，有一篇社论是谈论养猪的，我就认为这篇社论是说我，它说的猪指的是我……

（3）夸大妄想（delusions of grandeur） 患者认为自己拥有非凡的才能、财富、权利、地位等。夸大妄想多在情绪高涨的情况下发生，其夸大内容与患者的文化水平、所处的环境和经历有关。常见于躁狂症，也见于精神分裂症、器质性精神病如麻痹性痴呆。

例如，如患者坚信自己是发明家、大富翁、明星、某个领导人等。

（4）罪恶妄想（delusions of guilt） 又称自罪妄想，指患者毫无根据地坚信自己犯了严重错误或罪行，甚至认为自己犯了不可饶恕的罪行，应该严惩。患者在妄想影响下可有拒食、自杀行为。多见于抑郁发作，也可见于精神分裂症。

（5）疑病妄想（hypochondriac delusion） 指患者毫无根据地坚信自己患了某种严重躯体障碍或不治之症，因而到处求医，反复的医学检查和医生的解释都不能打消患者疑虑的妄想。多见于抑郁症，尤其是中老年抑郁症患者，也见于精神分裂症。

（6）嫉妒妄想（delusion of jealousy） 指患者毫无根据地坚信自己的配偶对自己不忠实，有外遇。为此患者跟踪监视配偶的日常活动，检查配偶的衣服、手机等日常生活用品，以寻觅“婚外情”的证据。见于精神分裂症、偏执性精神障碍、更年期精神障碍、慢性酒精中毒伴有性功能减退等患者。

（7）钟情妄想（delusion of being love） 指患者坚信自己被某异性钟情，对方的一言一行都是对自己爱的表达。因此，患者主动去追求对方，即使遭到对方严词拒绝仍坚信不疑，认为是对方在考验自己，仍纠缠不休。多见于精神分裂症。

（8）物理影响妄想（delusion of physical influence） 又称被控制感，指患者坚信自己的精神活动和（或）躯体受到外界某种力量控制或刺激的妄想。多见于精神分裂症。例如，患者常常觉得自己不能自由控制本人的思想活动，有时感到四肢的活动是不由自己支配的；深信有人在控制、操纵他，并且肯定在科学发达的现在，人家这样做是完全可能的。

（9）妊娠妄想（delusion of pergnancy） 指患者深信自己已经怀孕，实际检查结果未怀孕，患者仍坚信自己怀孕了。多见于精神分裂症青春型。

（10）非血统妄想（delusion of nonconsanguinity） 指患者毫无根据的认为自己不是父母亲生的，多见于精神分裂症。例如，患者没有任何原因突然发现自己不是父母亲生的，并要求自己的父母帮忙找亲生父母。

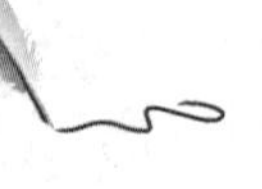

（11）被窃妄想（delusion of being stolen）　指患者毫无根据的认为自己的财、物被人偷窃，多见于精神分裂症、更年期和老年性精神障碍。例如，患者女儿每月给他 600 元，他经常说自己的钱丢了，是被儿子偷了，因此把钱四处放置。

（12）内心被揭露感（experience of being revealed）　又称被洞悉感，指患者认为其内心所想的事，未经语言文字表达就被别人知道了，但是通过什么方式被人知道的则不一定能描述清楚。多见于精神分裂症。

3. 超价观念（ovcralued idea）　是在意识中占主导地位的错误观念，其发生一般均有事实为根据。此种观念片面而偏激，带有强烈的情感色彩，明显地影响患者的行为及其他心理活动，它的形成有一定的性格基础和现实基础，没有逻辑推理错误。超价观念与妄想的区别在于其形成有一定的性格基础与现实基础，内容比较符合客观实际，伴有强烈的情绪体验。多见于人格障碍和心因性障碍。

（三）注意障碍

注意是指人的思维活动对一定事物的指向性。注意不是一种独立的心理过程，而是一切心理活动的共有属性。注意一般可分为两类：一类是被动注意，它是人类对外界的刺激反应；另一类是主动注意，又称随意注意，是自觉的有既定目标的使注意指向一定对象。注意障碍是指注意的范围、强度、稳定性、选择性等特征受到损害而发生障碍。注意障碍主要有以下表现。

1. 注意增强（accentuation of attention）　多为随意注意增强，如有妄想观念的患者，过分地将注意指向妄想的事物和人；有疑病妄想的患者，过分地将注意指向身体某一部位的生理状态。多见于神经症和偏执型精神分裂症。

2. 注意减退（hypoprosexia）　主动和被动注意减弱，注意广度缩小，注意稳定性下降。多见于疲劳状态、神经衰弱及器质性精神障碍。

3. 注意转移（transference of attention）　被动注意的兴奋性增强，注意稳定性降低，容易受外界环境影响而不断转换注意对象。多见于躁狂症。

4. 注意涣散（divergence of attention）　主要是主动注意的不集中，注意的稳定性分散。多见于神经衰弱、多动症和精神分裂症。

5. 注意狭窄（narrowing of attention）　指患者的注意集中于某一事物时，就不能再注意其他事物，即主动注意范围缩小，被动注意减弱，患者表现十分迟钝。多见于意识障碍或智能障碍。

（四）记忆障碍

记忆是既往事物经验在大脑中的重现。记忆是在感知觉和思维基础上建立起来的精神活动，包括识记、保持、再认或回忆 3 个基本过程。记忆障碍是指有关记忆功能的失调或失控，表现为识记和回忆发生困难，输入的信息不能储存或难以检索。临床上常见的记忆障碍如下。

1. 记忆增强（hypermnesia）　指患者出现病态的记忆增强，患者对过去很远的、极为琐小的事情都能回忆，常包许多细节。多见于躁狂症、强迫症、偏执性精神病。

2. 记忆减退（hypomnesia）　指患者记忆的三个基本过程普遍减退，临床上较多见。轻者表现为回忆的减弱，如记不住刚见过面的人、刚吃过的饭；严重时远记忆力也减退，如回忆不起个人经历等。可见于较严重的痴呆患者。

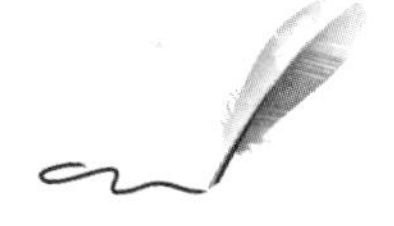

3. 遗忘症（amnesia） 遗忘是指部分或全部的不能回忆以往的经验。一段时间全部经历的丧失称作完全性遗忘，仅仅是对部分经历或事件不能回忆称作部分性遗忘。常见的遗忘有以下几种类型，见表2－3。

表2－3　临床常见遗忘类型

遗忘类型	遗忘特征	常见障碍	案例解释
逆行性遗忘	事件发生前一段时间内经历的遗忘	急性应激障碍，脑器质性精神障碍	患者因与人打架昏迷被家人送入院，清醒后不知自己家庭住址和做什么工作的
顺行性遗忘	事件发生后一段时间内经历的遗忘	急性应激障碍，脑器质性精神障碍	患者因车祸，当他父亲赶到，已处理完毕，其父问患者如何处理的，患者说不知道
选择性遗忘（界限遗忘）	某一特定时期内的经历遗忘	急性应激障碍，脑器质性精神障碍、癔症	患者因与男朋友发生争执拉扯摔伤后昏迷，清醒后突然觉得自己的男朋友很陌生，忘了自己与男友的感情经历
心因性遗忘	指患者在某种应急心理因素作用的情况下对某一特定情景的遗忘	急性应激障碍，创伤性精神障碍、癔症	患者因地震父母双亡，朋友问及此事，患者说没有的事情，爸妈出外打工了
进行性遗忘	遗忘日趋严重，由近事遗忘发展到远视遗忘，伴有日夜加重的痴呆和淡漠	阿尔茨海默病	患者早期表现近事减退，远事记忆保持，到后期表现两者都减退

4. 错构症（paramnesia） 指对过去经历过的事件，在其发生的时间、地点、情节等方面产生记忆错误。多见于老年性、动脉硬化性、酒精中毒性精神病。

5. 虚构症（confabulation） 指由于遗忘，患者以想象的、未曾亲身经历过的事件来填补自身经历的记忆缺损。其虚构情节随时变化，受暗示影响。在慢性酒精中毒、头部外伤、一氧化碳中毒等病理情况下，通常出现近事遗忘、定向障碍和虚构症三个症状同时出现，临床上称为Korsakoff综合征。

（五）智能障碍

智能是对既往获得知识经验的应用，以解决新问题，形成新概念的能力。主要表现为理解力、计算力、分析能力和创造能力、判断推理等。智能障碍是指由于患者的抽象智能、机械智能和社会智能出现异常，发育停滞或退化而导致的智力改变。智能障碍分为精神发育迟滞或痴呆两类。

1. 精神发育迟滞（mental retardation） 是指先天或发育成熟以前（18岁以前），由于各种致病因素影响智能发育所导致的智力低下和社会适应困难的状态。随着年龄增长，患者的智力水平可能有所提高，但还是明显低于正常的同龄人。影响智能发育的原因包括遗传因素、营养缺乏、感染、中毒、缺氧、脑外伤、内分泌异常等。

2. 痴呆（dementia） 痴呆是指智力发育成熟以后，由于各种原因损害原有智能所造成的智力减退状态。痴呆患者往往有脑器质性病变基础，如脑外伤、脑缺氧、颅内感染、脑血管病变等。临床主要表现为记忆力、计算力、理解力、分析判断力、工作和学习能力下降或丧失，甚至生活不能自理，并伴有情感淡漠、行为幼稚及本能意向亢进等精神症状。根据大脑病理变化的性质和所涉及的范围大小的不同，可分为全面性痴呆、部分性痴呆。

（1）全面性痴呆　智能全面减退，常出现人格改变、定向力障碍、自知力缺乏。见于

阿尔茨海默病和麻痹性痴呆。

（2）部分性痴呆　患者产生记忆力减退、理解力削弱、分析综合困难、人格保持良好、定向力完整，有一定的自知力。可见于脑外伤及血管性痴呆早期。

3. 假性痴呆　脑组织结构无任何器质性损害，由于强烈的精神因素导致的类似与痴呆的表现，是一种功能性的、可逆的、暂时性类痴呆状态。可见于分离、转换障碍及应激障碍等，有以下特殊类型。

（1）刚塞尔综合征（ganser syndrome）　又称心因性假性痴呆，指对简单问题给予近似而错误的回答，给人以故意做作或开玩笑的感觉。患者对简单的问题如 2 + 3 = 4 给近似而错误的回答，患者将钥匙倒过来开门；但对某些复杂问题反而能正确解决，如能下象棋、打牌等，一般生活问题都能解决。

（2）童样痴呆（puerilism）　以行为幼稚、模拟幼儿的言行为特征。即成人患者表现为类似儿童稚气的样子，学着幼童讲话的声调，自称自己才 4 岁，逢人就称阿姨、叔叔。

（3）抑郁性假性痴呆（depressive dementia）　指严重的抑郁症患者在精神运动性抑制的情况下，出现认知能力的降低，表现为痴呆早期的症状，如计算能力、记忆力、理解判断能力下降，缺乏主动性等。但患者有抑郁的体验可予鉴别，抑郁消失后智能完全恢复。

（六）情感障碍

在精神病学中，情感和情绪往往作为同义词使用。情感障碍是指情感活动的变态与失常。

情感障碍（affective disorder）主要包括三种形式，即情感性质改变、情感稳定性改变及情感协调性改变。

1. 情感性质改变

（1）情感高涨（elation）　指患者情感活动明显增强，不同程度的病态喜悦。患者自我感觉特别好，有与现实不相符的过分的愉快与欢乐，情绪高昂，喜笑颜开，表情丰富生动，常常伴有明显的夸大色彩。情绪高涨时，患者的行为有感染力，经常引起周围人的共鸣。多见于躁狂症、分裂性情感障碍、脑器质性障碍。

（2）情感低落（apathy）　指患者表情忧愁、唉声叹气、心境苦闷，觉得自己前途灰暗，严重时悲观绝望而出现自杀念头及行为。常伴有思维迟缓、动作减少及某些生理功能的抑制，如食欲缺乏、闭经等。多见于抑郁症，也可见于其他精神障碍或躯体障碍时的抑郁状态。

（3）焦虑（anxiety）　指患者无明显客观原因的内心不安及预感面临不良处境的一种紧张情绪或无根据的恐惧。表现为惶惶不安、坐立不定、精神紧张，多伴有自主神经功能紊乱的相应症状，如出汗、心悸、胸闷、面色潮红、四肢发抖等。多见于焦虑障碍，也可见于恐惧症及更年期精神障碍等。

（4）恐惧（phobia）　指患者面临危险或不利处境时出现的情绪反应。轻者表现为提心吊胆，重者极度害怕、狂奔呼喊，精神极度紧张，同时伴有自主神经功能的紊乱，出现心悸、气促、出汗、四肢发抖，严重时还可出现大小便失禁等。对某事物和人物的恐惧常可导致对该事物、人物的逃避和回避行为。多见于恐惧症，也可见于幻觉、错觉、妄想状态。

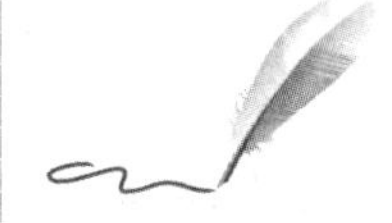

2. 情感稳定性改变

（1）情感暴发（emotional outburst） 指在强烈的精神因素作用下突然发生的情感障碍。患者表现为发作时间短，带有浓厚的情感色彩，夸张、做作的表情、动作及行为，严重时可有轻度的意识障碍。多见于情感性精神障碍、癔症。

（2）情感淡漠（apathy） 指对客观事物和自身情况漠不关心，面部表情呆板，缺乏应有的内心体验和情感反应，即使对自身有密切利害关系的事物也如此。多见于精神分裂症及器质性精神障碍。

（3）病理性激情（pathological affect） 指突然发生的、强烈而短暂的情感暴发状态。常伴有冲动暴力行为，事后可有遗忘。多见于脑器质性精神障碍、精神分裂症。

（4）情感脆弱（emotional fragility） 指外界的细微的刺激甚至无明显的外因影响情况下，患者表现出强烈的情感波动，反应迅速，常因无关紧要的事情而伤心流泪或兴奋激动，难以克制。常见于癔症、神经衰弱、脑器质性精神障碍。

（5）易激惹（irritability） 指常因为一些细小的事情而引起强烈的情绪反应，如生气、激动甚至大发雷霆，持续时间一般较短暂。多见于疲劳状态、人格障碍、神经症、躁狂症、偏执型精神病。

3. 情感协调性改变

（1）情感倒错（parathymia） 指患者的情感反应与其内心体验或处境不相协调。表现为遇到痛苦和挫折表现出愉快的表情，相反遇到值得高兴的事情却表现为忧愁痛苦。多见于精神分裂症。

（2）情感幼稚（emotional infantility） 指成人的情感反应如同小孩儿，变得幼稚，缺乏理性控制。表现为情感反应退化到童年时代的水平，容易受直觉和本能活动的影响，其情感反应变得与小孩子一般，情感反应强烈、迅速，缺乏理性控制，没有遮掩，不受节制。常见于精神分裂症。

（七）意志障碍

意志是指人们自觉地确定目标，并克服困难，最终用自己的行动去实现目标的心理过程。意志障碍是指意志过程出现活动过强或减退等异常表现。常见的意志障碍（disorder of volition）有以下几种。

1. 意志增强（hyperbulia） 指意志活动增多。表现为在病态情感或妄想的支配下，患者可以持续坚持某些行为，表现出极大的顽固性。如嫉妒妄想的患者坚信配偶有外遇，长期对配偶进行跟踪、监视；有疑病妄想的患者到处求医；偏执性精神障碍的患者长期反复诉讼等。多见于偏执性精神分裂症、躁狂症。

2. 意志减退（hypobulia） 指意志活动减少，意志力量减弱。表现为动机不足，工作和学习缺乏主动性与进取心，对周围一切事物无兴趣，意志消沉，不愿活动，严重者个人生活都懒于料理。工作学习感到非常吃力，即使开始做某事也不能坚持到底，甚至不能工作，整日呆坐或卧床不起，患者一般能意识到，但总感觉做不了。多见于抑郁症及精神分裂症。

3. 意志缺乏（aboulia） 指意志活动缺乏。表现为对任何活动缺乏动机、要求，生活处于被动状态，处处需要别人的监管。严重时本能的要求也没有，行为孤僻退缩，常伴有情感淡漠与思维贫乏。对这种变化，患者并不自知。多见于精神分裂症及痴呆。

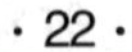

4. 矛盾意向（ambitendency） 指对同一事物，同时出现两种完全相反的意向和情感，这种相互对立的意念或感受使人无法理解的并列存在，在正常体验中是不可能存在的，但患者不能意识到这种矛盾性。这种相互矛盾的体验或感受同时而等价的出现，多见于精神分裂症。例如，一个患者可以同时表现出哭笑，可同时有恐惧和幸运的体验。

5. 意向倒错（parabulia） 指意向要求违背一般常情或让人不理解，患者表现伤害自己身体，吃正常人不吃或不敢吃的东西，如肥皂、大便等。多见于青春型精神分裂症。

（八）动作行为障碍

精神障碍患者由于认知、情感、意志等活动障碍，可出现各种形式的动作行为障碍。常见的有如下几种。

1. 精神运动性兴奋 指患者的动作和行为明显增加。可分为协调性和不协调性精神运动性兴奋两类（表2－4）。

（1）协调性精神运动性兴奋　指动作和行为的增加与其思维、情感活动的内容一致，与其思维和情感活动量的增加一致。患者的行为是有目的的，可理解的，身体各部分的动作与整个精神活动是协调的。多见于躁狂症。

（2）不协调性精神运动兴奋　指言语动作增多与思维及情感不相协调。表现为动作单调杂乱、无动机、无目的，令人难以理解，或动作行为与其整个精神活动不协调，与其所处的环境也不协调。多见于精神分裂症、谵妄。

表2－4　协调性和不协调性精神运动性兴奋的区别

区别项目	协调性精神运动性兴奋	不协调精神运动性兴奋
与思维情感活动增多	一致	不一致
与外界环境的关系	密切联系	不配合
动作	增多、有目的性、可以理解	简单杂乱，无动机、目的性，难理解
对他人感染力	有	无
伴随症状	无	有
常见障碍	躁狂症	分裂症、脑器质性精神病、症状性精神障碍

2. 精神运动性抑制（psychomotor inhibition） 指精神活动受到抑制，表现为患者的动作、行为明显减少。常见的精神运动性抑制有以下几种。

（1）木僵（stupor）　患者动作行为和言语活动的完全抑制或减少，并经常保持一种固定姿势。患者表现为不言、不动、不食、面部表情固定，大小便潴留，对刺激缺乏反应，如不予治疗，可维持很长时间。轻度木僵表现为问之不答、唤之不动、表情呆滞，但在无人时能自动进食，能自动大小便。可见于严重抑郁症、反应性精神障碍、脑器质性精神障碍。严重的木僵见于精神分裂症。

（2）蜡样屈曲（waxy flexibilty）　指木僵严重的患者，肢体可任人随意摆布，即使处于不舒适的姿势，患者也可以似蜡塑一样，较长时间维持不动。如将患者头部抬高似枕着枕头的姿势，患者也不动，可维持很长时间，称之为“空气枕头”（即头部悬空）。患者一般意识清楚，病好后能回忆。多见于精神分裂症紧张型。

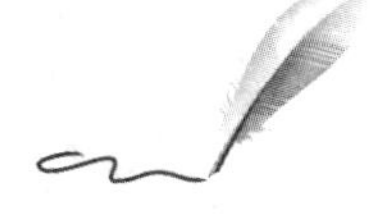

（3）缄默症（mutism）　指缄默不语，也不回答问题，有时可以手示意。见于癔症及精

神分裂症紧张型。

（4）违拗症（negativism） 指对于要求他做的动作，不但不执行，而且表现抗拒及相反的行为。若患者的行为反应与医生的要求完全相反时称作主动违拗，例如要求患者张开口时他反而紧闭口。若患者对医生的要求都加以拒绝而不做出行为反应，称作被动违拗。多见于精神分裂症紧张型。

3. 刻板动作（Stereotyped act） 指机械刻板地重复某一单调动作，常与刻板言语同时出现，如反复解纽扣等。多见于精神分裂症。

4. 模仿动作（echomotism） 指无目的地模仿别人的动作，是一种机械式的自动动作，常与模仿言语同时存在。多见于精神分裂症紧张型。

5. 作态（mannerism） 指做出古怪的、愚蠢的、幼稚做作的动作、姿势、步态与表情，如做怪相、扮鬼脸等。多见于精神分裂症青春型。

6. 强迫动作（compulsive act） 患者明知不必要，却难于克制而去重复做某个动作，如不重复患者就会产生严重的焦虑不安。如强迫性洗手、强迫性检查门锁、强迫性计数等。强迫动作常与强迫思维有关。多见于强迫症，也见于精神分裂症、抑郁症等精神障碍。

（九）意识障碍

意识是指个体对周围环境及自身状态感知的清晰程度及认识反应能力。意识障碍（disorder of consciousness）是指可表现为意识清晰度的降低，意识范围缩小及意识内容的变化。临床上的意识障碍有周围环境意识障碍和自我意识障碍。

1. 周围环境意识障碍

（1）嗜睡（drowsiness） 意识清晰度水平的轻微降低。表现为在安静环境下患者经常处于睡眠状态，接受刺激后可以立即觉醒，并能进行简单应答，停止刺激后患者又入睡。多见于功能性及脑器质性障碍。

（2）意识混浊（confusion） 意识清晰度轻度受损。表现为反应迟钝、思维缓慢，注意、记忆、理解都有困难，对周围环境定向障碍，能回答简单问题，但对复杂问题则茫然不知所措。此时吞咽、角膜及对光反射存在，可出现强握、吸吮等原始反射。多见于躯体障碍所致精神障碍。

（3）昏睡（sopor） 昏睡表现为意识清晰度水平较意识混浊更低，环境意识及自我意识均丧失，言语消失。表现为对一般刺激没有反应，只有强痛刺激才引起防御性反射，如以手指压患者眶上缘内侧时，可引起面肌防御反射，此时角膜、睫毛等反射减弱，对光反射、吞咽反射仍存在，深反射亢进，病理反射阳性，可出现不自主运动及震颤。见于急性器质性精神障碍

（4）昏迷（coma） 昏迷表现为意识完全丧失，以痛觉反应和随意运动消失为特征。对任何刺激均不能引起反应，吞咽、防御甚至对光反射均消失，可引出病理反射。多见于严重的脑部障碍及躯体障碍的垂危期。

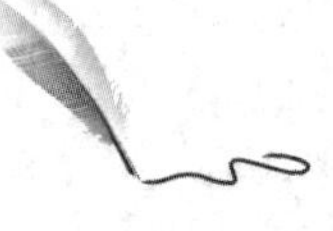

（5）朦胧状态（twilight state） 意识清晰度降低同时伴有意识范围缩小。患者在狭窄的意识范围内，可有相对正常的感知觉，以及协调连贯的复杂行为，但除此范围以外的事

物却不能正确感知。患者表情呆板或迷惘，联想困难。精神检查发现有定向障碍，片断的幻觉、错觉、妄想以及相应的行为。常忽然发生，突然中止，反复发作，持续数分钟至数小时，事后遗忘或部分遗忘。多见于癫痫性精神障碍、脑外伤、脑缺氧及癔症。

（6）梦样状态（oneiroid state）　是指在意识清晰程度降低的同时伴有梦样体验。患者完全沉湎于幻觉幻想中，与外界失去联系，但外表好像清醒。对其幻觉内容过后并不完全遗忘，持续数日或数月。多见于感染中毒性精神障碍和癫痫性精神障碍。

（7）谵妄状态（delirious state）　在意识清晰度降低的同时，出现大量的错觉、幻觉，以幻视多见，幻视及错觉的内容多为生动而鲜明的形象性的情境，如见到昆虫、猛兽等。有的内容具有恐怖性，患者常产生紧张、恐惧情绪反应，出现不协调性精神运动性兴奋。思维不连贯，理解困难，有时出现片断妄想。患者的定向力全部或部分丧失，多数患者表现自我定向力保存而周围环境定向力丧失。谵妄状态往往昼轻夜重。持续数小时至数日，意识恢复后可有部分遗忘或全部遗忘。多见于躯体障碍所致精神障碍及中毒所致精神障碍。

2. 自我意识障碍　自我意识或称自我体验，指个体对自身精神状况和躯体状况的认识。每个人都能意识到自己的存在，并体验到自己是与客观环境相独立的单一个体。自己的精神活动完全由自己控制，并为自己所认识。过去的“我”和现在的“我”是相互联系的统一个体。常见的自我意识障碍有以下两种。

（1）人格解体（depersonalization）　指患者感到自身已有特殊的改变，是空虚的、没有生气的、不属于自己的甚至已经不存在了。有的患者感到世界正在变得不真实，或不复存在，称为现实解体或非现实感。有些患者感到自己丧失了与他人的情感共鸣，不能产生正常的情绪或感受。多见于抑郁症，也见于精神分裂症和神经症。

（2）人格转换（altemating personality）　不是主观感觉身体的替换，而是客观上整个人格、行为方面的实际表现出完全改变。例如，癔症发作状态下突然转变为儿童的人格，表现为儿童的语言与行为。另外，患者在不同的时间体验到两种不同的心理活动，有着两种截然不同的精神生活，是自我单一性的障碍。除了自我以外，患者感到还有另外一个“我”存在，或者患者认为自己已经变成了另一个人。常见于分离性障碍、精神分裂症。

（十）定向力障碍

定向力（orientation）是指一个人对时间、地点、人物和自身状态的认识能力。前者称为对周围环境的定向力，后者称为自我定向力。时间定向包括对当时所处时间如白天或晚上、上午或下午的认识，以及年、季、月、日的认识；地点定向或空间定向是指对所处地点的认识，包括所处楼层、街道名称；人物定向是指辨认周围环境中人物的身份以及与患者的关系；自我定向包括对自己姓名、性别、年龄及职业等状况的认识。对环境或自身状况的认识能力丧失或认识错误即称为定向力障碍。

定向力障碍是意识障碍的重要表现，但有定向力障碍不一定有意识障碍，如精神分裂症、严重痴呆者定向障碍不一定有意识问题。

（十一）自知力障碍

自知力（insight）又称领悟力或内省力，是指患者对自己障碍的判断和认识能力。患

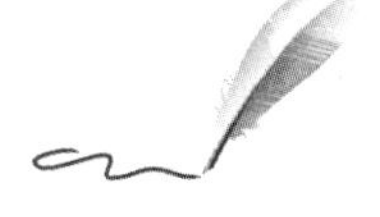

者能正确认识自己的精神症状称为有自知力；认为自己的精神症状不是病态称为无自知力；介于两者之间为有部分自知力。

判断是否有自知力有4条标准：①患者意识到出现别人认为异常的现象。②患者认识到这些现象是异常的。③患者认识到这些异常是自己的精神障碍所致。④患者认识到治疗这些症状是必需的。

多数精神病患者的自知力不完全，神经症患者的自知力多数存在。临床上将有无自知力及自知力恢复的程度作为判定病情轻重和障碍好转程度的重要指标。一般以精神症状消失，并认识自己的精神症状是病态的，认定为自知力恢复。

自知力完整是精神病病情痊愈的重要指标之一。

（十二）常见精神障碍综合征

精神障碍往往并不是以个别零散的精神症状表现出来，而常以症状综合形式表现出来。

1. 幻觉妄想综合征（hallucinatory – paranoidsyndrome） 指以幻觉为主，多为幻听、幻嗅等。在幻觉背景上又产生被害、影响等妄想。妄想一般无系统化倾向。这类综合征的主要特点在于幻觉和妄想彼此之间既密切结合而又相互依存，互相影响。这一综合征较多见于精神分裂症，也见于器质性精神病等其他精神障碍。

2. 精神自动综合征（manic syndrome） 指意识清晰下表现以假性幻觉、强制性思维、思维鸣响、被控制感为特征的一组症状。是比较复杂的综合征，包括了感知觉、思维、情感、意志等多种精神病理现象。主要见于精神分裂症。

3. 谵妄综合征（deliruum syndrome） 指一组表现为广泛的认知障碍，以意识障碍为主要特征的综合征，急性起病、病变发展迅速、病程短暂，又称急性脑病综合征（acute brain syndrome）。主要表现意识障碍，有昼轻夜重的特点。有注意缺陷、记忆损害、认知障碍、定向障碍等；情绪有焦虑、恐惧。如伴有生动的错觉和幻觉，可出现紧张、兴奋冲动、吵闹不安情绪，称为谵妄状态，这一状态一般仅持续几小时或数天，恢复后对病中经历多不能记忆。见于器质性精神障碍。

4. 遗忘综合征（amnestic syndrome） 又称Korsakoff综合征，指一种选择性的认知功能障碍，主要表现为近记忆遗忘，时间及空间定向障碍，有虚构症，而无全面的智能减退。见于酒精所致精神障碍。

5. 痴呆综合征（dementia syndrome） 指以缓慢认知功能减退为主要临床特征，包括记忆、思维、理解、判断、计算等功能的减退和不同程度的人格改变，一般无意识障碍。多见于起病缓慢、病程较长的脑器质性疾病，又称为慢性脑病综合征（chronic brain syndrome）。多见阿尔茨海默病。

6. 情感综合征（affection syndrome） 是以情感增强或减弱为主要表现的一类综合征，表现为躁狂状态和抑郁状态。躁狂状态主要表现为情感高涨、思维奔逸和活动增多三联征。抑郁状态与躁狂状态相反，表现为情绪低落、思维迟缓和运动性抑制三联征，严重时可有急性抑郁和抑郁性木僵。

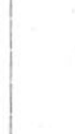

7. 紧张症性综合征（catatonic syndrome） 表现为紧张性的兴奋状态和紧张症性木僵

状态。紧张性的兴奋状态临床特点是情绪激昂、热情奔放的兴奋，行为带有冲动性，此种类型的兴奋又称为冲动性兴奋状态。严重病例有极度兴奋，可产生暴力攻击行为，如无目的乱跑，捣毁身边的东西，攻击所有企图接近他的人，对所有的人都表现暴怒和对立。紧张症性木僵状态，往往发生于上述兴奋状态之后，也可单独地产生。临床特点是丧失活动能力、缄默无语、不活动，肌张力增高。对任何刺激，如疼痛、冷或热刺激，甚至面临危险照旧保持无活动状态。

8. 疑病症综合征（hypochondriac syndrome） 是指对自身健康过分的关注，相信患了某种实际上并不存在的障碍，并对微不足道的一些症状和体征过分夸张而终日焦虑紧张。可见于神经症、抑郁症、反应性精神病、精神分裂症、中毒、感染、颅脑损伤及内脏障碍。

第三节　精神障碍的诊断分类学

一、精神疾病的分类

精神障碍的分类是将繁杂的精神现象，根据拟定的标准加以分门别类的过程。其意义在于有利于制订治疗方案，预测疗效和预后，探索病因，收集科研资料。对障碍按病因、病理改变进行诊断与分类，是医学各科所遵循的基本原则。但在精神医学实践中，约90%的患者病因不明。因此，目前精神障碍分类主要依据症状学分类原则。

目前，对世界影响最大的分类系统有世界卫生组织制定的《疾病有关健康问题的国际统计分类》第10版（ICD－10）和美国精神病学会制定的《精神疾病诊断与统计手册》第4版（DSM－Ⅳ）。在我国，中华精神科学会制定的《中国精神疾病分类与诊断标准》第3版（CCMD－3），基本参照ICD－10的方法，将精神障碍分10大类。ICD－10、CCMD－3主要分类见表2－5。

表2－5　ICD－10、CCMD－3主要分类

ICD－10主要分类	CCMD－3主要分类
器质性（包括症状性）精神障碍	器质性精神障碍
使用精神活性物质所致的精神及行为障碍	精神活性物质与非成瘾物质所致精神障碍
精神分裂症、分裂型及妄想性障碍	精神分裂症和其他精神病性障碍
心境（情感性）障碍	心境障碍（情感性精神障碍）
神经症性、应激性及躯体形式障碍	癔症、严重应激障碍和适应障碍、神经症
伴有生理障碍及躯体因素的行为综合征障碍	心理因素相关的生理障碍
成人的人格与行为障碍	人格障碍、习惯和冲动控制障碍、性心理障碍
精神发育迟缓	精神发育迟滞与童年和少年期心理发育障碍
心理发育障碍	童年和少年期多动障碍、品行障碍、情绪障碍
通常起病于儿童及少年期的行为与情绪障碍	其他精神障碍及心理卫生情况
未特定的精神障碍	

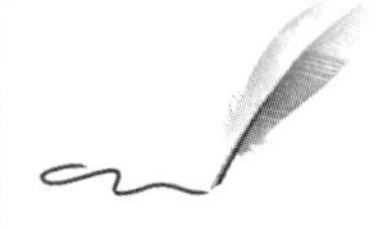

知识拓展

DSM－Ⅳ系统将精神障碍分为十七大类

1. 通常在儿童和少年期首次诊断的障碍
2. 谵妄、痴呆、遗忘及其他认知障碍
3. 由躯体情况引起、未在他处提及的精神障碍
4. 与成瘾物质使用有关的障碍
5. 精神分裂症及其他精神病性障碍
6. 心境障碍
7. 焦虑障碍
8. 躯体形式障碍
9. 做作性障碍
10. 分离性障碍
11. 性及性身份障碍
12. 进食障碍
13. 睡眠障碍
14. 未在他处分类的冲动控制障碍
15. 适应障碍
16. 人格障碍
17. 可能成为临床注意焦点的其他情况

二、精神障碍的诊断标准

精神障碍的诊断标准是将障碍的症状按照不同的组合，以条理化形式列出的一种标准化条目。诊断标准包括内涵标准和排除标准两个主要部分。内涵标准又包括症状学、病情严重程度、功能损害、病期、特定亚型、病因等指标，其中症状学指标是最基本的，又分为必备症状和伴随症状。由于大多数精神障碍的病因不清，因此常常采用按障碍症状严重性的排列方式分主次，依次是器质性精神障碍、精神分裂症、情感障碍、神经症、人格障碍。也就是说，符合等级高的标准，即不再诊断等级较低的精神障碍。

下面以我国目前的精神分裂症的诊断标准为例，说明各种标准的意义。

（一）症状标准

至少有下列 2 项，并非继发于意识障碍、智能障碍、情感高涨或低落，有规定单纯型分裂症另规定。

（1）反复出现的言语性幻听。

（2）明显的思维松弛、思维破裂、言语不连贯或思维贫乏。

（3）思想被插入、被撤走、被播散、思维中断或强制性思维。

（4）被动、被控制或被洞悉体验。

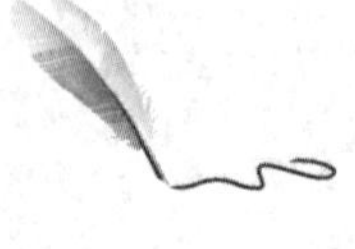

（5）原发性妄想（包括妄想知觉、妄想心境）或其他荒谬的妄想。

（6）思维逻辑倒错、病理性象征性思维或语词新作。

（7）情感倒错或明显的情感淡漠。

（8）紧张综合征、怪异行为或愚蠢行为。

（9）明显的意志减退或缺乏。

（二）严重程度标准

自知力障碍，并有社会功能严重受损，或无法进行有效交谈。

（三）病程标准

（1）符合症状标准和严重程度标准至少已持续1个月，单纯型另有规定。

（2）若同时符合精神分裂症和心境障碍的症状标准，当情感症状减轻到不能满足心境障碍的症状标准时，分裂症状需继续满足精神分裂症的症状标准至少2周以上，方可诊断为精神分裂症。

（四）排除标准

排除器质性精神障碍及精神活性物质和非成瘾物质所致精神障碍。尚未缓解的精神分裂症患者，若又患上述两类障碍，应并列诊断。

本章小结

<table>
<tr><td rowspan="2">病因学</td><td colspan="2">生物学因素</td><td colspan="3">遗传与环境因素；躯体疾病因素、性别、年龄因素、理化因素、神经生物化学因素</td></tr>
<tr><td colspan="2">心理与社会因素</td><td colspan="3">人格特征、精神应激因素、社会文化因素</td></tr>
<tr><td rowspan="19">症状学</td><td rowspan="3">概述</td><td colspan="2">基本概念</td><td colspan="2">精神症状、精神病理学</td></tr>
<tr><td colspan="2">判定精神活动正常与异常原则</td><td colspan="2">纵向比较；横向比较；综合比较（结合心理背景和处境）</td></tr>
<tr><td colspan="2">精神症状的特点</td><td colspan="2">不受意识的控制；难以通过说理和转移令其消失；内容与外在客观环境不相称；多伴有痛苦体验；给患者带来不同程度的社会功能损害</td></tr>
<tr><td rowspan="16">常见的精神症状</td><td rowspan="4">感知觉障碍</td><td>感觉障碍</td><td colspan="2">感觉过敏、感觉减退、感觉倒错、内感性不适</td></tr>
<tr><td rowspan="2">知觉障碍</td><td>错觉</td><td>错视、错听</td></tr>
<tr><td>幻觉</td><td>幻听、幻视、幻嗅 、幻味、幻触、内脏性幻觉</td></tr>
<tr><td>感知综合障碍</td><td colspan="2">视物变形症、自身感知综合障碍、时间感知综合障碍、空间感知综合障碍、非真实感</td></tr>
<tr><td rowspan="2">思维障碍</td><td>思维形式障碍</td><td colspan="2">思维奔逸、思维迟缓、思维贫乏、思维散漫、思维破裂、病理性赘述、思维中断、思维插入、思维剥夺、思维播散 、强迫观念、语词新作、逻辑倒错性思维、病理性象征性思维</td></tr>
<tr><td>思维内容障碍</td><td colspan="2">被害妄想、关系妄想、夸大妄想、罪恶妄想、疑病妄想、嫉妒妄想、钟情妄想、物理妄想、妊娠妄想、非血统妄想、被窃妄想、内心被揭露感</td></tr>
<tr><td>注意障碍</td><td colspan="3">注意增强、注意减退、注意转移、注意涣散、注意狭窄</td></tr>
<tr><td rowspan="3">记忆障碍</td><td colspan="3">记忆增强、记忆减退</td></tr>
<tr><td>遗忘症</td><td colspan="2">逆行性遗忘、顺行性遗忘、选择性遗忘、心因性遗忘、进行性遗忘</td></tr>
<tr><td colspan="3">错构症、虚构症</td></tr>
<tr><td rowspan="3">智能障碍</td><td colspan="3">精神发育迟滞</td></tr>
<tr><td>痴呆</td><td colspan="2">全面性痴呆、部分性痴呆</td></tr>
<tr><td>假性痴呆</td><td colspan="2">刚塞尔综合征、童样痴呆、抑郁性假性痴呆</td></tr>
<tr><td rowspan="3">情感障碍</td><td>情感性质障碍</td><td colspan="2">情感高涨、情感低落、焦虑、恐惧</td></tr>
<tr><td>情感稳定性改变</td><td colspan="2">情感暴发、情感淡漠、病理性激情、情感脆弱、易激惹</td></tr>
<tr><td>情感协调性改变</td><td colspan="2">情感倒错、情感幼稚</td></tr>
</table>

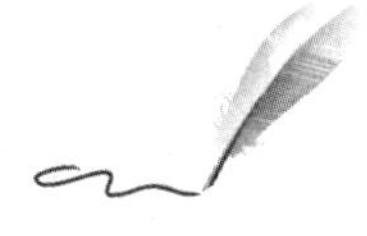

续表

症状学	常见的精神症状	意志障碍	意志增强、意志减退、意志缺乏、矛盾意向、意向倒错	
		动作行为障碍	精神运动性兴奋	协调性精神运动性兴奋 不协调性精神运动兴奋
			精神运动性抑制	木僵、蜡样屈曲、缄默症、违拗症 刻板动作、模仿动作、作态
		意识障碍	周围环境意识障碍	嗜睡、意识混浊、昏睡、昏迷、朦胧状态、梦样状态、谵妄状态
			自我意识障碍	人格解体、人格转换
		定向力障碍		
		自知力障碍		
		常见精神障碍综合征	幻觉妄想综合征、精神自动综合征、谵妄综合征遗忘综合征、痴呆综合征、情感综合征、紧张症性综合征、疑病症综合征	
诊断分类学	ICD－10、CCMD－3、DSM－Ⅳ			

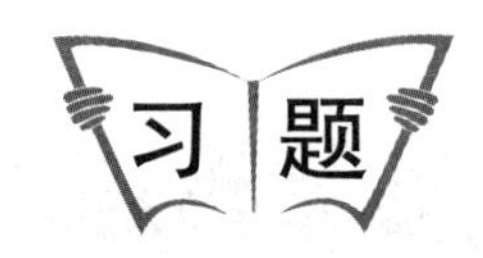

一、选择题

【A1/A2 型题】

1. 关于妄想，下列说法正确的是(　　)

A. 在意识障碍时出现的杂乱思维

B. 在智力缺损时出现的离奇想法

C. 在意识清晰的情况下的病理性歪曲信念

D. 是可被说服的不现实想法

E. 在意识中占主导地位的错误观念

2. 精神障碍常见生物学病因不包括(　　)

A. 遗传因素　　B. 躯体障碍因素　　C. 个性因素

D. 年龄　　E. 理化因素

3. 对一般阳光感到难以忍受的症状是(　　)

A. 内感性不适　　B. 感觉过敏　　C. 感觉迟钝

D. 感觉倒错　　E. 错觉

4. 人们常说的“杯弓蛇影”是一种(　　)

A. 错觉　　B. 幻觉　　C. 思维逻辑倒错

D. 感知综合障碍　　E. 感觉倒错

5. 思维奔逸最常见于(　　)

A. 躁狂症　　B. 抑郁症　　C. 精神分裂症

D. 癔症　　E. 强迫症

6. 患者脑中反复出现的某一概念或相同内容的思维，明知没有必要，但又无法摆脱，该症状为(　　)

A. 强制性思维　　B. 思维云集　　C. 超价观念
D. 逻辑倒错　　E. 强迫性思维

7. 最常见的一种妄想
A. 被害妄想　　B. 夸大妄想　　C. 关系妄想
D. 嫉妒妄想　　E. 罪恶妄想

8. 患者把自己过去的一些缺点看成是很大的罪恶，认为自己对不起家人，对不起人民，不配活下去，因而绝食。可能的症状是(　　)
A. 情感低落　　B. 夸大妄想　　C. 罪恶妄想
D. 嫉妒妄想　　E. 影响妄想

9. 患者将概念融合、浓缩、拼凑，自创一些新的文字、符号、图形或语言，同时赋予特殊意义，该症状为(　　)
A. 作态　　B. 病理性象征思维　　C. 情感高涨
D. 语词新作　　E. 强迫性思维

10. 意识障碍的重要标志是(　　)
A. 感觉减退　　B. 情感淡漠　　C. 注意力集中困难
D. 记忆力障碍　　E. 定向力障碍

11. 关于精神运动性兴奋说法不正确的有(　　)
A. 可分为协调性和不协调性精神运动性兴奋两类
B. 动作和行为的增加是有目的的为协调性精神运动性兴奋
C. 动作单调杂乱、无动机、无目的为不协调性精神运动性兴奋
D. 躁狂症患者多出现不协调性精神运动性兴奋
E. 精神分裂症患者多出现不协调性精神运动性兴奋

12. 木僵常见于下列哪种障碍(　　)
A. 躁狂症　　B. 精神分裂症　　C. 焦虑症
D. 强迫症　　E. 儿童孤独症

13. 患者毫不自觉反复重复某一单调的动作，虽然这种动作是毫无意义，该症状是(　　)
A. 缄默症　　B. 违拗　　C. 刻板动作
D. 木僵　　E. 作态

14. 李某，女性，30 岁，感觉体内部有各种不舒适，但无法准确描述其性质和定位，可能的症状是(　　)
A. 内脏性幻觉　　B. 感觉过敏　　C. 内感性不适
D. 感觉倒错　　E. 疑病妄想

15. 李某，男性，22 岁，看到家里猫像老虎一样大，于是逃出了家。该患者可能的症状是(　　)
A. 错觉　　B. 幻觉　　C. 意识障碍
D. 感觉倒错　　E. 感知综合障碍

16. 患者在饮食中尝到一种奇怪特殊的味道，实际上并不存在，这属于哪种精神症状(　　)
A. 幻嗅　　B. 幻味　　C. 幻触

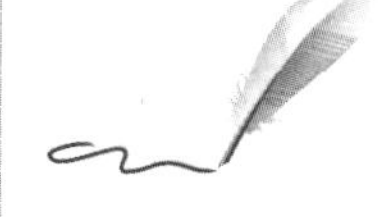

D. 错觉　　E. 假性幻觉

17. 患者认为自己有非凡的才智、至高无上的权力和地位，大量的财富和发明创造，或是名人的后裔。该症状是(　　)

A. 夸大妄想　　B. 罪恶妄想　　C. 关系妄想

D. 钟情妄想　　E. 思维化声

18. 某精神分裂症患者，对医护人员以及其病员向他提出的要求总是表现出抗拒，并且反向行动，如请他坐下，他坚持站立。此种精神症状称(　　)

A. 木僵　　B. 缄默症　　C. 主动违拗症

D. 刻板动作　　E. 模仿动作

19. 患者，男性，19 岁。医生问："你叫什么名字"，患者回答："水流哗哗响，我在水中荡，山重水复疑无路，柳暗花明又一村，猜猜吧，水中水，层叠层，我的名字叫森。"该症状属于(　　)

A. 思维插入　　B. 思维中断　　C. 思维破裂

D. 逻辑倒错思维　　E. 思维奔逸

20. 患者，赵某，24 岁。医生在与其交流时，患者毫无缘由停顿了 1 分钟，然后又若无其事的开始另一个话题。该患者可能的症状是(　　)

A. 思维奔逸　　B. 思维中断　　C. 思维迟缓

D. 思维逻辑倒错　　E. 思维散漫

21. 患者为了得到"硬骨头精神"，为此将整块排骨吞食。可能的症状为(　　)

A. 真性幻想　　B. 语词新作　　C. 夸大妄想

D. 强迫性思维　　E. 病理性象征思维

22. 患者，男性，23 岁，觉得有人在自己的头脑里装了电脑芯片，通过芯片控制自己的思维，并让自己浑身不舒服。可能的症状是(　　)

A. 思维插入　　B. 强迫性思维　　C. 被害妄想

D. 物理影响妄想　　E. 思维云集

23. 王某，男性，55 岁。有长期饮酒史，毫无缘由怀疑妻子与他人有不正当关系，每天跟踪监视妻子。此症状属于(　　)

A. 关系妄想　　B. 夸大妄想　　C. 嫉妒妄想

D. 被害妄想　　E. 物理影响妄想

24. 张某，女性。最近一周自我感觉特别好，认为周围一切非常美好，生活绚丽多彩，每天都喜笑颜开，喜欢浓妆艳抹，对人特别热情，可能的症状为(　　)

A. 情感高涨　　B. 欣快　　C. 思维奔逸

D. 病理性象征性思维　　E. 易激惹

【A3/A4 型题】

(25 ~ 26 题共用题干)

李某，女性，30 岁。近几天听到屋外有人议论她，说她不爱劳动，破坏团结，应给予批评，因此经常与窗外的声音辩论。

25. 该患者可能的症状是(　　)

A. 幻听　　B. 躁狂　　C. 行为退缩

D. 幻视　　E. 被害妄想

26. 该患者最可能的诊断为(　　)

A. 抑郁症　　B. 焦虑症　　C. 躁狂症

D. 假性痴呆　　E. 精神分裂症

(27～28 题共用题干)

王某，女性，26 岁。半年前因恋爱问题不顺，情绪低落，近一段时间性情明显改变，自我感觉很好，心情舒畅，反复照镜子打扮，手舞足蹈，大肆花钱购物。

27. 患者的这些症状称为(　　)

A. 情感高涨　　B. 欣快　　C. 思维奔逸

D. 病理性象征性思维　　E. 易激惹

28. 该患者最可能是患了(　　)

A. 焦虑症　　B. 躁狂症　　C. 精神分裂症

D. 强迫症　　E. 癔症

(29～30 题共用题干)

张某，女性，30 岁。近两周来感觉自己脑子好像生了锈，思考问题时非常吃力，每次别人问话时总要反应很长时间。

29. 该患者可能的症状为(　　)

A. 思维贫乏　　B. 思维迟缓　　C. 强迫性思维

D. 思维中断　　E. 思维松弛

30. 该患者可能的诊断为(　　)

A. 躁狂症　　B. 癔症　　C. 精神分裂症

D. 抑郁症　　E. 强迫症

二、思考题

患者，女性，27 岁，已婚，某事业单位职员。随着工作压力越来越大，患者相继出现夜间不眠，疑人议论，说同事和单位领导都在议论她，讲她的坏话，觉得自己丈夫也与那些人一起要谋害她。在家关闭门窗，不敢外出，说有人窃听、监听，生活工作受到明显影响。称将近 1 个月来经常听到几个人的声音在议论自己及家人，并密谋策划陷害。认为自己家里被人装了窃听器，自己想做的事情，家里人的活动都在他们的操纵之下，感到自己的思想突然被一种外力从脑中夺走，怀疑有人用电波在控制她，使她头脑发胀，全身发麻。否认精神失常。

扫码“练一练”

问题：

1. 该患者可能存在那些精神症状，有何依据？

2. 该患者最可能的诊断是什么？

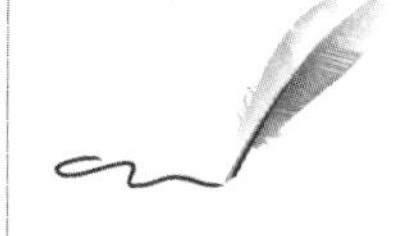

第三章　精神科护理技能

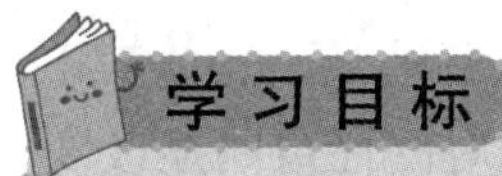

1. **掌握**　精神科治疗性护患关系建立的技巧、精神科基础护理内容、精神科常见意外事件和突发事件的护理评估及处理措施。

2. **熟悉**　精神科分级护理内容、治疗性护患关系建立的要求。

3. **了解**　精神科护理组织与管理方式及内容。

4. 能准确评估患者，全面收集资料。

5. 会运用护理程序解决患者存在的问题。

精神病患者不能正确反映客观事实，其行为不能为正常人所理解，因此精神科护理技能是护士照护精神障碍患者必备的知识和技能。主要包括两个方面：一是精神科基础护理、整体护理和特殊护理；二是精神障碍患者危机状态的防范与护理。

第一节　精神科的基础护理

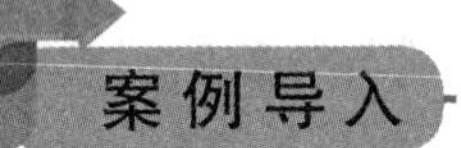

患者，男，李某，24岁，农民。患者于8年前无明显诱因出现精神异常，主要表现睡眠差，上课坐立不安，东摸西搞，无故发笑，自言自语，到处乱跑。凭空闻声，称“我听到有声音说话但没看见人”。还称“我白天听到有声音在命令我杀人放火”。怀疑有人害他，家里人都要害他，还觉得有人跟踪他、监视他。行为异常，如冲动伤人，乱唱歌，突然发笑一会儿后又开始哭泣，上厕所时在便池旁一站就是几十分钟或一个小时，没人叫他，他就一直站在那里。其家人无法管理，将其送至医院要求住院治疗。

请问：

1. 如何与患者建立治疗性护患关系？

2. 李某的病情，主要存在哪些护理问题？

一、精神科基础护理内容

精神科患者常因精神症状影响而导致生活自理障碍，如饮食、睡眠、大小便、个人卫生等不能很好自我照顾，须依赖护士的协助、督促和指导，甚至需专人护理。同时患者因缺乏自知力，有伤人、毁物、自杀、自伤等风险，护士在工作中既要保证患者安全，又要注意自身安全。在为患者治疗与护理时，要耐心解释，语言温和，动作轻柔，关爱患者，争取患者的理解和配合。

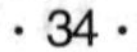

（一）日常生活护理

1. 口腔卫生　对生活懒散的患者督促及协助，养成早、晚刷牙及饭后漱口的习惯；木僵、危重、卧床等患者予口腔护理；洗漱用具定点放置，妥善保管。

2. 皮肤护理　定期给予患者洗澡、更换衣服、被单等；定期修剪指甲、理发、修面；卧床患者予床上擦浴，并做好压疮防范措施；观察患者服药后有无因过敏而出现的荨麻疹，及时报告医生处理；服用大剂量氯丙嗪的患者，指导患者勿在阳光下暴晒，预防剥脱性皮炎。

3. 排泄护理　服用抗精神病药物后，患者经常出现便秘和尿潴留。鼓励患者多饮水，多运动，多吃蔬菜和水果；若3天未解大便，须报告医生，对症处理；若患者大小便不知入厕时，须定时督促患者入厕，训练患者养成良好习惯；有尿潴留者，给予诱导排尿，必要时遵医嘱导尿；妇女月经期间协助做好经期卫生，督促患者及时更换卫生巾，保持床铺和衣裤清洁。

4. 保护性约束　保护性约束指在精神科医疗过程中，为保证患者及周围环境安全，医护人员对患者紧急实施的一种强制性的、最大限度限制其活动的医疗保护措施，是精神科治疗护理特殊患者的方法之一，目的是防止患者伤害他人、毁坏物品或自伤、自杀，最大限度减少其他意外因素对患者的伤害。临床上常用的用具有护垫式、锁式等约束带、保护衣、约束背心、约束手套等，将患者约束于床上或椅子上，限制其活动能力和范围。护理过程中注意，被约束的患者一定要单独隔离，必要时请家属陪护，定时观察患者被约束的肢体血液循环，做好心理护理，评估患者情绪稳定后予解除。

5. 出入院护理　入院时热情接待患者，主动介绍住院环境及要求，安置床位，做好个人卫生处置，检查有危险、贵重物品请家属带走，若有遗漏标注名字待出院时交还患者或家属。住院期间根据患者病情制订护理计划，实施护理措施，密切观察患者病情发展变化，及时调整护理计划。出院时向患者及家属做好出院指导，尤其是精神药物的安全保管及服药的重要性，介绍家庭护理方法、注意事项，有异常及时随访。

（二）饮食护理

1. 进餐护理　餐前督促患者洗手，排队领取饭菜，维持好餐厅秩序，避免相互拥挤、争抢和烫伤；特殊专座以安排噎食风险、暴饮暴食、拒食等需特殊看护的患者，专人看护，观察患者进食量及速度；有暴饮暴食者，要限制其食量，并劝其控制进食速度，必要时单独进餐；对有被害妄想者，可任由其挑选饭菜，或由他人先尝后交换，以消除疑点，促进进食；木僵患者，可耐心喂食，若患者拒绝，遵医嘱予鼻饲。

2. 家属自带食品　患者家属自带食品，护士要检查食品数量、质量并登记；食品要标记好患者名字，统一存放在专用柜内；根据食品性质每日按时按量发给患者。

（三）睡眠护理

（1）精神障碍患者常常在睡眠方面存在问题，如入睡困难、早醒、易醒、失眠等，原因有以下几个方面：①精神症状，幻觉、妄想、焦虑、抑郁、恐惧等；②环境因素，对医院环境不适应，对医护人员陌生，对病友的恐惧；③躯体因素，疼痛不适、腹泻等；④社会因素、家庭、工作、生活方面遇到负性事件，给患者带来严重影响。

（2）评估患者睡眠障碍因素后，针对原因提供相应的护理措施。为患者提供良好的睡眠环境，病室光线柔和，温度适宜；工作人员走路、操作要轻柔；兴奋、吵闹患者要及时

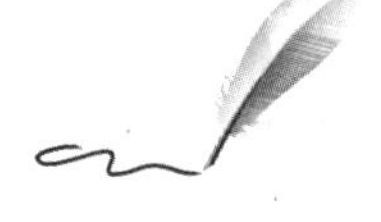

单独隔离；帮助患者形成良好的睡眠习惯，按时睡觉，睡前可温水泡脚，全身放松，数数等；因精神心理因素引起的，为患者做好心理护理，缓解其焦虑、抑郁情绪，对恐惧、焦虑患者做好安慰，增加安全感；遵医嘱用药，对症处理患者躯体不适；夜间患者睡眠情况要严密观察，尤其是患者起床活动一定要监护好，防范意外事件。

（四）服药护理

药物治疗在精神科治疗中有着非常重要的作用，患者精神症状必须由药物控制或消除，而患者大多无自知力，拒绝治疗。为保证用药安全，护士在给药过程中须做到以下几个方面。

（1）严格执行查对制度，做到“三查八对”，经两人核对无误后才能给药。

（2）患者服药后，要检查患者口腔，防止患者将药藏于舌下、两颊等；同时注意患者有无将药丢弃或藏于衣服口袋、手指缝等，确保患者服下药物。

（3）对患者做好服药的健康宣教，让其认识到服药的重要性。

（4）为患者进行注射给药或其他操作时，应清点用品，以免遗留危险物品而发生意外。

二、精神科治疗性护患关系的建立

治疗性护患关系是指在护理实践活动中，护士运用专业知识和技能，有计划、有目的与患者之间形成和建立一种工作性、专业性、帮助性的人际关系。治疗性护患关系要求护士从生理、心理、社会和文化等多维角度了解患者的真实感受和内心体验，为患者提供专业的指导和帮助，对优质护理实施有重要意义。

（一）治疗性护患关系建立的意义与要求

护士须与患者建立良好的护患关系，才能深入了解患者病情及心理状态，在临床护理工作中收集信息，做出正确判断，为制订护理计划和措施提供可靠依据。

1. 治疗性护患关系建立的意义 精神障碍患者由于思维、情感、意志、行为异常或自知力受损，导致沟通交流困难，不被家人及周围人员的理解和支持，患者通常感到苦恼甚至愤怒。护士只有掌握精神科专业知识和沟通技巧，才能理解患者异常言行，采取有效的护理措施，取得患者信任，从而建立良好的护患关系，对患者疾病转归，降低工作难度，减少或避免医疗纠纷的发生都有十分重要的意义。

2. 治疗性护患关系建立的要求

（1）掌握患者的基本情况 护士与患者接触前，应详细了解患者的基本情况，便于采取合适的接触方式、语言，为患者提供个性化护理服务。

一般情况：患者姓名、性别、年龄、体貌、民族、文化程度、宗教信仰、职业、兴趣爱好、个性特征、家庭教育方式、生活习惯、婚姻状况、经济状况及近期生活事件等。

疾病情况：患者精神症状、疾病诊断、治疗和护理要点、特殊注意事项等。

（2）正确认识精神疾病 精神疾病是由各种原因导致的一种大脑功能紊乱。患者的离奇行为或荒诞不经的想法都是患者疾病的表现，无对错之分，不能以常人的标准来评定。了解患者真实的想法和需求，才能对患者采取有效的护理措施，促进疾病康复。

（3）理解和尊重患者 尊重患者，做到平等对待，不歧视。精神障碍患者有病耻感，希望被关心和接纳，给予患者同情与关爱，能增强患者生活信心。与患者接触过程中，护士要正确感知患者的情感和状态，表达对患者的尊重和关心。能够站在患者的角度体会其

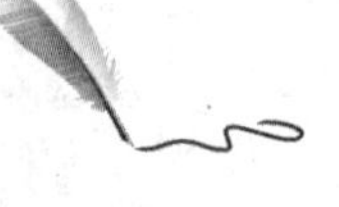

对事物的认知，充分尊重其知情权及隐私权，让患者感到被尊重。对于患者的隐私及病史要予以保密。

（4）加强自身修养　护士良好的形象、大方的仪表和饱满的精神状态会使患者感到愉快、亲切；内在修养决定其语言、行为能否得到患者认可，并在护患关系中起着主导地位。因此，护士要不断完善自我，除了要具备专业技术能力外，还必须举止端庄、态度温和、耐心细致，力求形象、气质、知识、技能达到和谐统一。同时护士的心理状态对护理质量也具有明显影响，关注护士的心理保健，也是建立良好的护患关系的重要环节。

（5）同一性与积极关注　同一性是指有相对固定的护士负责患者在住院期间各项护理工作。护士对患者维持相同的基本态度，真诚对待患者，可以减少疑虑、减轻焦虑和恐惧情绪，增强安全感及舒适感。积极关注是建立治疗性护患关系的前提，也是精神障碍患者心理需求的重要因素之一。美国心理学家罗杰斯认为，无条件的积极关注主要表现在护士对患者的态度方面。无论患者的情感、行为、品质如何，不做任何评价和要求，并对其表示理解和尊重，使患者感受到自我价值并做出积极改变。但积极关注并非是无条件地接受，而是向患者表现出关心和帮助。

（二）治疗性护患关系建立的技巧

在护理过程中，必须加强护士沟通能力的培养。护患沟通贯穿整个护理过程，沟通效果直接影响护患关系和治疗护理的依从性。精神疾病患者常表现出人际关系障碍和沟通障碍，护士应采取恰当的护患沟通技巧，积极关切的态度，才能获取患者对治疗、护理的配合。

1. 治疗性沟通的要求

（1）保密　护士应当秉承保密原则，在进行治疗性护患沟通时，无论是患者主动向护士披露还是护士无意中发现的秘密和隐私，绝不能将其随意泄露，或事后当作笑料传播，否则会严重影响患者对护士的信任度。

（2）相互信任是基础　相互信任是沟通的基础，也是患者接受护理的先决条件，建立一个与患者相互信任的护患关系，是有效护患沟通的基本要求。

（3）以患者为中心　护理计划应为了满足患者健康需求而制订，以患者为中心，其内涵就是“患者需要什么？我能为患者做什么？”护士应对患者生理、心理、社会需求等提供护理服务，这也是建立治疗性护患关系的目的。

（4）接受患者　在护理患者过程中，因受症状的影响，有些患者无法顺利进行沟通，甚至有暴力倾向，护士必须理解患者的行为，不以批判的态度对待患者，有利于保障护患沟通的良好效果。

（5）自我暴露原则　为了取得患者的信任，护士与患者沟通时可以适度地暴露自我，但不能自我暴露过多，以免话题转移至护士身上。应使用恰当的方法鼓励患者自我暴露，以获取较多的疾病信息，并适时进行心理护理及健康教育。

2. 切题会谈　治疗性沟通是精神科护理工作的重要内容，其最重要的表现形式就是护患间的切题会谈，共分为 4 个阶段。

（1）准备计划阶段　详细了解患者病历资料，包括诊断、治疗、诱发因素、既往史、近期生活事件等。确定本次会谈主题，选择合适的时间和地点，注意保护患者隐私。

（2）开始交谈阶段　护士举止稳重，态度温和，衣着得体。主动介绍自己，热情接待

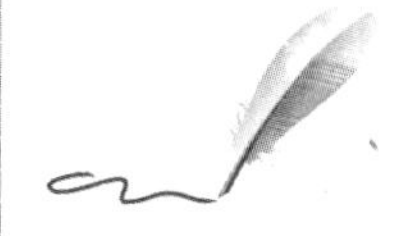

患者，给患者一个良好的印象，以缓解患者紧张情绪，愿意主动说出自己的想法。同时交代本次沟通的时间、目的、意义，告知患者在谈话过程中可以随时提问、澄清问题或要求终止。

（3）引导交谈阶段　是治疗性沟通的重要部分，也是能否形成发展性治疗关系的关键，护士必须熟练掌握和运用各种治疗性沟通技巧。

①倾听：在人际交往中倾听是沟通的基础，护士应仔细聆听，并对患者的倾诉做出适当回应，随时注意患者交谈的重点，表现感兴趣的态度。当沟通意见不一致时，不要随意评判或打断对方，学习控制自己，抑制自己要争论的冲动，在适当的时机提问。

②合理提问：提问可以快速围绕主题进行信息收集与核实，可分为：a. 封闭式提问。是将患者的应答限制在一定范围内，对方用简短、确切的语言即可做出回答。这类问题通常用“有没有”“是不是”等形式提出，回答用“对”或“不对”，“有”或“没有”等。其优点是简便易答，节省时间。缺点是收集信息局限，不利于真实情况的获得。在会谈中，封闭式提问不宜多使用。b. 开放式提问。涉及问题范围比较广，不限制患者的回答。其优点是能够获取大量信息，缺点是需要时间。

③澄清：澄清可以将患者陈述模棱两可、含糊不清的问题梳理情楚。如“您刚才所说的意思是不是指……”“您的意思是……”等语句来确定表达一致性。

④引导话题延续：为避免现话题转移，护士除了聆听外，还应对患者沟通的话题进行必要的引导，如“后来呢?”，增加患者与护士沟通的兴趣。但对患者不愿暴露的问题或隐私忌一再追问。

⑤鼓励患者表达感受：鼓励患者充分表达自己内心感受，找到问题症结。当患者表现出消极、抵触等情绪时，应耐心开导，不与其争辩。

⑥阐释：阐释常用于解答患者提出的问题，消除患者心中的问题或疑惑。护士要注意使对方感受到关切和尊重，明确自己的问题，并知道怎么做有利于问题的解决。常有以下 4 个方面：a. 解答患者的疑问，消除顾虑。b. 操作时向患者说明原因、目的及配合的方法。c. 了解患者需求，提出建议，帮助患者解决问题。d. 对患者存在的问题给予针对性指导。

⑦移情：移情是指进入对方的内心世界，从对方的角度看待事物，设身处地为对方着想，并带着自己的感受与对方沟通。护士在与患者沟通时，要准确抓住患者的感受，了解隐含的意义并产生共鸣，让患者感受到护士的理解。

⑧沉默：在沟通过程中，沉默也是一种信息交流，既给患者留有时间考虑自己的想法，同时也给护士留有时间思考谈话内容和进一步提问。恰到好处的运用沉默，可以促进沟通。

⑨特殊情况下的沟通技巧：对于有抑郁情绪的患者，护士要鼓励其表达内心感受，启发患者回忆以往快乐的经历，表示赞同与肯定，给予信心；接触有妄想症状的患者，护士应以听为主，尽量避免争论妄想内容；接触有攻击行为的患者前，应密切观察周围环境，做好自我防卫，站于患者侧面而不是正面，避免激惹性语言，避免与其独处一室；对于木僵患者，护士避免提及引起患者担心或恐惧的事情，寻找一些轻松话题，以缓解患者的情绪；接触异性患者，护士应着装大方得体，态度要自然谨慎，避免患者产生不必要的误解；对于缄默不语的患者，护士应充分使用非语言沟通技巧，让其感受到护士对他的关心、理解和重视。

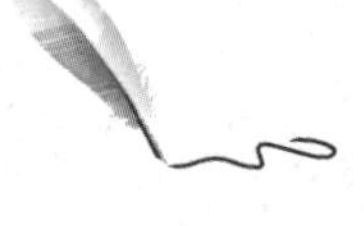

（4）结束交谈阶段　由于开始交谈时提前告知了大致需要的时间，所以快接近尾声时

应给以适当的提醒。切不可突然打断患者话语或双方无话时结束谈话。同时，还应说些安慰、鼓励的话语，暗示患者本次交谈很顺利，相处很融洽。

三、精神障碍患者的护理记录

护理记录是医疗文件的重要组成部分，能反映患者病情变化的动态过程，以及治疗护理措施的效果。精神障碍患者临床症状并非随时都能显露出来，需要护士通过患者的言语、表情、行为、生命体征等方面的观察，才能准确掌握患者病情信息；也可以采用量表评定，了解其疾病症状或心理状态，为临床诊断、治疗、护理及科研等提供依据。

（一）记录的方式和内容

护理记录的种类、方式有多种，临床上采用何种记录方式与所在医疗机构的相关规定、护理角色功能及患者的具体情况有关。主要有以下几种。

1. 入院护理评估　包括患者的一般资料、简要病史、躯体情况、精神状况、心理状况、社会情况、日常生活情况和自理程度、护理体检、护理要点等，以文字叙述方式书写或表格形式填写，由当班护士完成，入院 24 小时内由上级护士审阅。

2. 入院护理　包括生命体征、主诉、主要病情、入院方式、精神症状、躯体情况，以交班报告形式记录，由当班护士完成。

3. 风险评估　包括压疮、自杀、暴力、出走、跌倒或坠床、噎食等高风险评估动态记录。结合精神科风险评估表，根据分值高低决定评估和记录频次。

4. 住院动态护理　患者住院期间，由护士根据患者病情，提出护理问题，制定护理措施，组织实施，定期进行评价。记录多以表格形式填写，按时间顺序进行。

5. 护理记录单　护理记录单把护理问题、护理措施、效果评价融为一体，便于记录。一般有护理记录单和重症护理记录单，以文字叙述或表格形式填写。

6. 出院护理评估　是对患者在住院期间护理全过程的总结和评价。包括患者出院健康宣传教育，如何服药、饮食、作息，如何锻炼社会适应能力，如何复查等指导。一般采用表格形式与文字叙述相结合的形式记录。

7. 其他　转院/转科记录、病例讨论、死亡记录等。

（二）记录的要求

1. 及时　护理记录具有时效性，不能提前或推迟。患者入院后按规定时间或班次书写护理记录，病情变化随时记录。

2. 准确　护理记录要表述准确，措辞简明扼要，字迹工整清晰，不得涂改，书写出现错别字时，应当用双线画在错别字上，将正确字写在上方并签全名及修改时间。避免笼统、含糊不清或过多修饰，使用公认或已统一的文字符号和缩写，标点符号要正确。

3. 完整　护理记录要完整填写，包括眉栏项目，记录完毕要签全名并注明时间。

4. 真实　护理记录应真实、客观，避免主观叙述，对患者原话和行为表现应据实描述。

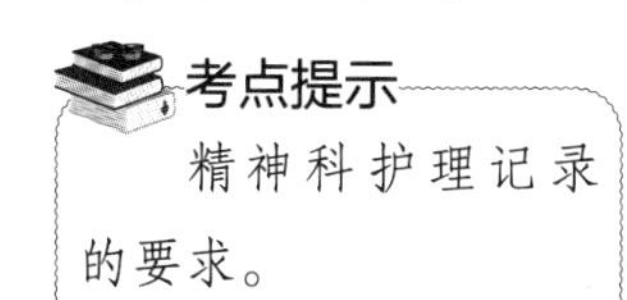

考点提示

精神科护理记录的要求。

5. 全面　护士应了解病史，全面记录直接或间接观察到的各种情况，并详细描述当日与患者接触交谈的情况。

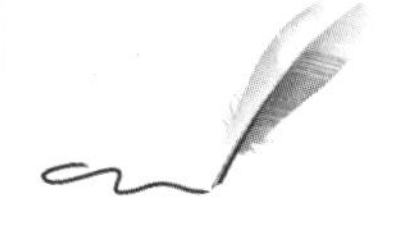

第二节　精神科的整体护理

精神科整体护理，是将整体护理理念运用在精神科护理中，以精神障碍患者为中心，以现代护理观为指导，以护理程序为框架，将精神科临床护理工作和管理的各环节系统化的护理模式。精神科护理运用整体护理理念，需要从生物、心理、社会三个方面促进精神障碍患者康复。

一、精神科护理程序

（一）护理评估

1. 评估内容　护士通过与患者及家属进行语言沟通、观察患者行为、体格检查等全面收集患者相关资料，确定患者现存的护理问题，为医疗和护理提供可靠的依据。主要从以下几个方面进行评估。

（1）一般情况　观察患者仪表、服饰、个人卫生情况；睡眠、饮食、排泄情况、女性患者月经情况；患者接触交谈的态度是主动、被动或是违拗；对医护人员及家人的态度等。

（2）心理状况　患者目前心理状况和心理需要；与心理有关急需解决的问题，心理治疗和心理护理的效果评价。

（3）精神症状　注意患者是否有自知力；有无意识障碍，定向力准确与否等；有无妄想、幻觉、思维障碍；有无自杀、自伤、出走企图或行为等。

（4）治疗情况　患者对治疗、护理的态度如何，有无拒绝服药或藏药行为及药物不良反应；患者对用药治疗的顾虑和信心如何；对工娱治疗活动能否积极参加等。

（5）躯体情况　患者生命体征，皮肤完整与否；有无外伤，肢体活动异常情况；有无牙齿松动，缺牙情况；有无咯血、呕吐、水肿、脱水等症状；是否伴有躯体疾病。

（6）周围环境　观察床单位、门窗等设施是否完好、安全；患者有无带危险品，如刀、剪、打火机等入院；周围环境中有无危险物品；医疗设备等有无安全隐患；患者的行为有无发生暴力和意外的苗头；患者有无违反相关安全规定的行为等。

（7）社会功能　了解患者的学习、工作、人际交往能力，家庭成员对患者的关心程度，是否来院探望等。

2. 观察的方法　在临床工作中，对精神障碍患者可采用直接观察法和间接观察法。护士在观察、评估患者病情时，直接观察法和间接观察法并非是单一使用，应根据情况灵活运用，相互补充。

（1）直接观察法　是在护理工作中最常用的观察方法，护士与患者面对面接触交流，从中察看患者的意识状态、行为能力、思维、情感反应等，以便了解患者的精神症状、躯体情况。这种方法适用于意识清晰、交谈合作的患者。所获取的资料相对客观，对制订符合患者自身特点的护理计划十分重要。

（2）间接观察法　是指护士从侧面观察患者或采用量表评定方法获取信息，以达到了解患者心理状况、精神症状或躯体情况的一种观察方法。具体而言，可从侧面观察患者独处或与人交往时的心理状态和行为表现，也可以通过患者的亲朋好友、同事、病友了解情况，或借助于患者的信件、日记等书面文字资料，或通过患者的绘画、手工制品、舞蹈动

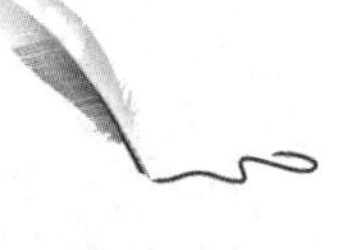

作等了解患者的情况。这种方法适用于观察那些不肯暴露思想内容或不合作的患者，是直接观察法的重要补充。

护理观察还常用到对比观察法，比如病情变化时，是疾病本身的变化还是药物不良反应导致患者的焦虑或抑郁？老年患者发生智能改变时，是痴呆还是抑郁的表现？由此可见，护士观察病情需要多方面知识以及丰富的临床经验。

3. 观察的要求

（1）客观性　护十对患者病情观察要有日的性，将所观察内容客观记录，不随意加人直接的猜测，以免误导其他医护人员对患者病情的了解。

（2）整体性　对患者个体要从健康史、躯体状况、社会情况等方面全面掌握，以便对患者进行充分的评估，制订适合患者的护理计划；对病房所有患者整体观察，要求对重点患者心中有数，同时对其他一般患者也要注意，尤其平时不说不动的患者，需防范意外。

（3）计划性　护士在工作日程中合理安排观察的内容和时间，以下列出的是观察患者的最佳时机及内容：①入院时观察患者对住院的态度，能否主动配合更衣，有无拒绝住院情况。②每天交接班、巡视病房时，观察患者在做什么，有无异常行为，情绪状态如何。③在晨晚间护理时，观察患者生活自理的情况，能否自行洗漱，是否会整理床铺，衣着是否整洁合体。④参加工娱治疗时主动性如何，能否主动与人配合，以及对何种活动感兴趣。⑤用餐时观察患者进食情况，能否主动进食，用餐习惯及进食量，若拒食原因何在。⑥治疗时观察患者对治疗接受的程度，有无藏药及吐药行为，对治疗前、中、后的反应如何，有无不适主诉。⑦睡眠时观察患者是否有睡眠障碍，如入睡困难、早醒、易醒、整夜不眠等，是否能按时起床，有无嗜睡，起床后患者步态如何。⑧探视时观察患者对家属的态度，对家人的关心程度。探视前、中、后患者反应情况，情绪是否平稳，能否安心住院。⑨在病房发生特殊情况时，如病友打架、自杀、逃跑等意外事件时，观察患者的情绪反应如何，当其他患者入院或出院时患者情绪表现如何。

（4）针对性　对不同阶段有不同的观察重点。如治疗初期要重点观察对治疗的态度、效果和不良反应；疾病治疗期要重点观察其精神症状和心理状态；缓解期要观察病情稳定程度与对疾病的认识情况；恢复期要重点观察症状消失的情况，自知力恢复的程度及对出院的态度等。

（5）隐蔽性　交谈时尽量不在患者面前做记录，避免患者感到不适而拒绝。观察患者时，要使患者感到轻松自在。可以通过进行谈心、开展活动等方式，使患者所表达的意思和行为较为真实。观察患者时还要注意细节技巧，如有自杀意念的患者入厕时，护士要入内查看，此时护士可以问“需要手纸吗?”，让患者感到护士的关心，而不是被监视。

（二）护理诊断

精神疾病与其他临床疾病不同，其护理诊断重在于认知、情感、意志和行为等方面的异常。而患者若存在抑郁情绪，对生活感到绝望，往往会有自杀危险；存在被害妄想的患者，会因自身没有安全感，而采取伤害他人或自身的行为；命令性幻听的患者，听到有人指使和支配自己的行为，会做出非常危险的事情。因此，精神科护理诊断，应将关乎患者安全方面的诊断作为首优问题。精神科常见护理诊断有以下几点。

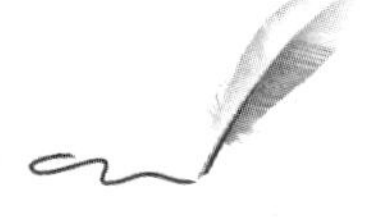

1. 暴力危险（针对他人或自己）　与患者幻觉、妄想或抑郁情绪有关。

2. 有出走的危险 与自知力缺乏有关。

3. 不合作 与患者无自知力有关。

4. 生活自理缺陷 与患者精神症状有关。

（三）护理计划

护理计划是根据对患者已做出的护理诊断，为满足患者需要，制定护理目标和护理措施，促进患者康复的具体决策过程。

1. 确定护理目标 护理目标是通过护理干预后，期望患者所达到的健康状态，分为短期和长期两个类型。短期目标指时间少于1周能达到的目标，如情绪改善、疼痛消除等。长期目标指需要1周以上才能实现的目标，如睡眠改善、自知力恢复等。

2. 护理问题排序 对患者所存在的护理问题按首优原则排序，优先解决威胁患者生命或病室安全的问题，如自杀、自伤、伤人、毁物、出走、拒食等；其次才是其他问题，如生活不能自理、沟通障碍、社交障碍等。

3. 制定护理措施 护理措施是为了达到预防、减轻或消除疾病，促进健康而采取的一系列护理活动。包含护理操作、执行医嘱、健康教育等活动。制定护理措施首先要考虑安全方面，如防范患者自杀、伤人、出走等；其次护理措施要便于执行和检查，具有可行性；最后是合作性问题，及时与医生沟通，互相配合。

（四）实施

实施是根据护理目标所制定的护理措施，通过护理活动实践的过程。由于患者病情不断变化，护理目标也会相应地调整，因此护理措施实施也是一个动态过程。在实施过程中直接为患者提供护理，鼓励患者积极配合，有利于疾病康复。同时需要合作时，护士应注意分工明确，密切配合。

（五）评价

评价是将患者的精神健康状况与护理计划中预定护理目标进行比较，做出判断的过程。通过评价，可以了解患者是否达到预期的护理目标，患者需求是否得到满足；入院评估是否确切，收集资料是否全面，有无遗漏；护理诊断是否正确，是否与患者的实际问题一致；制定目标是否切合实际，护理措施是否正确、有效。

二、精神科分级护理

参照综合医院分级护理指导原则，根据患者病情的轻重缓急和其对自身、他人、病室安全的影响，精神科护理一般分为特级护理、一级护理、二级护理和三级护理。

（一）特级护理

1. 护理对象

（1）精神病患者伴有严重躯体疾病，病情危重，随时有生命危险，如伴有严重的心力衰竭、高血压危象或严重外伤等，生活完全不能自理者。

（2）因精神药物引起的严重不良反应（如急性粒细胞减少、恶性症状群、严重药物过敏）等，出现危象、危及生命者。

（3）有极严重的冲动、伤人、自杀及逃跑行为。

（4）有意识障碍；中度木僵；极严重的痴呆、抑郁、躁狂状态；或伴有极严重躯体合并症；受伤或自杀未遂后果严重，生命体征不稳定者。

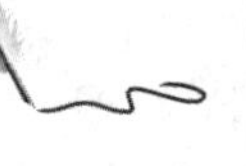

2. 护理要求

（1）设专人护理，评估病情，制订护理计划，严密观察生命体征的变化，保持水、电解质平衡，准确记录出入量，并做好护理记录。

（2）正确执行医嘱，严格遵医嘱用药，按时完成各项治疗。

（3）严格落实各项诊疗及护理措施，并做好详细记录。

（4）认真做好基础护理，协助患者床上移动、翻身、拍背等，保持各种导管的通畅，严防并发症，确保患者安全。对意识障碍、躁动不安患者应有防护措施，防止烫伤与坠床。

（5）备好急救物品及药品，以应抢救之需要。

（二）一级护理

1. 护理指征

（1）不需要特护的重症患者，如中毒、脱水、癫痫发作、木僵、谵妄、昏迷、瘫痪、外伤，心、肝、肾衰竭，或身体极为衰竭，或需严格卧床休息，生活不能自理者。

（2）严重的抑郁自杀、自伤和极度紧张性兴奋者，或严重的被害、自罪妄想、幻觉所致的自杀、出走、伤人、拒食者。

（3）特殊治疗需要严密评估病情和加强监护者，如无抽搐电痉挛治疗者，以及用大剂量精神药物治疗或有明显不良反应者。

（4）入院一周内的患者。

（5）接受司法鉴定者。

2. 护理要求

（1）安置在护士易观察的病房，24 小时监护，每 15 ~ 30 分钟巡视一次。严密评估病情，重点交接班。

（2）患者以在重症病室内活动为主，外出必须由工作人员陪护，物品由工作人员帮助管理。

（3）有自杀、自伤、冲动行为者，适当予以约束，并应注意约束带的松紧度，并定时更换保护的位置，避免造成臂丛神经麻痹、皮肤擦伤或因过松而使约束带解脱引起其他意外。

（4）定期检查患者身上有无受伤，是否藏有伤人或自伤的危险物品。

（5）对长期卧床不能自理生活者，应做好皮肤护理，防止并发症。同时加强生活护理，保证生理需要，可酌情进行针对性心理疏导。

（6）每天评估病情，病情变化随时记录，并报告医生及时处理。

（三）二级护理

1. 护理指征

（1）一级护理患者病情好转且稳定，精神症状不危害自己和他人，或仅有一般的躯体病。

（2）生活自理尚有一定困难需协助者，或年老体弱、儿童患者等。

（3）有轻度自杀、出走念头的流露，能听劝说且无行为者。

2. 护理要求

（1）安置在一般病房，以半开放式管理为主。生活物品可由患者自行管理。在病室内

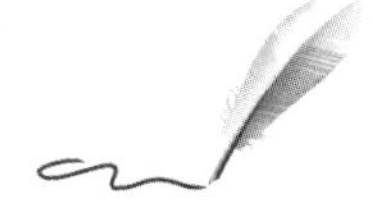

可自由活动，在工作人员陪护下参加各种户外活动。

（2）定时巡视，密切评估病情及治疗反应。

（3）督促或协助其进行生活料理。

（4）有计划的安排患者参加工娱、体育等各项活动。

（5）进行针对性健康教育，加强心理护理。

（6）病情变化及时记录并报告医生做好相应的处理。

（四）三级护理

1. 护理指征

（1）经治疗症状缓解、病情稳定，等待出院的康复患者。

（2）无自伤、自杀、冲动、出走危险的患者。

（3）自知力有不同程度恢复的康复期患者。

2. 护理要求

（1）安置在一般病室，可酌情实施开放管理。用物自行管理，在规定时间内可自行外出散步或购物。参加郊游、演出等活动。

（2）评估病情，了解患者出院前的心理状态，加强心理护理并帮助解决心理社会问题。

（3）请患者担任休养员委员工作，与其商讨制订劳动技能训练计划，协助照顾重症患者。鼓励每天参加院内工娱及体育活动，为出院恢复工作、学习等做适应性准备。

（4）对患者进行疾病、治疗、防复发和社会适应等方面的健康教育。

（5）特殊情况随时记录。

第三节　精神科的特殊护理

精神疾病患者由于认知、情感、行为等异常，常可出现冲动、伤人、自杀自伤、出走等意外事件，对患者或周围人员带来伤害，这是精神科特有的安全方面的风险。因此安全护理是精神疾病护理中最重要的环节，护士要有高度的安全意识，正确识别各种风险，防范意外事件的发生，以保证患者及周围环境的安全。

一、病房安全管理

（一）病房设施

精神科病房内设施尽量简单和安全，床与床之间距离应不少于 1 米。病室内光线应充足，保证患者活动安全。如有电源插座及插头，均应暗埋，防范患者不小心触电或趁机自杀等危险。厕所内铺防滑垫，安装扶手，防范患者跌伤。病区内饮用水均为温开水，沐浴的热水应控制在适宜的温度，避免烫伤患者。

（二）安全管理

定期检查病区内设施设备是否完好，水、电、气使用过程中是否存在安全隐患。患者有吸烟需求时，由工作人员统一安排，严禁患者卧床吸烟或点燃病房内物品，避免火灾发生。医护人员带到病房内的治疗和护理用物，应认真清点，如数带出病房，不能遗漏在病房，以免发生安全事故。病区内药品、约束带、易燃易爆物品应定点放置，加锁保管，严

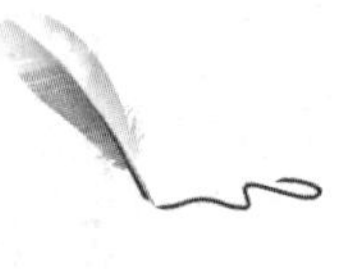

格每班交接。

二、患者的安全管理

（一）入院时检查患者所带物品

如有刀、剪、绳、玻璃、硬币等危险物品及贵重物品时交由家属带回。注意检查患者贴身衣物的口袋和鞋垫内，请家属协助搜查。若物品中有打火机、剃须刀等物品，由医务人员暂时保管，在看护下使用。同时做好患者及家属的安全教育，取得他们的理解和支持，帮助患者自觉遵守病区安全管理制度。

（二）加强病房巡视

重点患者心中有数，严密观察，注意其活动状态和心理状态，一旦有意外征兆时及时采取有效措施。巡视病房时注意厕所、门角等隐蔽地方。夜间、午睡、用餐等时间是意外事件高发时段，尤其是夜间，护士需对患者严密关注，要认真观察患者的面色和呼吸有无异常，注意患者是否有伪装入睡，经常入厕等异常行为，防范自伤、伤人等意外事件发生。

（三）坚持常规安全检查

对患者床铺、床旁桌或柜子里物品检查有无危险物品。如患者外出返回，要对其进行安全检查，防止将危险物品带入病区。

（四）做好病房患者人数的清点工作

每日常规清点，如有差异，立即寻找。患者外出检查或活动时，要根据实际情况配足配够护理人员，看护好患者，防范出走事件，带出和返回病房均要认真清点、交接。

（五）严格执行各种护理常规、制度

如保护性约束制度、查对制度、交接班制度、安全管理制度等。

（六）管理好各种物品和器材

组织患者参加工娱治疗时，所用物品尤其是刀、针、绳子等，必须在工作人员看护下使用。交接时，必须清点和检查物品和器材的数量及完整性。

三、精神科患者组织与管理

随着医学的发展及护理模式的转变，我国精神科病房管理模式虽然已经逐步向开放式管理模式发展，但目前仍以封闭式管理模式作为主体而存在，所以对精神障碍患者而言，病房既是治疗场所也是生活场所。同时随着人文关怀理念在护理管理中的逐步渗透，以及优质护理服务的提倡，使得更加重视精神障碍患者权益保障，尊重患者意愿，注重安全措施及制度落实。做好病房的组织与管理，保障病房医疗秩序安全，提高患者遵医行为，促进患者康复，是精神科临床护理工作的重要环节。

（一）开放式管理

1. 开放式管理的目的及适应证　开放式管理主要是为了锻炼和培养康复期患者的社会适应能力，满足患者心理需求。通过对轻松、自由住院环境的营造，可以最大限度地调动患者的积极性和主动性，提高对生活的自信心，早日回归社会。

开放式管理主要适用于自愿住院、主动接受治疗的患者。如神经症、精神疾病症状缓解、康复期等待出院和安心住院积极配合治疗并遵守病房纪律的患者。

2. 开放式管理的类型

（1）半开放式管理　是指封闭病房住院患者，在病情允许的情况下，由医生开具医嘱，

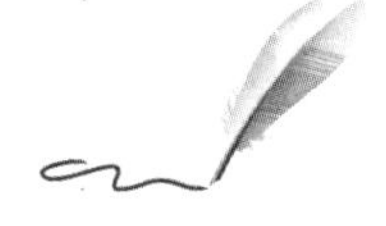

采取院内、院外活动的管理方式。

（2）全开放式管理　是指开放式病房的管理模式。病房环境完全开放，患者可以在家属陪同下任意外出。有自我管理的权利，拥有更多的知情权，主动参与治疗。

3. 开放式管理的实施方法

（1）半开放式管理　要适量控制开放患者的数量，鼓励患者进行自我管理，也可选择有能力的患者担任组长，同时设置 2 名以上工作人员共同参与，通过组织娱乐活动或体育活动来进行锻炼。或者由医生开具医嘱，做好相应告知后，在家属陪同下外出活动。

（2）开放式病房管理

1）收治对象及病情评估　首先由患者提出自愿住院申请，经精神科医生初步诊断评估符合条件后才能登记住院。病房医护人员要与住院患者及家属或监护人签署《知情同意书》和《入院告知书》等相关文件，告知患者及家属应承担的责任和义务，做好相关评估和入院宣传教育，以提高治疗依从性和减少纠纷。

2）建立完善的开放式管理制度　完善的病房管理制度既是病房安全的保障，也符合医患双方的共同利益。开放式管理病房患者有很大的自主性，活动空间也较大，这给病房安全管理带来了一定难度，如外出不归、带危险品进病房等。因此不断健全和完善各项规章制度，如开放病房管理制度、住院须知、危险物品管理制度、巡视制度、安全管理制度、外出请假销制度等是必须的。

3）加强患者行为管理和心理疏导　定期为患者做心理护理和健康教育，开展一系列康复活动。指导患者正确面对压力和负性生活事件，保持乐观向上的心态，增强自控力。鼓励患者积极参加各种活动，鼓励患者倾诉。如果期间患者出现不遵医行为，要及时给予指导，对劝导无效者转封闭病房治疗，以保证治疗的正常进行及患者的安全。

（二）封闭式管理

1. 封闭式管理的目的及适应证　封闭式管理模式便于患者的组织管理和病情观察，在一定程度上，能够有效防止意外事件的发生。此种管理模式更适用于精神疾病急性期、严重的冲动、伤人、毁物、自杀自伤及病情波动、无自知力的患者，以及其他非自愿住院患者。

2. 封闭式管理的实施方法

（1）制定病房管理制度和规范，保障病房安全　封闭病房收治的患者大部分是非自愿住院的重型精神障碍患者，病房的管理、环境设置、护理单元分级等均应符合患者治疗和生活安全的需求；对患者的风险评估、日常监护、行为观察及治疗、基础护理等都应有相应的制度作为保障，这样才能使日常护理工作做到有章可循。因此，制定相应的管理制度及护理安全管理规范是至关重要的。

（2）实施分级护理管理，严密观察病情　根据精神科分级护理，提供相应的护理措施。患者分护理单元进行管理，对重症患者应在一级护理单元，同时在护士的配置上需要符合岗位资质及人力要求。对一级护理单元的患者，需 24 小时监护，密切观察病情，防范各种意外事件发生。稳定期的患者可以安置在二级护理单元，除治疗外，可以在护士监管下自由活动。

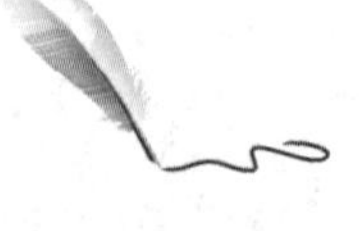

（3）注重心理护理，倡导人文关怀　封闭病房的患者活动范围相对狭窄，自由被限制，承受的心理压力较大。对无自知力、不安心住院、拒绝治疗的患者，护士应重视心理护理，

帮助患者正确认识疾病，重视患者的感受，尽可能及时满足患者合理的需求。对自知力逐渐恢复，有病耻感甚至悲观消极的患者，护士要主动关心患者，满足其合理需求，多与患者交流以及时发现其心理问题，并及时进行心理疏导。

（4）合理安排工娱治疗活动，提高生活质量　封闭病房患者管理，可根据患者病情，并与患者爱好相结合，安排相应的工娱治疗活动。室内的活动，可以选择读书、看报、健康知识宣传教育等；室外可以进行乒乓球、台球、羽毛球等体育活动。通过开展活动，既能转移患者对疾病的关注和不良情绪及行为，又可以提高生活乐趣和质量，使其安心住院，配合治疗，有利于病房安全。

第四节　精神疾病患者危机状态的防范与护理

精神疾病患者在精神症状支配、严重的精神刺激或是药物不良反应影响下，会突然发生危害自身或他人安全的行为，如暴力、出走、自杀、噎食等行为。而患者往往无法自控，如不能及时发现，可能导致严重后果。因此，护士要学习并掌握相关的风险防范知识和护理。

一、自杀行为的防范与护理

自杀行为（suicide behavior）是指有意识的自行采取结束自己生命的行为。可分为3种形式：①自杀意念（suicide idea），是指有寻死的意向，但未采取任何实际行动；②自杀未遂（attempted suicide），指有意毁灭自我的行动，但并未导致死亡；③自杀死亡（committed suicide），指采取有意毁灭自我的行为，并导致了死亡。自杀行为是精神科较为常见的危急事件，也是现代社会日益严重的公共卫生问题之一。据统计，自杀死亡占总死亡人数的0.9%左右，世界上平均每天有1 000人自杀死亡。在精神障碍患者中，自杀率更是远高于普通人群。因此，采取适当的方式预防自杀是精神障碍患者护理的一项重要任务。

（一）护理评估

1. 自杀原因及危险因素评估

（1）精神疾病　有研究表明，因精神疾病导致自杀死亡的患者中，以抑郁症最为多见，约有15%抑郁症患者死于自杀。其次是精神活性物质滥用、精神分裂症、人格障碍等。与自杀相关的精神症状主要包括抑郁情绪、幻觉、妄想、睡眠障碍、强迫观念等。

（2）个性和心理特征　不良的心理素质和个性特征与自杀具有相关性。下列心理特征被认为在精神应急状态下自杀的可能性较大：①不良的认知模式，在困难和挫折面前不能对自身和周围环境做出客观评价，看不到问题解决的多种方法和途径。②对社会及周围人群抱有敌意，看待问题比较消极，缺乏判断力。③社会交往少，自我评价低。

（3）社会支持系统　自杀行为受多种社会因素影响，当不良生活事件发生又缺乏社会支持时，会使患者孤独感增加，变得更加脆弱，易导致自杀。许多研究表明有效的社会支持系统可减少自杀行为。

（4）遗传因素　有自杀行为家族史是自杀的重要危险因素，家系调查和双生子研究表明自杀行为有一定的遗传学基础，家系中有自杀者自杀风险较高。

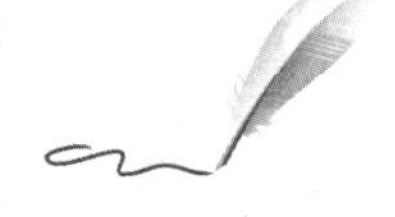

（5）躯体疾病　在自杀死亡者中，因躯体疾病死亡者占25%～75%。主要原因是难治

性躯体疾病导致功能受限或慢性疼痛，不能参加日常活动，经济负担加重，预后不良，最终出现悲观绝望情绪。

2. 自杀行为发生的征兆评估 大多数有自杀倾向的患者在实施自杀行为前都有一定的征兆。比如下列情形：①有自杀或自杀未遂史；②情绪低落，表现为哭泣、无望；③突然出现行为变化，常发呆或将自己与他人隔离，将自己关在隐蔽的地方；④存在命令性幻听，幻听内容可能是命令患者去自杀；⑤存在被迫害、被折磨或负罪感的想法或言论；⑥在抑郁了较长一段时间后，无理由地表现得很开心；⑦收集绳子、玻璃等物品，将毛巾或床单拧成绳状，写遗书，将自己的物品分发给别人；⑧患者公开表明生活无趣，谈论死亡及自杀，有时会说“只有死了才能解脱”，或经常问一些可疑问题，如“从几楼跳下去会死”“割腕流多长时间的血会死”等。

此外，还可以借助心理卫生评估工具来评估患者的自杀风险或预测自杀的危险性。目前在临床工作中，常用有自杀态度问卷、自杀意念自评量表、威胁性自杀量表、自杀量表等，以辅助护士及早发现患者自杀意向和风险，采取有效干预对策。

（二）护理问题

1. 有自伤、自杀的危险 与自我评价低、幻觉、妄想有关。

2. 个人应对无效 与抑郁、处理事件的技巧缺乏、社会支持系统不足有关。

（三）护理目标

1. 患者在治疗期间不再有自杀意念，不发生自杀、自伤行为。

2. 患者能够表达内心体验，主动寻求他人帮助。

（四）护理措施

1. 基础护理

（1）做好饮食及个人生活护理 患者情绪低落，食欲缺乏，无心照顾个人生活。做好饮食护理，保证患者营养与水分的摄入。协助或指导患者料理个人卫生，以保持仪表整洁，增强自信。

（2）睡眠护理 患者可出现失眠、早醒等，护士要了解其睡眠障碍的原因，进行心理疏导，必要时遵医嘱给予用药，保证患者睡眠时间及质量。

2. 安全护理

（1）提供安全舒适的住院环境 将患者安置于重症病室，避免单独相处，活动范围在护士监控之中，严格做好药品及危险物品的管理。

（2）密切观察病情 认真观察患者病情，对自杀危险的患者做到心中有数，重点巡视，有异常者及时干预。必要时，留家属 24 小时陪护。

（3）提高患者服药依从性 发药时避免患者藏药于指缝间、舌下等处，严格督促患者服下，检查口腔，预防患者藏药顿服自杀。同时注意患者抢服药品。

（4）加强薄弱环节管理 住院患者会伺机寻找自杀时机，利用单独相处时间采取自杀。在护理人员离开病室、家属暂时离开，尤其是凌晨、工作人员交接班等薄弱时间段，患者极易实施自杀。因此病房管理要做好防范措施，不能让患者有单独相处的机会，必要时予保护性约束。

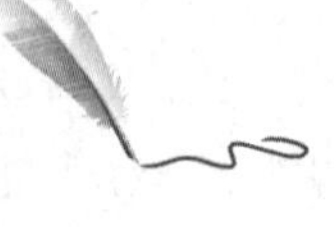

（5）自杀后的处置 患者发生自伤、自杀行为后，应立即使患者脱离危险境地并实施抢救。隔离其他患者，以免引起病房恐慌。患者脱离危险后，对患者做好心理疏导，切勿批评指责，严密看护，防范再次自杀。

3. 心理护理

（1）建立良好的护患关系　了解患者内心，耐心倾听其诉说，帮助患者分析导致自杀的痛苦原因，探讨有效的解决方法。

（2）及时发现患者负性情绪　护士应密切观察患者言行，关注其情绪变化，有明显的焦虑、抑郁等负性情绪时，及时干预。

（3）鼓励患者正向表达情感及认知　此类患者往往自我评价低，缺乏自信心。护士可通过发现患者优点，真诚的给予表扬，帮助其找回自信心。

4. 健康教育

（1）安全用药指导　指导患者按时、按量服药，不可擅自改变或停药，确保用药的效果和治疗顺利进行。

（2）正确认知指导　引导患者充分认识自己，找出自身性格弱点与疾病的关系，逐步改变自我。教会患者处理问题的技巧，培养患者兴趣爱好，保持乐观生活态度。

（3）指导患者自我放松　鼓励患者参与集体活动或听舒缓的音乐来缓解不良情绪；向信任的工作人员倾诉，寻求心理支持。

（4）家属相关健康指导　帮助患者家属正确认识疾病，识别疾病复发的前兆，让患者及时就医。必要时采取约束措施，取得家属理解与支持。同时让家属认识到亲情支持对患者有重要意义。

（五）护理评价

（1）患者能否表达不会自杀，并有效控制自己的言行。

（2）患者有自杀意念出现时，能否运用恰当的应对方式。

二、暴力行为的防范与护理

暴力行为（act of violence）指精神障碍患者在精神症状的影响下突然发生的直接伤害自己或他人的严重破坏性攻击行为，往往给患者及周围环境造成危害性影响，其具有极强的暴发性和破坏性，会对攻击对象造成不同程度的伤害甚至威胁生命，是精神科最常见的意外事件，包括身体攻击和言语攻击。

（一）护理评估

1. 危险因素的评估

（1）精神疾病因素　精神分裂症、情感性精神障碍、躁狂症、脑器质性精神障碍、精神活性物质所致精神障碍等均易引发暴力行为，其中最常见于精神分裂症，与其幻觉和妄想紧密相关。

（2）社会心理因素　社会支持系统缺乏、性格形成时暴露于暴力环境中、精神发育迟滞，同时精神障碍患者的心理承受、控制能力较弱，以及应对方式的不当，往往会产生戒备、敏感的心理而出现过激反应。

（3）诱发因素　住院环境嘈杂、过分拥挤等使患者情绪不稳定；个人隐私被暴露；医疗过程中难以忍受的药物不良反应；强制入院患者对封闭式管理的反感和怨恨；需求得不到满足等。

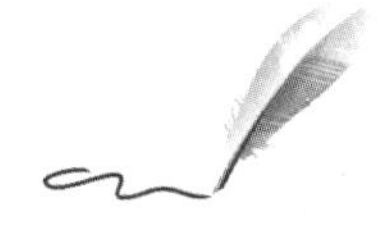

2. 暴力行为发生的征兆评估　当精神障碍患者出现下列情况时，应视为暴力行为的先

兆，护理人员要高度警惕。

（1）行为评估　激动兴奋、动作增多，如握拳或捶打物体或墙壁、踱步、用力关门、拒绝治疗等。

（2）言语评估　不合理要求增多，指责或威胁他人。

（3）情感评估　患者表现出愤怒、敌对、激动、挑剔、不满等。

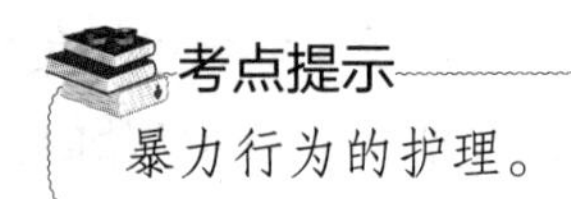

暴力行为的护理。

（4）暴力风险评估　采用暴力风险评分量表评估患者，对预测暴力行为的发生有一定效果。

（二）护理问题

1. 有对他人施行暴力行为的危险　与精神症状、心理应对方式有关。

2. 有自伤的危险　与幻觉、妄想有关。

3. 不依从行为　与患者精神症状、认知障碍有关。

（三）护理目标

1. 患者住院期间未发生伤人、毁物行为。

2. 患者在住院期间未发生自伤行为。

3. 患者能很好配合医疗护理，依从性高。

（四）护理措施

1. 基础护理

（1）提供安静舒适的环境　病室干净整洁、空气流通、光线充足；病房设置合理，避免拥挤。

（2）密切观察病情　勤巡视，及时的暴力风险评估，识别暴力行为发生的征兆，必要时遵医嘱进行保护性约束。

（3）满足患者基本生活需要　及时满足患者合理需求。对实施保护约束的患者，除了要做好饮食、饮水、排泄、皮肤等护理外，还应定时更换体位，并观察被约束肢体的血液循环情况。

2. 安全护理

（1）寻求帮助，控制场面　遇到暴力行为时，工作人员要保持镇静，迅速做出有效的处理。不能急于尝试用武力控制患者，要避免与患者发生正面冲突，保持1米左右的安全距离，用简单、清楚的语言提醒患者暴力行为的结果，呼叫其他当班人员协助，与患者交谈感兴趣的话题，拖延时间，等待救援。工作人员要动作迅速，配合默契，尽量从背后或侧面控制患者。

（2）稳定患者情绪，巧夺危险品　以真诚的语言安抚患者，劝导其放下危险物品，此时若患者提出要求，要尽量满足，以减轻患者愤怒情绪。如果语言制止无效，可采取声东击西的方法，快速夺取危险品。不可使用武力强硬夺取，以免激发患者的伤人行为。

（3）隔离与约束　发生暴力行为时要采取强制性隔离或约束措施。隔离或约束时要进行安全检查，去除身上的危险物品。保护约束前应征得监护人的同意并签署知情同意书。若患者持有危险物品时，由专业人员（保卫人员或警察）出面控制为宜；患者未持有危险物品，则由多人同时行动，每个人负责固定患者的一个肢体，迅速控制患者。被约束患者采取单独隔离，防止遭受其他患者攻击；经常检查约束带的松紧度，避免约束不当造成伤害。

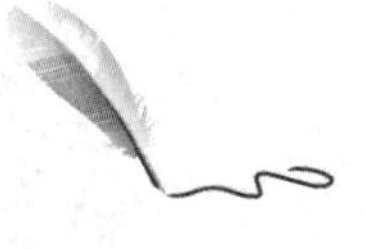

（4）加强危险品管理　办公室的危险品必须妥善放置、严格管理、班班清点交接；患者应在护士监护下使用刀、剪、针线、体温计等物品；住院患者不得随便进入护士办公室、治疗室、消毒间、配餐室等场所；病房定期或随机进行环境设施和危险物品的检查。

（5）加强人员培训　护士应加强防暴技能的培训，面对突发的暴力行为时能积极有效地应对。

3. 心理护理

（1）建立良好护患关系　良好的护患关系有利于消除患者心中疑虑和不安，稳定情绪，提高治疗依从性，也有利于护理计划和措施的落实。

（2）重建行为方式　了解患者存在的问题，帮助患者建立正确的心理行为反应方式，让患者了解面临同样的情景时，采用哪些行为方式应对是最好的。

（3）进行情绪疏导　患者暴力行为的发生后，要积极对患者进行情绪疏导，分析原因和经过，并解释对其实施强制性约束隔离目的，以减少患者的不良情绪。

4. 药物治疗护理　遵医嘱用药，并做好观察和记录。有效的药物治疗可以尽快控制患者的精神病性症状，降低激惹及攻击行为，如地西泮、氟哌啶醇等药物，能迅速地控制情绪。监督患者服药是确保患者用药的重要方式，并且用药后要做好观察和记录，尤其是当患者出现药物不良反应时，要及时报告医生，遵医嘱处理。

5. 健康教育

（1）指导患者学会使用正确的方式表达自己的情绪，不断增强自我控制能力。

（2）帮助患者认识暴力行为的不良后果及约束隔离的目的和意义。

（3）帮助患者恢复自知力。

（4）指导患者家属要关心、善待、理解、接纳患者，帮助其树立自信心。

三、拒食、拒药行为的防范与护理

精神科患者由于受症状的影响和支配，常有拒绝进食、拒绝服药的情况发生。而饮食、服药对精神病患者的康复都是至关重要的，患者拒绝进食，影响机体营养摄入，甚至因电解质紊乱而发生猝死。患者拒绝服药，精神症状得不到控制，影响患者康复，回归社会。

（一）护理评估

1. 精神疾病因素　患者有幻嗅等精神因素，认为饭菜里有毒，能闻到特殊的气味，看见食物颜色异常，药物有毒等，患者自认为拒绝进食和服药才是安全的；患者因为被害妄想，对周围的人不信任，因此对工作人员提供的饭菜、药物也坚信有毒而拒绝服用；有自责自罪妄想的患者，认为自己不配活在世上，自己只有不吃不喝死了才能赎罪；也有患者受命令性幻听支配而拒绝进食、服药。兴奋躁动的患者，由于活动增多，注意力容易被转移，进食时间做其他事情而未进食；木僵患者，不言不语，精神活动抑制，生活不能自理，也不知按时进餐、服药；精神发育迟滞患者，不知饮食等生活规律，若没有人照顾，则不知进食、服药。

2. 社会心理因素　患者对住院环境不适应，饮食习惯不同，饭菜不合胃口等；患者为了达到某种目的，威胁工作人员或家人而拒绝进食、拒绝服药；患者对自身疾病无自知力，认为自己没病，不需要服药；药物不良反应致患者吞咽困难，患者因恐惧心理而拒绝进食

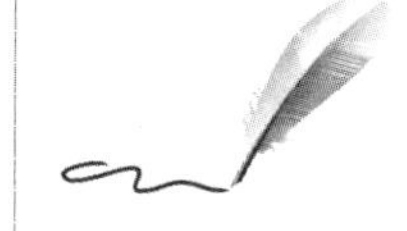

或服药；还有的患者因服药不良反应致体重增加而拒绝按时服药。

（二）护理问题

1. 营养障碍（低于机体需要量） 与患者拒绝进食有关。

2. 有猝死的危险 与患者进食差，电解质紊乱有关。

3. 不合作 与患者服药依从性低有关。

（三）护理目标

（1）患者住院期间未发生营养不良情况。

（2）患者住院期间未发生猝死。

（3）患者能配合服药治疗，服药依从性高。

（四）护理措施

1. 拒食护理措施

（1）怀疑饭中有毒的患者，可让其参加配餐工作，让患者亲自参与饮食的分发以减轻疑虑；亦可允许其任选一份饮食以消除顾虑。

（2）对情绪抑郁、饮食不良的患者，尽量提高饭菜质量，刺激患者的食欲，并耐心劝解患者，帮助其进食。

（3）兴奋躁动、无心用餐的患者用餐时应当由专人管理、单独用餐，既可避免干扰其他患者，又可促其安心进食。

（4）对食量过大、痴呆、不能自理饮食的患者，应由专人护理，尽量劝解患者细嚼慢咽，防止食物堵塞造成窒息。禁止给过硬的食物、水果。

（5）自罪妄想要吃剩饭脏食者，可以饭菜拌在一起吃，将污桶保管好，防止患者乱吃，引起消化道疾病或食物中毒。

（6）木僵患者因反应迟钝，动作缓慢，喂饭时应耐心细致，必要时给流质或鼻饲。

2. 拒药护理措施

（1）与患者建立良好护患关系，给予心理护理，告知服药的重要性，取得患者的信任和配合。向患者宣传药物治疗的意义和注意事项，解除患者顾虑。

（2）为患者发药到手，服药到口，看护好患者将药服下，防止患者丢弃、藏匿药物。

（3）拒绝服药者，遵医嘱可选择其他途径如肌内注射或静脉给药控制其症状后，一般患者能配合服药。

（4）对木僵患者，服药可予鼻饲或其他途径给药。

（5）患者用药后，注意观察药物的不良反应，及时报告医生对症处理，解除患者不适和痛苦。

四、出走行为的防范与护理

出走行为（flee behavior）指精神障碍患者在住院期间由于自知力缺乏或不安心住院，在未经医生批准下，擅自离开医院的行为。由于精神疾病患者自我防护能力较差，出走可能会给患者或他人造成严重后果。因此，了解并掌握精神障碍患者出走的防范与护理尤为重要。

（一）护理评估

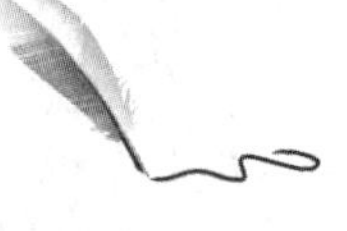

1. 出走的原因及危险因素评估

（1）**精神疾病因素** 精神分裂症患者存在被害妄想，为了躲避，想法离开医院；也有部分精神分裂症患者因自知力缺乏，否认有精神疾病，通过出走拒绝治疗；抑郁患者伺机出走，以达到院外自杀的目的；躁狂患者，因情感高涨、思维敏捷，为完成一个“宏伟计划”，寻找机会离开医院；精神活性物质滥用的患者因惧怕戒断症状，设法离开医院，以获取相应精神活性物质来缓解戒断症状所带来的痛苦；精神发育迟滞、痴呆或意识障碍的患者，无目的四处漫游而走失。

（2）社会心理因素　非自愿治疗的住院环境相对封闭，易使患者产生单调、苦闷、受约束的心理，想尽快脱离此环境；部分患者家属长时间不能来院探视，患者思家心切；工作人员态度生硬、方法简单粗暴、沟通解释不到位等，易使患者产生不满，从而选择出走；部分患者对治疗、护理存在恐惧心理，如严重药物不良反应、无抽搐电痉挛治疗、保护性约束等，而想办法离开医院。

（3）其他因素　工作人员擅离职守或对重点患者疏于管理，患者借探视、外出检查或室外活动之际出走。医院环境设施缺陷，也给伺机出走患者提供了便利。如室外娱乐活动场地防护网、病房门窗的破损或不牢固等。

2. 出走征兆的评估

（1）既往有出走史。

（2）患者否认有病，被强制住院。

（3）患者有明显的妄想、幻觉症状，以被害妄想、嫉妒妄想及命令性幻听多见。

（4）患者对住院及治疗感到恐惧，焦虑明显。

（5）患者有不愿住院的语言或行为表现。

（6）精神发育迟滞或意识不清的患者，出走时无目的、无计划，一旦成功，危险性较大。

3. 出走患者的表现　多数患者出走前有相应的异常表现，护士要密切观察，适时干预。患者有出走企图或发生出走行为时，常见的表现如下。①意识清楚的患者多采用隐蔽的方法，善于伪装，积极创造出走条件，如利用帮工作人员做事取得信任；②常在门口徘徊，窥视情况，趁工作人员不备时出走；③过分关注病房门窗、锁等设施，寻找可以出走的途径；④经常向工作人员或其他患者打探路线等搜集信息；⑤午休、夜间时，患者迟迟不睡或时睡时醒，来回踱步等应警惕患者出走的发生。

（二）护理问题

1. 有走失的危险　与受精神症状支配、不适应住院环境、想家等因素有关。

2. 有受伤或死亡的危险　与患者自我防护能力下降或认知障碍等因素有关。

3. 个人应对无效　与对住院治疗的系统缺乏认识有关。

（三）护理目标

（1）患者在住院期间未发生出走行为。

（2）患者出走但未发生受伤或伤害他人的情况。

（3）患者对自身疾病及住院治疗的必要性有一定程度的认识，能安心住院。

（四）护理措施

1. 安全护理

（1）及时评估患者出走风险及征兆　患者入院后护士应详细了解病史，认真进行出走风险评估，对病史中有出走行为的患者，掌握其出走的原因。针对高风险患者应限制活动

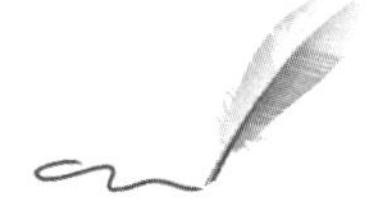

范围，实施重点看护。

（2）做好巡视工作　工作人员应加强责任心，及时巡视患者的活动情况，并对重点时段加大巡视力度，如午休、夜间、节假日、清晨采集标本及工作人员开关门时都是患者发生出走的高危时段。

（3）加强安全防护与检查　定期对娱乐活动场所以及病室的门窗、防护网等进行检查维护。不定期检查患者身上危险物品，做好钥匙保管工作，防止患者抢夺与取得。患者外出检查、活动时，合理配备工作人员，防止出走事件的发生。

（4）丰富患者的住院生活　经常开展室内外工娱活动，如唱歌、跳舞、阅读、打球等，转移其注意力，安心住院。

（5）患者发生出走后处置　发现患者出走后立即上报，并组织人员积极寻找，同时通知家属协助，必要时报警并协助处理。患者找回后，及时向有关部门汇报情况并与家属沟通，带患者返院或办理出院手续。

2. 心理护理

（1）护士应与患者建立良好的护患关系，及时了解其思想动态，尽量满足患者合理要求及心理需求，帮助其认识到出走的后果与危害，从而消除出走的念头。

（2）患者出走找回后，严禁训斥和处罚患者，耐心安抚并询问患者出走原因及途径，防范再次发生。

（3）健康教育　帮助患者建立良好的社会支持系统，根据患者病情联系并鼓励其家属、朋友、同事经常来院探视，劝说患者安心住院，并消除患者内心孤独感，使其感受到关心和关注。

五、噎食的防范与护理

噎食（choking）是指食物堵塞咽喉部或卡在食管的狭窄处，甚至误入气管，引起窒息而危及生命。多与服用抗精神病药物发生的锥体外系不良反应有关。患者一旦发生噎食，应及时采取有效的抢救措施，否则会在短时间内由于呼吸困难而出现危险状况。

（一）护理评估

1. 噎食发生的原因

（1）锥体外系反应　服用抗精神病药物患者出现锥体外系不良反应，引起吞咽肌肉运动不协调，抑制吞咽反射而致。

（2）躯体疾病　某些躯体疾病患者，如糖尿病、脑器质性疾病患者因抢食、快速进食而发生噎食。

（3）意识障碍　意识不清患者，如癫痫发作或进行无抽搐电休克治疗后未完全清醒时，在意识模糊状态下进食会引起噎食。

（4）神经性贪食　某些神经性贪食患者食欲亢进，进食缺乏控制也容易引起噎食。

2. 噎食的表现　患者噎食后表现突然不能说话，表情紧张、张口瞠目、呼吸困难、面色苍白或青紫、剧烈呛咳、烦躁不安、双手乱抓、四肢抽搐，严重者则意识丧失、全身瘫软、四肢发凉、大小便失禁、呼吸和心搏停止。

（二）护理问题

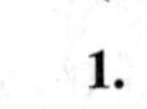

1. 有吞咽障碍的危险　与抗精神病药物不良反应、进食过快、抢食有关。

2. 有窒息的危险　与抗精神病药物不良反应、暴饮暴食、抢食有关。

（三）护理目标

（1）患者在住院过程中不发生噎食和窒息。

（2）患者噎食能得到有效救治。

（四）护理措施

1. 基础护理

（1）饮食护理　对暴饮暴食、抢食者，应专人看护，控制进食量及速度，逐渐改善不良进食习惯。对有噎食风险或吞咽困难患者，需在专人看护下进食或喂食，必要时给予鼻饲流质饮食。有严重锥体外系反应的患者，应给予流质或者软食。容易引起噎食的食物，如鸡蛋、葡萄、带骨刺的食物等要慎用或经过处理后在工作人员监护下方可给患者食用。

（2）口腔护理　指导或协助患者养成良好的习惯，饭后清洁口腔，保持呼吸道通畅。

2. 安全护理

（1）病房内专设防噎食专座，专人看护，便于管理。

（2）密切观察患者进食及吞咽情况，做好风险评估。患者在进食过程中如出现呛咳，应高度重视，必要时应立即停止进食。

（3）严密观察患者病情及有关药物的不良反应，预防噎食的发生。

（4）如果在进食过程中发生噎食、呼吸困难等应立即实施抢救。首先立即停止进食，清除口咽部食物，若患者牙关紧闭，可用筷子、勺柄、开口器等撬开口腔，清理食物，保持气道通畅。若患者抠出食物后仍无缓解，应立即采用海姆立克急救法，即抢救者在患者身后用双手环抱置于剑突下，向上猛然冲击，把堵在咽喉气管的食物冲出来；或者将患者腹部俯卧于凳子上，上半身悬空，抢救者猛压其腰腹部迫使膈肌迅速上移而逼迫肺内气体外冲，使气流将进入气管的食团冲出；也可以将患者倒置，拦腰抱住，头朝下，叩拍背部，如此重复5～6次。上述方法无效时，应立即用大号针头在环甲软骨上沿正中部位插入气管，并尽早行气管插管，建立紧急人工气道，暂时恢复通气，并给以高流量氧气吸入。

3. 心理护理　当患者出现锥体外系症状时，可能出现焦虑、紧张、坐立不安等情绪反应，医护人员要给予心理疏导，引导患者积极应对。指导合理进食，保证营养。患者脱离噎食危险后，应及时给予心理支持，安慰患者情绪，消除患者恐惧心理，建立患者信心。

4. 健康教育　对于噎食高风险患者进行饮食方法指导，指导其进食时放慢进食速度，细嚼慢咽、适量进食。住院患者集体进餐时，劝导有序进餐，不争不抢，逐步改进不良的进食习惯。

六、吞食异物的防范护理

吞食异物是指患者将除食物以外的其他物品吞食至消化道内，可导致十分严重的后果，需严加防范。患者在幻觉、妄想支配下或为了达到自杀、自伤、出院等目的可能会吞食异物，如纽扣、刀片、金属、洗衣粉、玻璃等。

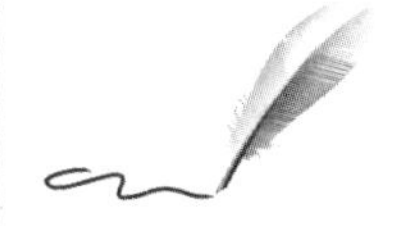

（一）护理评估

1. 危险因素评估 精神分裂症患者吞食异物可能由思维障碍引起，也可能是一种冲动行为，或者想以此作为自伤、自杀的方法。精神分裂症、抑郁症、人格障碍、异食癖患者是高危人群。

2. 吞食异物的表现 发现患者吞食异物应立即评估吞食异物种类及吞服时间、量以及危险程度。吞服锋利的金属或玻璃碎片、刀片等可损伤重要器官或血管，可引起胃肠穿孔或者大出血；吞食塑料等可引起中毒；吞下较多的纤维织物可引起肠梗阻等。此外，患者常伴有恶心、呕吐、腹痛、腹胀、腹泻等症状。

（二）护理问题

1. 有受伤的危险 与吞食锋利的物品有关。

2. 有中毒的危险 与吞食金属、塑料、棉絮等物品有关。

（三）护理目标

（1）患者住院期间未发生因吞食异物而受伤。

（2）患者未发生中毒。

（四）护理措施

1. 吞食异物后的处理

（1）一般处理 仔细询问患者吞食何物，以及物体大小、形状、性质、数量等，根据吞服异物种类采取不同的处理方法。如吞服金属类物品遵医嘱摄片定位；吞服锐器应卧床休息，进食含较多纤维的食物以包裹异物；如吞食体温计让患者立即吞服蛋清或者牛奶。

（2）病情观察 患者吞食异物后观察有无痛苦表现或异常感觉，有无内出血等情况。若异物较大，必要时应采用外科手术取出异物，及时处理吞食异物引起的并发症，将伤害降低到最小。

（3）口腔护理 及时清除口腔内的异物，检查口腔有无外伤、出血，保持口腔和呼吸道通畅。如有外伤时进食温凉食物或禁食，必要时缝合避免出血。

（4）排便护理 患者每次排便于便盆内，仔细检查大便有无异物排出，直至全部排出为止。

2. 安全护理

（1）加强病房危险物品的管理，禁止患者进入办公室、治疗室、配餐室等有异物的场所。

（2）病区定时进行危险物品的检查，在患者入院时、探视后、外出检查及活动后均应及时清查危险物品。

（3）护士在进行各项操作时应妥善保管好物品，防止遗漏后患者趁机取走将其吞服。

（4）如患者病情不稳定，保护性约束后工作人员应进行彻底的危险物品检查，避免自伤或伤害他人。

3. 心理护理 患者吞食异物后，给予心理疏导，稳定患者情绪，争取患者的合作。掌握患者心理动态变化，加强病房巡视，做好交接班。严重消极意念及有食异物史的患者要加强看护，必要时给予单间隔离或保护性约束。

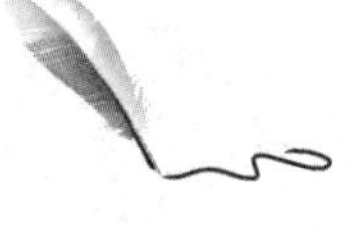

4. 健康教育 向患者说明吞食异物将导致的后果，帮助患者改变行为方式，必要时遵

医嘱给予保护性约束。向探视家属做好宣传教育，对家属带进病房的物品也要进行检查，防止将有危险的物品带入病房。

七、木僵患者的护理

木僵状态（stupor state），是指患者在意识清醒的状态下出现的精神运动性抑制综合征，表现为患者的动作、行为和言语活动的完全抑制和减少。轻者言语和动作明显减少或缓慢、迟钝，又称为亚木僵状态；重者表现不言不语、不吃不喝、不动，肌张力增高，面部表情固定，对外界刺激缺乏反应，经常保持固定姿态，甚至大小便潴留。但不同于昏迷，患者一般无意识障碍，各种反射存在，对外界事物能够感知，常见于精神分裂症。患者还可由木僵状态转为兴奋状态，出现突然冲动伤人。

（一）护理评估

1. 详细询问病史　了解木僵发生的时间、过程、起病缓急及发生的原因。严重的木僵常见于精神分裂症，称为紧张性木僵。除此之外，临床上还可以见到抑郁性木僵、心因性木僵，以及器质性木僵、药源性木僵。

2. 木僵的表现　按临床表现的轻重，分为亚木僵状态和木僵状态。

（1）亚木僵状态　患者言语活动和动作行为明细减少，但还没有达到完全消失的地步，称为亚木僵状态。患者在无人在场或夜深人静时，会自行起床活动、饮水觅食。一旦遇到外界刺激就陷入木僵状态。

（2）木僵状态　患者僵卧在床、不吃不喝、不语不动、无表情、无动作、呼之不应。全身肌张力增高，可任由人摆放自己身体于一姿势，呈“蜡样屈曲”或“空气枕头”状。

（二）护理问题

1. 营养失调（低于机体需要量）　与不能自行进食有关。

2. 自我照顾能力缺失　与精神运动性抑制有关。

3. 患者有受伤的危险　与自我保护能力缺失和突然兴奋有关。

4. 患者有伤害他人的危险　与患者突然兴奋冲动有关。

5. 有皮肤完整性受损的危险　与长期卧床、抵抗力下降有关。

6. 有感染的危险　与长期卧床、营养缺失、抵抗力下降有关。

（三）护理目标

（1）患者体重正常，能自行进食。

（2）患者生活自理能力和社会功能恢复正常。

（3）患者无受伤或伤及他人情况发生。

（4）患者无压疮或感染发生。

（四）护理措施

1. 安全护理

（1）将患者安置在安静舒适、光线柔和的隔离室或有监控的房间，便于护士随时观察患者情况，室内陈设尽量简单。

（2）病房内加强危险品管理，不能放置可用于伤人或自伤的危险性物品，以免发生意外。

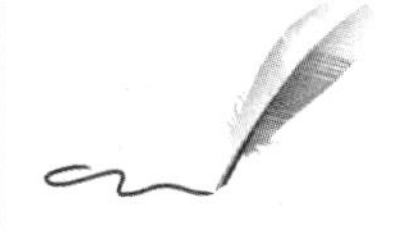

（3）密切观察患者病情变化，要防止患者突然由木僵状态转为兴奋状态，而出现冲动伤人、毁物等情况，必要时给予保护性约束；也要防止其他患者的干扰和伤害，必要时给予单间隔离。

（4）严格交接班制度，每班做好床旁重点交接。

2. 基础护理

（1）皮肤护理　由于患者整日卧床或保持某一种姿势，应勤翻身，保持床单位干燥、平整，防止压疮的发生，必要时加用气垫床。每周擦浴一次，勤换衣裤，注意保暖以防受凉。

（2）口腔护理　及时清除口腔分泌物，保持口腔清洁和呼吸道通畅，避免发生噎食。

（3）排便护理　对便秘者给予腹部按摩或灌肠。尿潴留患者，可诱导排尿或行导尿术。对大、小便失禁者，定时提供便盆，训练规律排便。

（4）饮食护理　护士要耐心劝导进食、喂食；患者拒绝进食时，遵医嘱给予鼻饲或静脉输液，确保营养和摄入量。有些亚木僵患者，会在夜间起床觅食，可以放置食物供患者选择。

3. 心理护理　木僵患者无意识障碍，在木僵解除后患者可回忆起木僵期间发生的事情。因此应正确对待患者的病态行为，态度和蔼，关心体贴患者。其次，在进行治疗护理操作时，应像对待其他患者一样，给予必要的解释。避免在患者面前谈论病情及其他不利于患者的事宜。做好与患者家属的沟通，让他们多关心、帮助患者。

4. 健康教育

（1）在患者木僵状态缓解后，向患者讲解木僵的疾病知识，让患者了解自己的病情属于非器质性病变，鼓励患者自主活动，坚持治疗，尽早恢复。

（2）向患者家属讲解有关疾病知识，指导如何护理木僵患者，监护患者按时服药、观察药物不良反应及如何预防疾病复发等。

本章小结

概念	精神科护理技能是护士照护精神障碍患者必备的知识和技能
精神科基础护理	1. 精神科基础护理内容 2. 治疗性护患关系建立的技巧
精神科整体护理	1. 护理评估内容 2. 精神科分级护理
精神科特殊护理	精神科安全护理
精神障碍患者意外事件的防范与护理	1. 暴力行为的防范与护理 2. 自杀行为的防范与护理 3. 拒食、拒药行为的防范与护理 4. 出走行为的防范与护理 5. 噎食的防范与护理 6. 吞食异物的防范与护理 7. 木僵患者的护理

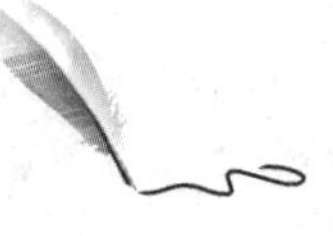

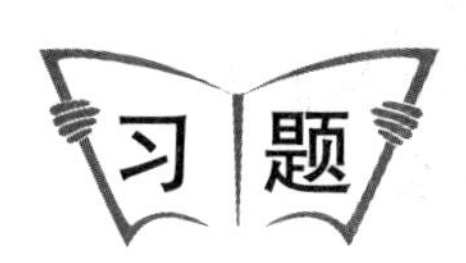

一、选择题

【A1/A2 型题】

1. 下列哪项不是治疗性护患关系建立的要求(　　)
   A. 正确认识精神疾病　B. 同一性与积极关注　C. 同情患者
   D. 加强自身修养，完善自我　E. 掌握患者基本情况
2. 治疗性沟通的要求(　　)
   A. 相互信任　B. 自我暴露原则　C. 保密
   D. 接受患者　E. 以上都是
3. 不属于精神科患者基础护理的是(　　)
   A. 日常生活护理　B. 饮食护理　C. 服药护理
   D. 安全护理　E. 睡眠护理
4. 谈话中不恰当提问的表现形式是(　　)
   A. 开放式询问　B. 解释性问题　C. 引导性询问
   D. 间接性问题　E. 封闭式提问
5. 关于倾听，不正确的做法是(　　)
   A. 设身处地地听　B. 适当地表示理解　C. 适当地给予价值评价
   D. 通过言语或非言语做出反应　E. 不要随意打断对方
6. 睡眠护理措施中错误的是(　　)
   A. 喝咖啡　B. 光线柔和　C. 环境安静
   D. 护士操作轻　E. 缓解焦虑、抑郁情绪
7. 疾病治疗期应重点观察患者的(　　)
   A. 对治疗的态度
   B. 病情稳定程度与对疾病的认识情况
   C. 症状消失的情况、自知力恢复的程度
   D. 精神症状和心理状态
   E. 患者饮食量
8. 关于排泄护理下列错误的是(　　)
   A. 服用抗精神病药物后常出现便秘
   B. 5 天未解大便，才报告医生处理
   C. 鼓励患者多运动
   D. 多吃蔬菜和水果
   E. 多喝水
9. 关于保护性约束说法有误的是(　　)
   A. 目的是防止患者伤害他人、毁坏物品
   B. 精神科治疗护理特殊患者的方法

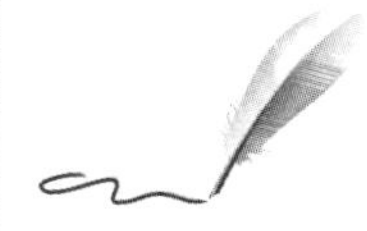

C. 被约束患者一定要单独隔离
D. 定时观察患者被约束的肢体血液循环
E. 患者被约束后不用做心理护理

10. 精神科给药护理措施错误的是( )
A. 严格执行查对制度，一人核对后给药
B. 服药后检查患者口腔
C. 防止患者假装服药，藏药于口袋等
D. 做好服药的健康宣传教育
E. 注射给药后要清点用物

11. 下列哪项不是精神病患者的暴力危险因素( )
A. 环境嘈杂　B. 被害妄想　C. 用药剂量小
D. 强制入院　E. 社会支持系统缺乏

12. 下列哪项精神疾病因素与暴力行为无关( )
A. 情绪障碍　B. 幻觉　C. 妄想
D. 癔症　E. 躁狂症

13. 针对患者的暴力攻击行为，护士处理欠妥的是( )
A. 护士避让，鼓励患者倾诉　B. 立即采取保护性约束　C. 将患者转移至隔离间
D. 疏散围观人员　E. 满足患者合理需求

14. 下列有关自杀的危险信号，描述正确的是( )
A. 表明想自杀的人通常不会自杀
B. 自杀危机过后，情况转好，自杀的危险性依然存在
C. 有自杀行为的人都是想死的
D. 不能与有自杀可能性的人谈自杀
E. 有自杀意念的患者，社会支持对其没有作用

15. 大部分自杀行为者在表面平静的阶段，表明其已经( )
A. 从困扰中解脱出来　B. 情绪好转
C. 是自杀态度已定的表现　D. 不可能采取自杀行为
E. 自杀念头已消除

16. 下列精神疾病中自杀行为发生率最高的是( )
A. 精神分裂症　B. 癔症　C. 神经衰弱
D. 抑郁症　E. 躁狂症

17. 下列关于精神病患者出走原因的说法，错误的是( )
A. 患者存在被害妄想，为躲避被害，而设法离开医院
B. 患者因自知力缺乏，否认有精神疾病，通过出走拒绝治疗
C. 躁狂症患者因情绪高涨，为完成宏伟的计划，离开医院
D. 重度抑郁患者，选择自己中意的地方，进行自杀行为
E. 患者强烈思念亲人

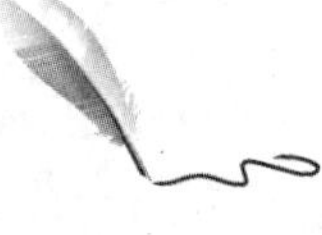

18. 噎食患者处理的第一急救措施是( )
A. 立即通知医生　B. 立即吸氧

C. 立即清除口咽部食物　　D. 立即建立静脉通道

E. 为患者拍背

19. 下列防止精神病患者吞食异物的护理措施中，不妥的是(　　)

A. 加强危险物品的管理，定时检查异物

B. 对有食异物史的患者行保护性约束

C. 让吞服体温计的患者立即吞服蛋清或牛奶

D. 让吞服锐器的患者卧床休息

E. 给予含纤维丰富的食物，促进异物派出

20. 下列针对木僵患者的护理措施，错误的是(　　)

A. 将患者安置于隔离室和护士易于观察的床位

B. 夜间为亚木僵患者准备方便食物

C. 在患者面前谈论病情

D. 每日给予清洗擦浴，勤翻身并按摩骨隆突部位

E. 防范患者突然转为兴奋冲动而伤人

21. 某患者在病房大声呼叫，护士正确的询问方式是(　　)

A. 您有什么问题需要解决，说吧

B. 您能否告诉我到底出了什么事吗

C. 您希望我能帮助您解决什么问题

D. 您找我究竟想要解决什么问题

E. 您这样大声，出了什么天大的事呢

22. 某患者与护士沟通时，护士发现患者表达不明，对其提出的某些问题存在猜疑，此时最适合的沟通技巧是(　　)

A. 呈现事实　　B. 集中焦点　　C. 接受

D. 澄清　　E. 倾听

23. 对一个自卑的患者，护士应采用的心理护理技巧是(　　)

A. 鼓励　　B. 倾听　　C. 引导

D. 教育　　E. 合理提问

24. 某患者，情绪低落，一直没有食欲，一个月体重减轻了 2 公斤，衣冠不整，两次服药自杀未遂。入院后护理诊断最重要的是(　　)

A. 营养障碍（低于机体需要量）　　B. 自理缺陷

C. 暴力危险（针对自己）　　D. 低自尊

E. 个人应对无效

25. 某患者，男性，在病区大声喧哗，身体活动量增加，表现不能静坐，握拳踱步。该病人可能出现的意外事件是(　　)

A. 出走行为　　B. 暴力行为　　C. 自杀行为

D. 异物吞食　　E. 跌倒

二、思考题

患者，女性，46 岁，离异。入院时患者神志清楚，定向力完好，表现情绪低落，兴趣

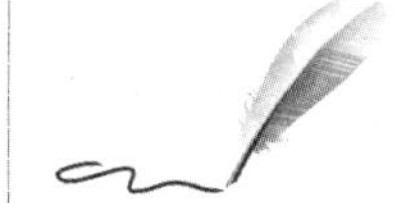

扫码“练一练”

减退，少言寡语，食欲减退。近一周，患者突然无理由的表现开心，并将自己的物品分发给他人。夜间睡眠浅并伴有早醒。

请问：

1. 该患者可能会发生的精神科意外事件是什么？
2. 导致该患者意外事件的危险因素有哪些？
3. 该事件一旦发生，护士该如何处理？

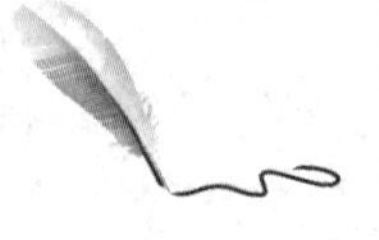

第四章　精神疾病的治疗与护理

学习目标

1. **掌握**　常用抗精神病药物种类；常见抗精神病药不良反应及处理；精神病药物治疗中的护理措施。

2. **熟悉**　精神障碍药学治疗中常见的护理评估和护理问题；无抽搐电痉挛治疗的护理；精神障碍的工娱治疗和康复护理。

3. **了解**　经颅磁刺激治疗与护理；心理治疗在护理中的应用。

4. 能结合临床案例，运用所学知识对患者进行药物治疗的观察与护理。

5. 在护理实践中关爱患者，加强工作责任心，密切观察患者的病情变化和药物不良反应。

案例导入

患者，男，36岁，已婚。个性孤僻，工作认真。3年前患者开始对某同事有意见，彼此关系逐渐疏远，后怀疑将会遭到对方报复。以后开始怀疑周围的人在监视他，并认为某同事在背后策划陷害他。一年前听到有声音无端骂他，否认有病。诊断为偏执型精神分裂症，入院后给予利培酮治疗，用量从每天2mg渐增加至每天4mg，第10天患者开始出现心神不宁，不能静坐，在病室内来回走动，焦虑，易激惹，烦躁不安。

请问：

1. 该患者出现了什么情况？应该如何处理？
2. 如何对该患者及家属开展健康教育？

精神疾病的治疗随着20世纪50年代抗精神疾病药物的出现得到革命性的改变。目前精神障碍的治疗主要包括药物治疗、物理治疗、心理治疗和康复治疗等综合方式，以期使患者的生理、心理和社会功能得到全面恢复。

第一节　抗精神疾病药物的应用与护理

精神障碍的药物治疗是指通过应用化学药物，对紊乱的大脑神经化学过程进行调整，达到控制精神病性症状，改善和矫正病理思维、心境和行为，预防复发，促进社会适应能力并以提高患者生活质量为最高目的。传统上按临床作用特点分为抗精神病药、抗抑郁药、心境稳定药和抗焦虑药四类。

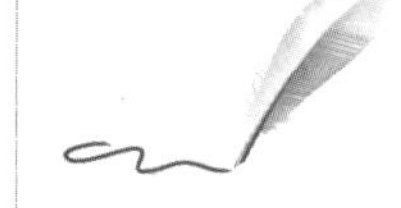

一、抗精神病药应用与护理

抗精神病药物是一类作用于中枢神经系统，调节神经递质功能的药物，主要作用于治疗精神分裂症和预防精神分裂症的复发，控制躁狂发作，还可用于其他精神病性症状的控制。

（一）抗精神病药的分类

抗精神病药的种类繁多，按药理作用分为典型抗精神病药（传统抗精神病药或神经阻滞剂）和新型抗精神病药（非传统抗精神病药）。前者主要为阻断中枢多巴胺 D_2受体，代表药物有氯丙嗪、氟哌啶醇等。后者主要有5－羟色胺（5－HT）和多巴胺（DA）受体拮抗剂、选择性多巴胺 D_2/D_3受体拮抗剂、多巴胺受体部分激动药，代表药物有利培酮、奥氮平、喹硫平、氯氮平、阿立哌唑等。

知识链接

氯丙嗪

氯丙嗪被称之为抗精神病药物的青霉素，其发现过程颇具传奇色彩，因为发现氯丙嗪能够抗精神病的不是精神病科医生，而是外科医生。1949年4月，法国的一位海军外科医生莱伯利特在研究防止外科休克药时发现氯丙嗪比其他药物作用强，但是它除了有抗休克作用外，还可对中枢神经系统起作用。1952年1月，精神科主任哈蒙与其他医生用该药对一名躁狂症患者进行治疗后，患者狂躁不安的症状很快消失，作用持续了几个小时。法国精神病专家Delay便进一步应用于多种精神病的治疗，从此开始了精神药物治疗精神病的新纪元。1952年秋季，这一新药在巴黎投放市场，取名氯普马嗪即氯丙嗪，意思是有多种作用。当然，氯丙嗪并没有根治精神分裂症，它只是减轻了患者的症状。

（二）临床应用

抗精神病药的治疗作用主要包括：①消除或改善精神病性症状，如幻觉、妄想，治疗阳性症状。②激活或振奋作用，改善阴性症状和认知缺陷。③非特异性镇静作用，预防疾病复发。

1. 适应证 精神分裂症、分裂型精神障碍、躁狂发作、偏执性精神障碍及其他伴有精神病性症状的精神障碍。

2. 禁忌证 严重的心血管疾病、肝脏疾病、肾脏疾病、全身严重感染、甲状腺功能减退、肾上腺皮质功能减退、闭角型青光眼、重症肌无力、抗精神病药物过敏等禁用。白细胞过低、老年人、孕妇、哺乳期妇女、儿童慎用。

3. 应用原则 ①强调早期治疗，精神分裂症一旦确诊，立即规范应用抗精神病药治疗。②首发精神分裂症者尽可能单一用药，且足量足疗程治疗。疗效不佳者可酌情换用作用机制不同的药物或两种药物联合使用，难治性精神分裂症一般主张联合用药，且两种药物均要减量使用。

4. 用法 药物治疗依从性好的以片剂口服为主，一般从小剂量开始逐渐增量；对兴奋躁动、不合作者可选择速溶片、口服药或注射针剂。

（三）不良反应与处理

多数抗精神病药会产生不同程度的不良反应。药物的不良反应除了药物因素外，还与患者的年龄、性别、遗传因素、过敏体质等因素有关。

1. 锥体外系反应　是典型抗精神病药常见的不良反应之一，发生率为50%～70%。包括以下4种表现。

（1）急性肌张力障碍　出现最早，男性和儿童较女性更常见。患者不自主的出现挤眉弄眼、吐舌、眼上翻、痉挛性斜颈，四肢与躯干扭转性痉挛，说话困难和吞咽困难。

处理：立即安抚患者，遵医嘱减少药物剂量，给予抗胆碱能药物、抗组胺类药物，如肌内注射东莨菪碱0.3mg或异丙嗪25mg，或换用锥体外系反应低的药物。

（2）静坐不能　在治疗1～2周最常见，发生率约为20%，其中以氟哌啶醇发生率最高。表现为无法控制的激越不安，不能静坐，反复走动或原地踏步，重者出现冲动性自杀企图。

处理：轻者安抚患者，转移患者注意力；重者则立即通知医生并遵医嘱使用苯二氮䓬类和β－受体阻滞药如普萘洛尔，同时减少抗精神病药的剂量。

（3）类帕金森综合征　多在治疗1个月后出现，发生率约为56%。表现为静止性震颤，以上肢远端多见，如手部的节律性震颤呈“搓丸样”动作；患者肌张力增高，出现面具脸、慌张步态，重者可出现粗大震颤、流涎、皮脂溢出、吞咽困难、构音困难。

处理：服用抗胆碱能药物，如盐酸苯海索。

（4）迟发性运动障碍　为长期应用抗精神病药后，出现异常不自主运动的综合征。用药时间越长，发生率越高。主要表现为不自主的、有节律的刻板式运动，以口、唇、舌、面部不自主运动最为突出，称为“口－舌－颊三联征”，有时伴有肢体或躯干的舞蹈样运动。

处理：迟发性运动障碍尚无有效方法，重在早期预防，使用最低有效剂量或换用锥体外系反应低的药物。

2. 直立性低血压　多发生在抗精神病药治疗的初期，肌内注射半小时或口服1小时后，即可出现降压反应，尤以注射给药发生率最高，使用氯丙嗪者容易出现。表现为患者突然改变体位时，出现昏厥无力、跌倒、心率加快、面色苍白、血压下降，重者可出现休克。

处理：嘱咐患者变换体位如起床、如厕时，动作要缓慢，如感觉头晕时，应尽快平卧休息，以防意外发生；严重者遵医嘱使用去甲肾上腺素、间羟胺等升压药，禁用肾上腺素。

3. 体重增加　该反应多见，与食欲增加和活动减少有关，以氯氮平、奥氮平最为常见。应指导患者节制饮食，适当锻炼，定期监测体重、血糖和血脂。

4. 过度镇静　多为首次使用镇静作用强的药物，或剂量过大、服药次数过多而引起，老年患者易出现。患者表现为乏力、嗜睡、动作缓慢、活动减少、对周围环境缺乏关注。

处理：轻者可不予处理，随着治疗时间的延长，患者能够逐渐适应或耐受；重者则遵医嘱予以减药。

5. 胃肠道不良反应　胃肠道不良反应多出现在服用抗精神病药的初期，患者表现为口干、恶心、呕吐、厌食、上腹饱满、腹泻、便秘。多数患者在治疗过程中可逐渐消失，反应严重者经减药或停药即可恢复。

6. 尿潴留　具有抗胆碱能作用的药物能抑制膀胱逼尿肌的收缩，抑制尿道括约肌松弛，

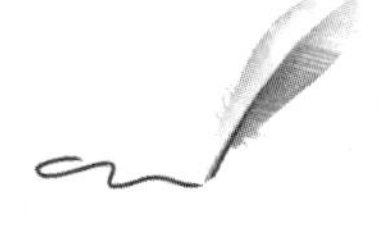

引起尿潴留，常发生在治疗的初期。

处理：鼓励患者尽力自行排尿；必要时遵医嘱使用新斯的明，或行导尿术。

7. 白细胞减少症 较少发生，以使用氯氮平者发生率较高，氯丙嗪偶有发生。常在治疗最初2个月内发生。使用这些药物者应定期监测血常规，注意预防感染，严重者尽快给予升白细胞药物。

8. 恶性综合征 恶性综合征是抗精神病药一种少见且严重的不良反应，发生率为1%左右，病死率高达20%，最常见于氟哌啶醇、氯丙嗪等药物治疗时。临床表现为高热、意识障碍、肌肉强直、自主神经功能紊乱；严重者可出现循环衰竭、急性肾衰竭。实验室检查可发现白细胞计数增高，肌酸磷酸激酶和肌红蛋白升高。

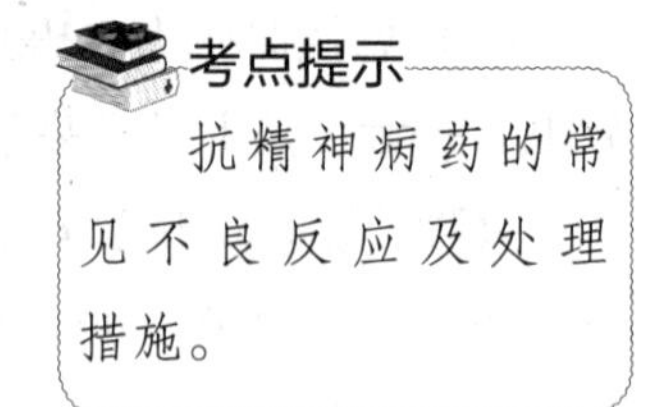

抗精神病药的常见不良反应及处理措施。

处理：遵医嘱立即停用抗精神病药物；给予支持治疗，物理降温，调节水、电解质及酸碱平衡，给氧，保持呼吸道通畅，必要时人工辅助呼吸等。目前对恶性综合征尚无有效治疗方法，早期发现、及时处理是治疗原则。

二、抗抑郁药应用与护理

抗抑郁药是一类主要用来治疗和预防以情绪抑郁为主要症状的精神药物。

（一）抗抑郁药的分类

抗抑郁药分为传统抗抑郁药和新型抗抑郁药。

1. 传统抗抑郁药 包括三环类及在此基础上开发出来的杂环或四环类抗抑郁药、单胺氧化酶抑制药。以丙米嗪、氯米帕明、阿米替林和吗氯贝胺为代表。

2. 新型抗抑郁药 包括选择性5－HT再摄取抑制药、5－HT与去甲肾上腺素（NE）再摄取抑制药、NE和DA再摄取抑制药、选择性NE再摄取抑制药、5－HT阻滞和再摄取抑制药、α_2肾上腺素受体阻滞药或NE及特异性5－HT抗抑郁药。临床上有氟西汀、帕罗西汀、舍曲林、文拉法辛、度洛西丁、安非他酮、瑞波西汀、曲唑酮、米氮平等药。

（二）临床应用

1. 适应证 各种抑郁障碍，还可用于惊恐障碍、强迫症、焦虑症、创伤后应激障碍、慢性疼痛、贪食症、发作性睡病等治疗。

2. 禁忌证 严重心肝肾疾病、白细胞减少、青光眼等禁用，孕妇尽量避免使用。

3. 用法 从小剂量开始，根据不良反应和临床疗效，1～2周后逐渐增加到最大有效剂量。老年、儿童及躯体状况较差者用药剂量酌情减低，加药速度稍缓。

（三）不良反应与处理

1. 抗胆碱能不良反应 常见于三环类抗抑郁药，表现为口干、便秘、视物模糊，重者可出现尿潴留、肠麻痹。

处理：减少抗抑郁药的剂量，必要时加用拟胆碱能药对抗不良反应。

2. 中枢神经系统不良反应 多数三环类抗抑郁药有镇静作用，患者可表现嗜睡、乏力，重者可诱发癫痫、共济失调。

处理：减少用药剂量，必要时加用拟胆碱能药对症处理。

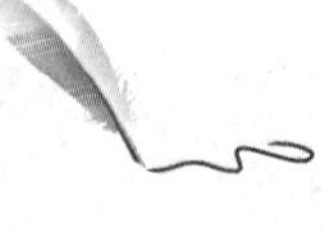

3. 心血管系统不良反应 是主要的不良反应，常见的有心动过速、直立性低血压，严

重的引起二度房室传导阻滞和三度房室传导阻滞。

处理：定期监测血压、检查心电图，发现异常遵医嘱减药或停药。

4. 高血压危象　单胺氧化酶抑制药可引发此反应，主要表现为血压升高、头痛、皮肤潮红、出汗、抽搐、昏迷，重者出现脑出血。

处理：立即停药，酚妥拉明50mg静脉注射，用药过程中应避免食用富含酪胺的食物，如奶酪、啤酒、鸡肝等。

5. 其他　过敏性皮疹、中毒性肝损害、性功能障碍、体重增加。新型抗抑郁药主要为胃肠道反应，使用时应注意勿与单胺氧化酶抑制药合用，以免导致5－HT综合征；注意不能突然撤药以免出现停药综合征。

三、抗躁狂药应用与护理

心境稳定药又称为抗躁狂药，是治疗和预防躁狂发作的药物。常用的药物有锂盐（碳酸锂）和抗癫痫药（卡马西平、丙戊酸钠）。

（一）碳酸锂

碳酸锂是锂盐的一种口服制剂，为最常用的心境稳定药。

1. 适应证　是目前治疗躁狂症和双相障碍的首选药，同时对躁狂症、双相障碍的躁狂发作或抑郁发作有预防复发作用。此外，还可用于治疗精神分裂症的情感症状、冲动攻击行为。

2. 禁忌证　急慢性肾炎、肾功能不全、心律失常、重症肌无力、妊娠前3个月低盐饮食者禁用。糖尿病、甲状腺功能减退、老年性白内障患者慎用。

3. 应用原则　小剂量开始，逐渐增加剂量，饭后口服。由于锂盐的中毒剂量与治疗剂量十分接近，应定期监测血锂浓度。急性期治疗血锂浓度宜为0.6～1.2mmol/L，超过1.4mmol/L易产生中毒反应；维持治疗保持血锂浓度在0.4～0.8mmol/L。

4. 不良反应、锂中毒及处理

（1）不良反应及处理　早期不良反应有乏力、嗜睡、手指震颤、厌食、上腹不适、恶心、呕吐、稀便、腹泻、多尿、口干等；后期则由于锂盐的持续摄入，患者出现多尿、烦渴、黏液样水肿、体重增加、手指细震颤等。粗大震颤提示血锂浓度接近中毒水平。

处理：①用药前，护士要全面评估患者的躯体状况及肝、肾功能。②用药过程中，应鼓励患者多饮淡盐水，或吃较咸的食物，以增加钠的摄入（锂离子与钠离子在近曲小管竞争性重吸收，增加钠摄入可促进锂排除）。③必要时进行肾功能检测。

（2）锂中毒及处理　锂中毒先兆表现为呕吐、腹泻、粗大震颤、抽动、呆滞、意识障碍等；中毒症状有共济失调、肢体运动协调障碍、肌肉抽搐、言语不清，重者昏迷、死亡。

处理：需立即停用锂盐，补充大量生理盐水或高渗钠盐加速锂盐的排泄，必要时行人工血液透析，注意水、电解质平衡。

（二）抗癫痫药

1. 卡马西平　用于治疗急性躁狂和预防躁狂发作，尤其对锂盐治疗无效或不能耐受锂盐不良反应的患者效果较好。

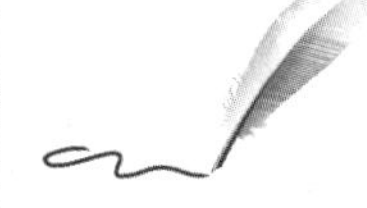

（1）不良反应　胃肠道反应、嗜睡、头晕、共济失调、反射亢进、肌阵挛等，严重时

可出现意识障碍，少数患者会产生过敏反应，甚至出现剥脱性皮炎，偶有白细胞和血小板减少。

（2）禁忌证　肝功能异常、孕妇禁用，青光眼、前列腺肥大、糖尿病、酒精依赖者慎用。

2. 丙戊酸钠　主要用于急性躁狂发作和双相情感障碍的治疗和预防。因丙戊酸钠主要在胃内吸收，一些患者可出现胃肠不适如恶心、胃痛和腹泻，常常发生于治疗开始阶段。其他的不良反应有镇静、体重增加、震颤及脱发等。对本药过敏者、肝肾功能损害者、卟啉病患者禁用。

四、抗焦虑药应用与护理

抗焦虑药是一类用于消除或减轻焦虑、紧张、恐惧、镇静催眠、抗惊厥作用的药物。

（一）苯二氮䓬类药物

苯二氮䓬类药物可消除或减轻患者的紧张、恐惧及焦虑，是目前应用最广的抗焦虑药物。

1. 适应证　治疗各种焦虑症、各科躯体病或器质性原因所致的继发性焦虑状态。

2. 禁忌证　严重心血管疾病、肾病、药物过敏或药物依赖、妊娠头3个月、青光眼、重症肌无力、使用酒精或中枢神经抑制药时禁用，老年、儿童、分娩前及分娩中慎用。

3. 用法　因该药半衰期较长，每日给药1次。开始治疗时可从小剂量，间隔3日或数日后再增加剂量，达到满意效果为止。急性期患者开始时剂量可稍大些，应根据患者的病情特点选择不同特性的药物，不提倡两种以上的药物同时使用。

4. 不良反应及处理　该药不良反应较少，最常见的不良反应有嗜睡、记忆力减退、运动协调性降低等。偶见兴奋、梦魇、谵妄、意识模糊等。妊娠后3个月内使用，有新生儿唇腭裂的报道。苯二氮䓬类可产生耐受性，长期使用可引起依赖性，突然中断药物可引发戒断症状。

处理：遵医嘱使用本药，避免长期使用，如出现戒断症状及时就诊处理。

（二）非苯二氮䓬类药物

非苯二氮䓬类药物主要包括丁螺环酮、坦度螺酮。主要用于治疗广泛性焦虑障碍伴有其他情绪障碍者。手术前后使用能减轻焦虑，减少呕吐，减少麻醉、镇痛药物剂量。常见的不良反应为嗜睡、口干、高剂量时心神不定。严重的毒性反应罕见。

五、精神疾病药物治疗的护理

（一）护理评估

1. 药物依从性评估

（1）与患者有关的因素　疾病的严重程度，疾病越重，依从性越差；有无自知力，老年人存在很多依从性问题，如不定期复诊、自作主张等；患者既往执行药物治疗情况。

（2）与药物有关的因素　药物剂量大，易出现不良反应，易引起依从性差的问题。见效快的药物比见效慢的药物容易提高服药依从性。

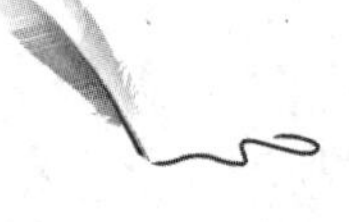

（3）与医务人员有关的因素　健康教育不到位，对患者疾病反复未能充分考虑，与患者接触缺乏技巧等因素均可影响药物依从性。

（4）与环境有关的因素　家庭和谐、人际关系好的患者药物依从性较好，反之则药物依从性较差。

2. 躯体状况评估　患者的意识状态、生命体征、全身营养状况、睡眠状况、饮食状况、排泄状况、生活自理状况等。

3. 精神状况评估　患者有无自知力，以及自知力损害程度；既往患病症状、严重程度、持续时间等。

4. 药物不良反应评估　患者既往用药不良反应情况，对不良反应的耐受性，自我处理药物不良反应的经验；患者本次用药发生不良反应的可能性，对治疗效果及不良反应的看法，有无藏匿药物的念头及行为。

5. 药物知识评估　患者对疾病与用药关系的理解程度，患者对药物维持治疗重要性的认识水平，患者是否做好用药的准备，对坚持服药重要性的认识程度。

6. 社会状况评估　患者的家庭环境，各成员之间关系是否融洽，患者在家中的地位、经济状况，受教育情况及工作环境、社会支持系统；家庭成员照顾患者的能力。

（二）护理问题

1. 不依从行为　与缺乏自知力、拒绝服药或不能耐受不良反应等因素有关。

2. 便秘　与药物不良反应、活动减少等因素有关。

3. 尿潴留　与药物不良反应、缺乏自知力、活动减少等因素有关。

4. 睡眠型态紊乱　与药物不良反应、过度镇静等因素有关。

5. 卫生、进食、如厕自理缺陷　与药物不良反应、运动障碍、活动迟缓等因素有关。

6. 有感染的危险　与药物不良反应所致的白细胞减少、过敏性皮炎等因素有关。

7. 有受伤的危险　与药物不良反应所致的步态不稳、共济失调、直立性低血压等有关。

8. 焦虑　与知识缺乏、药物不良反应等因素有关。

9. 知识缺乏　缺乏疾病、药物知识和预防保健相关的知识。

（三）护理目标

（1）患者能坚持服药，治疗的依从性提高。

（2）患者的排泄障碍排除。

（3）患者的睡眠状况逐渐恢复正常。

（4）患者基本生活自理能力恢复。

（5）患者未发生感染。

（6）患者未发生跌倒、摔伤和直立性低血压。

（7）患者能正确认识治疗的重要性。

（四）护理措施

1. 基础护理　保证病室内空气通畅，确保患者营养及水分的摄入，增加活动量，以刺激食欲和增加肠蠕动。创造良好的睡眠环境。与患者建立良好的护患关系，改善患者的治疗依从性。

2. 给药护理

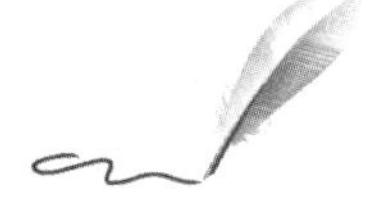

（1）给药前准确评估患者精神及躯体状况，做到心中有数；酌情向患者及家属说明目

的及注意事项，可能产生的不良反应及其减轻方法，以取得配合。

（2）根据患者合作程度确定给药的先后顺序，合作较好者先给药，不合作者后给药，且两人或多人配合执行，以防意外发生。

（3）发药时为患者准备好温开水，看患者服药到胃，防止藏药行为。长效缓释片不可碾碎服用，以免降低药效。同时注意药车不能随便放置，防止患者抢药或打砸药车。

（4）肌内注射时，须选择肌肉较厚的部位（通常选择臀大肌、臀中肌、臀小肌），注射时进针应深，且两侧交替选用，注射后勿揉擦。使用长效针剂者可选择“Z”字形注射法，减少药液外溢。

（5）静脉注射给药，速度必须缓慢，密切观察药物不良反应。

（6）注意观察患者用药后的不良反应，倾听患者的主诉，发现问题及时与医生进行沟通。

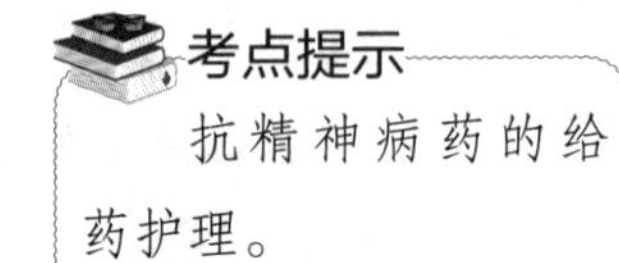
考点提示

抗精神病药的给药护理。

3. 密切观察并及时处理药物不良反应　多数精神药物引起的不良反应在服药后1～4周出现，不良反应的严重程度与药量的多少、增减药物的速度、个体对药物的敏感性等因素密切相关。因此，护士要密切观察患者用药后的反应，尤其是对初次用药第1周的患者及正处于加药过程中患者的病情观察。发现不良反应，应及时通知医生并采取相应措施。患者在不良反应的作用下，易产生沮丧、悲观等负性情绪，此时护士要密切观察患者的言谈举止，给予积极的心理支持，消除患者不安和恐慌心理，严防意外事件的发生。

4. 健康教育

（1）对患者　根据个体化用药方式进行针对性指导，教育内容包括：精神疾病与药物治疗的关系；不同阶段药物治疗的特点与要求；维持治疗对预防复发的重要性；药物的具体服用方法及注意事项；不良反应特点与监测等。

（2）对患者家属　为患者提供良好的家庭环境，减少不良刺激，提高服药依从性，保证维持治疗；药物中毒的症状和体征，以及简单处理方法；疾病复发征兆；门诊随访要求。

（五）护理评价

（1）患者精神症状是否得到控制。

（2）患者是否能配合治疗，按时正确用药。

（3）患者的睡眠状况是否逐渐恢复正常。

（4）患者的生活自理能力是否得到改善。

（5）与用药有关的意外事件是否发生。

（6）患者对治疗及用药的认识水平是否得以提高。

第二节　无抽搐电痉挛治疗的应用与护理

无抽搐电痉挛治疗（modified electric convulsive treatment，MECT）是在电痉挛治疗的基础上进行的改良，即在ECT治疗前使用静脉麻醉药和肌肉松弛药对骨骼肌的神经－肌肉接头进行选择性的阻断，使电痉挛治疗过程中的痉挛明显减轻或消失。

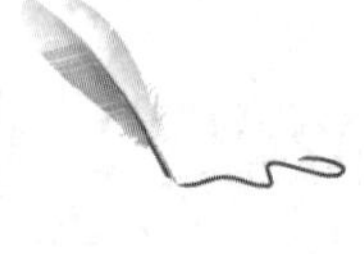

知识链接

电痉挛治疗（ECT）

电痉挛治疗（electric convulsive treatment），即传统电痉挛治疗，是利用短暂、微量的电流刺激大脑，引起患者短暂意识丧失、大脑皮质广泛性脑电发放和全身性抽搐发作，以达到控制精神症状的一种物理治疗方法。由 Cerletti 和 Bini 最初创用，即用两个电极直接在患者头部两侧短暂通电而诱发全身抽搐发作。该治疗因未在 ECT 前使用任何麻醉药及肌肉松弛剂，全身抽搐发作就成为 ECT 成功的指标，所以说传统电抽搐治疗就是有抽搐的电痉挛治疗。全身抽搐尽管是短暂性和自限性的，但对患者来说抽搐本身就是一种剧烈的负荷，有的患者因自身生理条件或疾病因素而难以承受此抽搐负荷。

一、适应证与禁忌证

（一）适应证

（1）抑郁症　有强烈自伤、自杀或明显自责自罪者。

（2）躁狂症　极度兴奋躁动、冲动、伤人。

（3）拒食，违拗和紧张性木僵者。

（4）药物治疗无效或对药物治疗不能耐受者。

（二）禁忌证

无抽搐电痉挛治疗无绝对禁忌证，下列为无抽搐电痉挛治疗的相对禁忌证。

（1）脑器质性疾病　如大脑占位性病变及其他增加颅内压的病变，新发的颅内出血。

（2）心血管疾病　如严重的冠心病、原发性高血压、主动脉瘤、心肌病等。

（3）严重的骨、关节疾病。

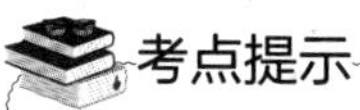

考点提示

无抽搐电痉挛治疗的适应证。

（4）视网膜脱落。

（5）嗜铬细胞瘤。

（6）各种导致麻醉危险的疾病。

二、不良反应及处理

MECT 的不良反应发生率较传统 ECT 低，且程度较轻。

1. 常见不良反应　如头痛、恶心、呕吐、焦虑、可逆性记忆减退、全身肌肉酸痛等，这些症状无须处理，适当休息后不影响治疗。

2. 呼吸系统不良反应　由于使用麻醉药和肌肉松弛药，患者可出现呼吸暂停或延迟，一般在 5 秒内呼吸自行恢复。如未恢复，应即进行有效的人工呼吸、氧气吸入。

3. 骨折　以第 4 ~ 8 胸椎压缩性骨折多见，应立即处理。

4. 下颌关节脱位　发生后立即复位。

5. 心搏、呼吸骤停　罕见发生，可能与通电后引起迷走神经过度兴奋有关，一旦出现立即进行心肺复苏。

三、过程及护理

（一）护理评估

1. 生理状况评估　①评估患者现病史、既往躯体状况及用药史。②评估患者的意识状

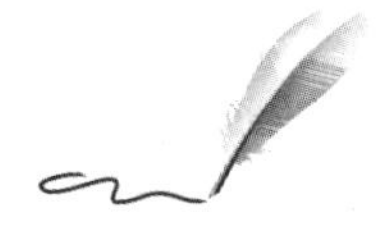

况、生命体征。③评估实验室检查结果，如心电图、脑电图及影像学检查结果。

2. MECT治疗相关评估 评估患者是否符合MECT治疗的适应证，有无禁忌证，有无麻醉风险及其程度。

3. 其他方面评估 患者及其家属对MECT治疗的认知情况，既往MECT治疗经历及问题。

（二）护理问题

1. 有窒息的危险 与MECT及肌松药对呼吸抑制有关。

2. 不依从行为 与缺乏MECT相关知识、对治疗恐惧有关。

3. 潜在并发症：骨折 与MECT中痉挛有关。

4. 思维过程改变 与治疗导致暂时性记忆丧失有关。

（三）护理目标

（1）患者精神症状得到控制，情绪稳定。

（2）患者呼吸平稳，生命体征正常。

（3）患者能正确认识MECT，配合治疗。

（4）密切观察患者表现，未出现各种并发症。

（四）护理措施

在行MECT之前，应征得患者家属同意，并签署知情同意书。

1. 治疗前护理 ①治疗前需了解患者有关身体检查和常规化验的结果，如血液生化检查、脑电图、心肺功能检查等。②向患者及家属说明有关治疗的信息，解除紧张、恐惧情绪，以取得患者的合作。③治疗前一天，协助患者洗头，清除头发污垢，以免影响治疗效果。④每次治疗前应监测患者的生命体征，如有异常及时向医生报告。如体温在37.5℃以上，脉搏120次/分以上或低于50次/分，血压超过150/10mmHg或低于90/50mmHg应禁用。首次治疗前应测量体重。⑤治疗前8小时停服抗癫痫药和抗焦虑药，禁食禁水4小时以上，以免在治疗过程中发生呛咳、误吸、窒息等意外事故。⑥治疗前先排空大、小便，取下活动义齿、发夹、眼镜及各种装饰物品，解开领扣及腰带。⑦准备治疗所需物品，如牙垫、导电膏、电极片、胶布、安尔碘、酒精棉签和注射液等。⑧备好治疗中各种监护及抢救设备，如监护仪、除颤仪、人工呼吸机、抢救车、氧气设备等。⑨遵医嘱于治疗前15~30分钟皮下注射阿托品。

2. 治疗中护理 ①治疗时给予患者心理安慰，减轻患者对治疗的恐惧。②协助患者仰卧于治疗台上，四肢保持自然伸直状态，两肩胛间于胸椎中段处垫一枕头，使头部过伸，脊柱前突。③在上、下磨牙间放置牙垫，以防咬伤。④协助固定患者的肩肘、髋膝关节及四肢。⑤协助医师做好诱导麻醉，待患者睫毛反射迟钝或消失开始通电治疗。⑥痉挛发作时，监测患者血氧饱和度、心电图、脑电图，观察口角、眼周、手指、足趾的轻微抽动等。⑦治疗后，取出患者的牙垫，使患者头后仰，保持呼吸道通畅，持续给氧至患者自主呼吸恢复、呼吸频率均匀、睫毛反射恢复、血氧饱和度平稳。

3. 治疗后护理 ①密切观察患者的呼吸、意识情况；②协助患者侧卧或头偏向一侧，防止误吸；③待患者完全清醒后方可离开恢复室，起床时给予扶持，严防坠床、摔伤；④了解患者对治疗的感觉，观察患者治疗的情绪状态及有无不良反应，有无头痛、呕吐、背部及四肢疼痛等，如有不适立即报告医生处理；⑤治疗后少数患者可能会出现较长时间

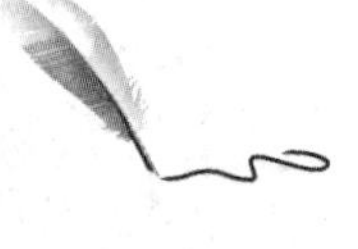

的意识障碍，治疗全程要有患者家属或护士陪同并细心照顾患者，以免出现走失、摔伤、交通事故等意外；⑥患者完全清醒后，给予饮食，保障患者足够的营养和水分。

（五）护理评价

（1）患者的抑郁、躁狂、木僵等症状是否得到有效控制。

（2）患者对 MECT 相关知识是否了解，是否愿意配合继续治疗。

（3）MECT 后是否有并发症的发生。

（4）MECT 后患者的暂时性记忆丧失是否较快恢复。

第三节　心理治疗与护理

心理治疗（psychotherapy），又称精神治疗，是治疗者运用心理学知识和技术，影响并改变患者的认知、情绪和行为等心理活动，从而改善患者的心理状态和行为及与之相关的痛苦与症状。

一、治疗原则

心理治疗有广义和狭义之分。广义的心理治疗泛指通过各种方式和方法影响对方的心理状态，达到排忧解难、降低心理痛苦的过程。如医务人员在与患者的接触过程中自觉地应用心理学原理和技术，以专业精神与态度，对患者产生积极的影响，这其中就含有心理治疗的因素。狭义的心理治疗指由经过专门训练的心理治疗师运用心理治疗的理论和技术，对患者进行帮助，以消除或缓解其心理问题或人格障碍，促进人格向健康、协调方向发展的过程。

二、治疗方法

心理治疗的种类较多，根据其治疗对象和理论流派有不同的分类，不同的治疗方法有各自的理论体系为指导。常用的方法有：依据治疗对象可分为个别治疗、夫妻治疗或婚姻治疗、家庭治疗、团体治疗；根据理论流派可分为精神分析及心理动力性治疗、认知－行为治疗、人本主义治疗、系统思想与家庭治疗等。

三、过程及护理

护理人员实施心理治疗的途径主要为心理护理。心理护理是指在护理的全过程，护士通过各种方式和途径，积极地影响护理对象的心理活动，帮助他们在自身条件下获得最适宜的身心状态。广义的心理护理是指不拘泥于具体形式，护士给护理对象心理活动以积极影响的一切言谈举止。究其概念内涵，心理护理既不限于护患间的交谈，也不同于思想工作、不同于心理治疗。

心理治疗的方法在护理工作中被广泛应用。最简单易行、应用最多且收效良好的是心理支持法，当患者出现情绪障碍或心理问题时，通过对患者施行心理上的安慰、指导、劝解、解释、保证、疏导和环境调整等方法，使患者情绪稳定、心理平静；通过实施松弛训练法，以帮助紧张、焦虑、恐惧的患者获得放松，缓解其心理压力；利用行为矫正法，有计划地帮助患者修正和消除不良生活习惯、不利健康的行为。此外，通常所说的护患间的关系是治疗性的护患关系，其根本上是强调，将患者看作是陷入困境且需要帮助的人，因此护士与患者的接触具有广义心理治疗的意义。

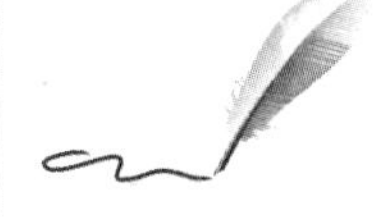

（一）急性期

精神疾病急性期，患者精神症状丰富，且无自知力，他们的心理活动主要受精神症状的影响，从而表现出异常的言语和行为。因此，此时的心理护理是帮助患者正确认识自身症状，增强战胜疾病的信心，积极治疗与护理。

（二）康复期

精神病康复期，患者的自知力大部分恢复，对发病时的情况大多有所回忆，思想上有顾虑，也知道自己今后道路的艰难，所以他们的心理活动是复杂而又矛盾的，既有疾病康复后即将与家人团聚，走向社会所带来的喜悦、欢乐、欣慰，也有担心社会偏见，担心恋爱失败，担心工作问题，担心家庭社会对他们的看法，担心疾病复发等造成心理压抑、烦恼和忧虑。护理人员应用心理学知识启发和安慰患者，帮助他们消除疑虑，以积极的情绪配合治疗；同时指导患者调整自身的心理适应机制，改变对挫折的认识和情绪反应，以减少痛苦，寻求心理平衡。康复期的心理护理对巩固疗效、预防复发，使患者逐渐适应社会生活起着重要作用。

第四节　工娱和康复治疗与护理

精神疾病的医院康复主要包括工娱与康复治疗，在患者疾病治疗早期即开展康复训练是维持其社会功能，提高生活质量的有效手段。

一、工娱治疗与护理

工娱疗法（occupation recreational therapy）是工疗和娱疗的统称，是让患者参加力所能及的工作、劳动和文娱活动，以促进疾病的康复。为疾病恢复期或慢性期一种有效的辅助治疗手段。

1. 工疗　让患者参加劳动和工作，应结合患者个人特长进行安排。住院患者多在工疗室或工疗站进行各种劳动操作，常见的有编织、绣花、缝纫、制作玩具、粘信封、绘画、写字，厨艺活动如包饺子、摘菜、洗菜、烹饪等集体活动。

2. 娱疗　为丰富患者在住院期间的生活，分散其对病态的注意力，可有计划安排如阅读报纸杂志、看画报、下棋、欣赏音乐、唱歌、跳舞、开联欢会、早操、乒乓球、篮球等文娱和体育活动。

二、康复治疗与护理

精神疾病患者在医院内的康复治疗与护理措施主要包括如下内容。

1. 生活行为技能训练　生活行为技能训练的目的是帮助患者逐步掌握其生活技能。训练对象多为慢性衰退患者。训练内容包括日常生活活动、自我照顾能力等。如通过模拟家庭训练和实地学习，学习日常生活技巧、个人卫生、仪表仪容的修饰、家务活动（清洁、做饭、购物）等。

2. 社会交往技能训练　社会交往技能训练的目的是防止患者社会交往能力的进一步下降，恢复和提高患者社会交往能力，增加参与社会生活的机会。通常通过小组活动、角色扮演、舞台剧等活动训练患者与人接触的技巧，提高患者言语与非言语的表达能力，并发展较精确的社交敏感与判断。

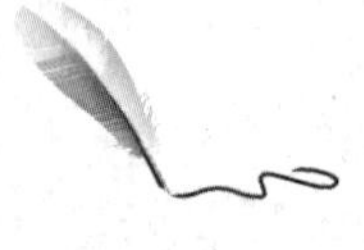

3. 学习行为技能训练　学习行为技能训练的目的是帮助患者学习处理和应对各种实际问题的行为能力。学习行为的训练应采取多种形式、有趣味、易于学习和掌握。学习行为训练包括以下内容。

（1）一般性学习活动　如时事教育、卫生常识、一般科技知识的学习，其目的是提高患者的常识水平，培养学习新事物、新知识的习惯。

（2）药物治疗的自我管理技能训练　其目的是通过向患者讲解药物治疗的重要性、治疗作用与不良反应等，使患者认识服药的重要性，自觉接受药物治疗，并学会药物治疗的自我管理方式，如安全用药、药物的保管、每次用药的查对、用药过程中出现不适应的识别及如何报告医生、寻求帮助的技巧等。

4. 职业技能训练　职业技能训练是通过一些劳动活动和专业技能训练，使患者具有一定的工作就业能力，培养劳动习惯，为患者重新回归社会做好准备。在职业康复训练中，护理人员应注意遵守下列原则。

（1）提供与现实有密切联系的活动内容，尽可能使患者从中体验到责任感及患者所起的作用和贡献。

（2）积极争取患者主动参与，尽量挖掘和发展患者的潜能。

（3）鼓励和帮助患者在职业训练的活动中加强与他人的合作和建立良好的人际关系。

（4）职业技能训练应根据患者的自我控制水平而定，量和标准要求要恰当，不宜过高或过低。

（5）在职业训练中要注意安全，应有必要的监护措施。

本章小结

概念	药物治疗是精神疾病的主要治疗手段
精神障碍的药物治疗与护理	1. 抗精神病药 2. 抗抑郁药 3. 心境稳定药 4. 抗焦虑药 5. 精神药物治疗的护理
精神障碍的物理治疗与护理	无抽搐电痉挛治疗与护理
心理治疗及其在护理中的应用	1. 治疗原则 2. 治疗方法 3. 过程及护理
精神障碍的康复护理	1. 工娱疗法 2. 生活行为技能训练 3. 社会交往技能训练 4. 学习行为技能训练 5. 职业技能训练

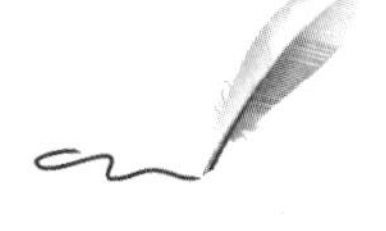

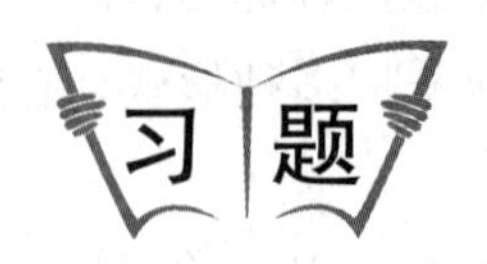

一、选择题

【A1/A2 型题】

1. 有关碳酸锂中毒的描述，以下哪项不正确(　　)
   A. 肾脏疾病的影响
   B. 钠摄入减少
   C. 中毒不引起昏迷或死亡
   D. 年老体弱以及血锂浓度控制不当等
   E. 锂盐的不良反应与中毒之间无截然分界线
2. 碳酸锂中毒的早期表现是(　　)
   A. 发热、定向障碍　　B. 震颤、共济失调
   C. 厌食、恶心、呕吐等胃肠道反应　　D. 癫痫大发作
   E. 头痛、头晕神经系统症状
3. 以下哪一类不属于抗抑郁药(　　)
   A. TCA 类　　B. MAOI 类　　C. 苯二氮䓬类
   D. SSRI 类　　E. SNRI 类
4. 服用碳酸锂时，维持治疗时血锂的浓度应保持在(　　)
   A. 1.4～1.6 mmol/L　　B. 0.2～0.4 mmol/L　　C. 0.6～1.4 mmol/L
   D. 0.4～0.8 mmol/L　　E. 0.8～1.2 mmol/L
5. 抗精神病药的 α_1 受体阻断作用会引起(　　)
   A. 锥体外系反应　　B. 体位性低血压　　C. 胃肠道不良反应
   D. 过度镇静和体重增加　　E. 口干、便秘、视物模糊
6. 抗精神病药的锥体外系反应不包括(　　)
   A. 急性肌张力反应　　B. 类帕金森综合征　　C. 静坐不能
   D. 恶性综合征　　E. 迟发性运动障碍
7. 抗精神病药物引起体位性低血压，处理错误的是(　　)
   A. 轻者应立即放平，取平卧或头低脚高位
   B. 年老体弱者，服药期间密切观察血压变化
   C. 严重者，立即采用升压药
   D. 使用肾上腺素加入葡萄糖静脉滴注
   E. 意识恢复后，心理疏导
8. 临床上应用最早的抗精神病药是(　　)
   A. 氯氮平　　B. 氟哌啶醇　　C. 喹硫平
   D. 利培酮　　E. 氯丙嗪
9. 多巴胺功能亢进属于(　　)
   A. 阳性症状　　B. 抑郁发作　　C. 阿尔茨海默病

D. 躁狂发作　　E. 神经衰弱

10. 不属于心境稳定剂的药物是(　　)

A. 碳酸锂　　B. 丙戊酸钠　　C. 帕罗西汀

D. 卡马西平　　E. 拉莫三嗪

11. 碳酸锂是精神科常用心境稳定剂，不正确的描述是(　　)

A. 是治疗躁狂发作的首选药物

B. 既可用于躁狂急性发作的治疗，也可用于维持治疗

C. 躁狂、双相患者均可使用

D. 由于治疗浓度与中毒浓度接近，治疗期间应定期检测血锂浓度

E. 治疗期间应给予低盐饮食，以防碳酸锂中毒

12. 氟西汀、帕罗西汀用药后的直接作用环节是(　　)

A. 干扰 5 - HT 的合成　　B. 抑制 5 - HT 的释放　　C. 阻断 5 - HT 的再摄取

D. 抑制 5 - HT 的分解　　E. 阻断 5 - HT 受体

13. 患者，男，21 岁，因精神分裂症住院治疗。氯氮平剂量为 200mg tid，两周后出现吞咽障碍，主要原因是(　　)

A. 脑器质性疾病患者吞咽反射迟钝

B. 服用抗精神病药物而出现的锥体外系反应所致吞咽肌群反射迟钝

C. 进食过快

D. 意识模糊

E. 抢食

【A3/A4 型题】

(15 ~ 19 题共用题干)

患者，女性，38 岁。患精神分裂症住院治疗 2 个月，给予氯氮平口服和氟哌啶醇肌内注射治疗。

14. 抗精神病药物的适应证不包括(　　)

A. 治疗精神分裂症

B. 预防精神分裂症的复发

C. 治疗躁狂发作

D. 具有精神病性症状的非器质性或器质性精神障碍

E. 治疗分裂性情感障碍

15. 患者用药后出现静坐不能，以下哪项不正确(　　)

A. 患者主观想静坐，情绪焦虑或不愉快

B. 应增加抗精神病药物的剂量

C. 表现为无法控制的激动不安、不能静坐、反复走动或原地踏步

D. 有时需减少抗精神病药物的剂量

E. 发生率约为 50%

16. 患者化验血常规，白细胞计数为 $1.8 \times 10^9/L$，患者白细胞属于(　　)

A. 轻度减少　　B. 中度减少　　C. 重度减少

D. 稍减少　　E. 未减少

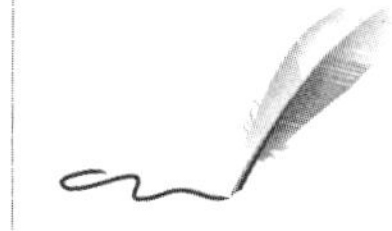

17. 如患者药物不良反应进一步加重，出现恶性综合征，则患者不会出现的症状为(　　)

A. 行为迟缓　　B. 肌肉强直　　C. 高热

D. 自主神经功能不稳定　　E. 意识障碍

18. 针对患者目前白细胞计数，以下措施不正确的是(　　)

A. 抗精神病药物药量保持不变

B. 每天监测血常规，直至白细胞及分类恢复正常 2 周

C. 应用抗感染药物

D. 尽快给予升高白细胞的药物

E. 遵医嘱立即停药

二、思考题

李某，男，42 岁，缓慢起病。入院半年前的一个深夜，患者发现对面楼里有灯光照到自己的房间。此后渐渐发现街坊邻里常常“话里有话”，内容多涉及患者的隐私，开始怀疑自己的房间被人录音、摄像。入院前 3 个月，患者听到脑子里有一个干部同自己讲话，说自己是罪犯。入院前半个月，患者多次走访各个政府部门，要求“澄清事实”“洗脱罪名”。时常表现紧张、焦虑、害怕，寻求公安保护。

扫码“练一练”

问题：

1. 该患者的主要护理诊断问题有哪些?

2. 针对该患者的主要护理措施有哪些?

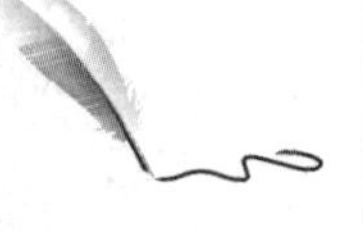

第五章　器质性精神障碍患者的治疗与护理

学习目标

1. **掌握**　器质性精神障碍的概念；护理措施。

2. **熟悉**　各种类型脑器质性精神障碍和躯体疾病所致精神障碍的临床表现；常见护理诊断。

3. **了解**　脑器质性精神障碍的病因和发病机制；治疗要点。

4. 具备对脑器质性精神障碍患者进行有效护理的能力。

5. 具有耐心的态度，理解并接纳患者。

案例导入

患者，男，72岁，已婚，退休。进行性记忆和生活自理能力下降已2年。2年前始出现记忆力问题。初时表现为记不住客人的名字，记不住看过的新闻等。记忆下降逐渐明显以致重复购买相同的食品，烧水忘了关火而将水壶烧干，并发展到遗失贵重物品包括钱包和存折等。2个月前上街，出现找不到回家的路，以致家人四处寻找。过去注意仪表，病后却懒于洗澡换衣，最近连吃饭也要家人督促。记忆力检查提示近记忆很差。未发现典型的幻觉、妄想及抑郁、焦虑情绪等，但情感反应较简单、冷漠。诊断：阿尔茨海默病。

请问：

1. 该案例中患者有哪些精神症状？

2. 患者存在哪些护理问题，针对该患者应采取哪些护理措施？

器质性精神障碍是一组由脑部疾病或躯体疾病导致的精神障碍，常有意识、认知、智能、情感、行为以及人格等方面障碍。根据CCMD－3，分为阿尔茨海默病、脑血管病所致精神障碍、其他脑部疾病所致精神障碍及躯体疾病所致精神障碍四大类。本章主要介绍阿尔茨海默病、脑血管病所致精神障碍、躯体疾病所致精神障碍。

器质性精神障碍常分为脑器质性精神障碍、躯体疾病所致精神障碍。前者常为脑部病理或病理生理学改变所致的一类精神障碍，包括脑变性或退化性病、脑血管病变、脑部感染、脑外伤等。后者指脑部以外的各种躯体疾病有关的精神障碍，常见于脑部以外的躯体疾病，如内脏疾病、内分泌疾病、营养代谢性疾病、结缔组织病、躯体感染性疾病等。

器质性精神障碍在临床上是以综合征的形式出现的，包括谵妄综合征、痴呆综合征、遗忘综合征，区别见表5－1。

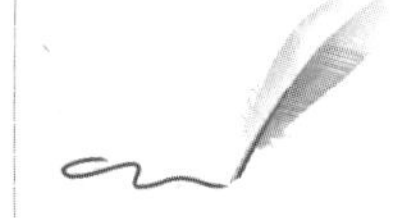

表 5－1 谵妄综合征、痴呆综合征、遗忘综合征的区别

类别	谵妄综合征	痴呆综合征	遗忘综合征
主要特征	以意识障碍为主	以智能减退为主	近事记忆障碍、虚构
其他症状	注意涣散，记忆减退；时间、地点、人物定向障碍；错觉、幻觉、妄想	全面认知障碍、人格改变、无意识障碍、不可逆	选择性、局灶性认知功能障碍、意识清晰、智能相对良好
预后	可治愈，也可致痴呆	可改善，不可逆	可改善

第一节 脑器质性精神障碍的临床表现及治疗

一、阿尔茨海默病

阿尔茨海默病（Alzheimeri's disease，AD）是一组原因未明的原发性退行性脑变性疾病。常起病于老年期，隐匿起病，缓慢进展且不可逆，以智能损害为主。病理改变以大脑皮质弥散性萎缩和神经细胞变形为主。在发达国家老年人群中，痴呆患病率为 4%～6%，随着年龄增长，比例不断上升，女性较男性多见。我国部分地区调查资料亦与此相近，随着我国老龄化进程的加速，本病将成为老年病学中的一个重要课题。

（一）病因和发病机制

AD 病因未明，从目前研究来看，AD 可能与以下因素有关。

1. 遗传因素 多数研究者发现有痴呆家族史者，其患病的危险性高于一般人群。据研究资料，现家庭成员患 AD 的危险率为 10%～14.4%；同胞为 3.8%～13.9%。家族性 AD 的一级亲属患 AD 危险率高达 50%，对照组只有 10%。

2. 社会心理因素 如丧偶、独居、动荡不安、低教育、经济困难等可成为诱因。

3. 大脑病理和结构的变化 大脑皮质弥散性萎缩，脑沟增宽，脑室扩大，神经元大量减少，可见老年斑、神经元纤维缠结等病变。

4. 神经生化因素 有研究表明，乙酰胆碱、5－羟色胺等激素水平减低可能与此病的发病有关。AD 患者脑部乙酰胆碱明显缺乏，乙酰胆碱酯酶活性降低，特别是海马和颞叶皮质部位。

（二）临床表现

AD 隐匿起病，病程呈进行性发展，由发病至死亡病程为 2～10 年。多见于 60 岁以上老人，女性多于男性。少数发生在中年或更年期，早发型 AD 的病程进展较快，由于病程发展缓慢，早期被认为是老年人记性不好而不求医，常因出现躯体症状和精神症状才会去就医。

1. 记忆障碍 记忆障碍是 AD 核心症状，表现为短程记忆和学习新知识困难。表现丢三落四，如经常丢失物品；记不住熟人的姓名、电话号码。早期患者对自己记忆问题有一定的自知力，并力求弥补和掩饰，例如经常做记录，避免因记忆缺陷对工作和生活带来不良影响。随着病情的进展，远记忆力也受损，忘记自己的家庭住址及亲友的姓名，不能回忆自己的工作经历，甚至不知道自己的姓名和年龄，不认识亲人，后期可出现错构和虚构。

2. 智能障碍 全面的智力减退包括理解、推理判断、抽象概括和计算的认知功能，表现为思维迟钝缓慢，思考问题困难，计算能力减退，很难完成简单的计算，如 100 减 7、再

减7的连续运算。AD早期，患者常出现视空间和定向障碍，如常在熟悉的环境迷失方向，找不到厕所或走错自己的卧室，散步和外出无法分辨地点而迷路走失。时间定向差，不知道今天是何年何月何日，甚至夜间要上街买东西。有的患者可有失认和失用，如不认识自己的亲人和朋友，甚至不认识镜子中自己的影像；失用表现为不能正确地以手势表达，无法做出连续的动作，如刷牙动作。患者无法工作，难以完成家务劳动，甚至洗漱、穿衣等也需他人督促或帮助。患者可出现食欲减退或不知饥饱。

3. 精神病性症状 早期表现情绪不稳、焦虑、抑郁等情感障碍，随着病情发展为情感淡漠、迟钝、无所谓、欣快、情感失控等。患者混淆现实与世界的界限，可出现错觉，将照片和镜子中的人错认为真人并与之对话，也可有幻听、幻视，多出现在傍晚。应警惕可能是与痴呆重叠的亚急性谵妄状态。患者记忆障碍时，常因找不到自己放置的物品，而怀疑被他人偷窃，因此表现为被窃妄想，或因强烈的嫉妒心而怀疑配偶不贞而出现嫉妒妄想；其他常见的有被害妄想、贫穷妄想等。在妄想的支配下产生相应的情感、意志及行为障碍。患者还可出现言语障碍，表现为用词不当，刻板啰嗦、病理性赘述、自言自语或缄默不言等。

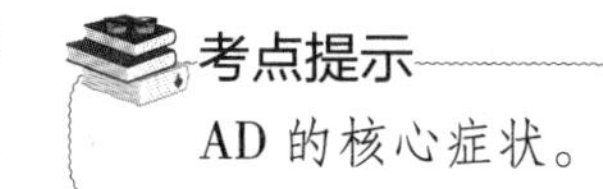

AD的核心症状。

4. 人格改变及其他 常有明显的人格改变，如自私、敏感多疑、缺乏羞耻感，不修边幅、不注意个人卫生，常捡破烂、收集废物视为珍宝，随地大小便，生活不能自理等。情绪不稳，易激惹，无故打骂人。约半数患者还可出现睡眠、行为和进食障碍等。

病程呈进行性进展，罕见自愈。最后发展为严重痴呆，常因压疮、骨折、肺炎、营养不良等继发躯体疾病或衰竭而死亡。

（三）治疗要点

目前尚无特殊的治疗方法，主要是对症治疗和生活照顾及护理。通过药物治疗和功能锻炼来改善认知功能和行为障碍，提高日常生活能力延缓疾病进展。

1. 改善认知功能的药物 用乙酰胆碱酯酶抑制剂（AchE inhibitors）治疗，可改善患者的认知功能，延缓疾病的发展。目前有多奈派齐、石杉碱甲、艾斯能、加兰他敏等。

2. 改善脑代谢及延缓病情发展的药物 主要是扩张血管作用，促进大脑对葡萄糖和氧的作用，提高脑神经细胞的代谢功能，有二氢麦角碱、吡硫醇等。

3. 对症治疗 主要针对痴呆伴发的各种精神症状。如对症选用利培酮、奋乃静、奥氮平等控制幻觉、妄想或兴奋冲动等症状；选择毒性作用少的SSRIs和其他新型抗抑郁药控制抑郁症状，可选用苯二氮䓬类药物控制焦虑失眠等症状；有激越或明显攻击行为的患者可选用碳酸锂、丙戊酸钠等药物。

4. 据研究表明经常服用非甾体消炎药（NSAIDS） 老年人患老年性痴呆率明显降低；钙离子拮抗剂如尼莫地平有促进神经细胞再生和扩张脑血管、清除自由基、抗脂质过氧化等作用。

二、血管性痴呆

血管性痴呆（vascular dementia，VD）是指由于脑血管病变导致的痴呆。曾称为多发性梗死型痴呆。近年来病理形态学研究发现，除了多发性脑梗死性病变外，还有其他脑血管病变，故现已改称为血管性痴呆。血管性痴呆发病率与年龄有关，男性多于女性。

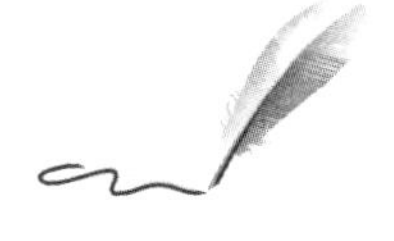

患者有脑卒中或短暂性脑缺血发作的病史或有脑血管障碍危险因素病史，常于晚年起病。

知识拓展

如何预防阿尔茨海默病

新的研究表明，健康的生活方式可降低阿尔茨海默病发生率。常见方法有以下几点。

1. 关注身体健康问题　研究一直表明，阿尔茨海默病发病和身体健康条件密切相关，如糖尿病和心脏病。所以，如果你有高血压、高胆固醇和糖尿病，你需要改变生活方式和药物治疗（如果有必要），把它们控制住。

2. 吃健康的食物　保护心脏健康的饮食，也有助于保护脑。应食用相对较少脂肪的肉和谷物、水果和蔬菜，鱼、贝类、坚果、橄榄油和其他健康的脂肪。同时不断使食物的甜度降低。

3. 挑战你的大脑　研究表明，智力活动可以帮助改善记忆，延缓与年龄有关的智力衰退，甚至建立一个强大的脑。需要学一个新的技能，如学习跳舞、玩乐器，学习一种新语言或做数学问题，或做一些有挑战性的工作。

4. 减轻压力　有些压力对大脑有好处，但压力太多也不好。越来越多的证据表明，冥想、瑜伽、太极都是很好的减轻压力方法。

（一）病因与发病机制

血管性痴呆的病因是脑血管病变引起的脑组织缺血缺氧，导致脑组织发生器质性改变。多发性梗死型痴呆是VD的常见类型，VD发病机制复杂，是多种脑血管疾病的结果，痴呆的发生与血管病变的部位和性质有关。导致血管性痴呆的危险因素通常认为与脑卒中的危险因素类似，如高血压、冠状动脉疾病、房颤、糖尿病、高血脂、吸烟、高龄、既往脑卒中史等。其他病因有人口老龄化因素、遗传因素等。

（二）临床表现

VD的起病较急，病程呈进行性恶化且波动较大。

1. 记忆障碍　早期表现为近记忆障碍，有自知力；晚期可出现远记忆障碍。有的患者可伴发情绪不稳和焦虑、抑郁等症状而寻求治疗。

2. 智能障碍　病理性赘述，表现为说话啰嗦、无序，表达性语言功能障碍等。

3. 精神病性症状　早期表现为情绪不稳、焦虑、抑郁等。随着病情发展，表现为情感淡漠、迟钝、欣快、情感失控。随着痴呆的进展，部分患者可出现精神病性症状。如被害妄想、疑病妄想、关系妄想等。在记忆障碍的基础上，而产生嫉妒妄想、被偷窃妄想等。在妄想的支配下产生相应的情绪、意志行为障碍，部分患者在夜间出现兴奋、谵妄。

4. 人格改变及其他　早期人格改变较少见，随着痴呆症状的日渐加重等，各方面也逐渐地发生相应的改变，如变得自私、吝啬、收集废物、生活不能自理、不能料理家务等，还可能出现神经系统症状和体征，如吞咽困难、肌麻痹、尿失禁、偏瘫、失语、失认、失用等。

（三）治疗要点

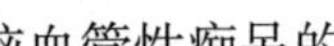

脑血管性痴呆的治疗原则：改善脑血流，预防脑梗死，促进脑代谢以达到阻止恶化、

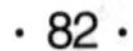

缓解症状为目的。

1. 改善脑循环，促进脑细胞代谢　可选用血管扩张药（氟桂利嗪、桂利嗪等），增加脑血流量；选用二氢麦角碱、吡硫醇、甲氯芬酯等促进脑代谢以改善认知功能。

2. 针对精神障碍可予对症治疗　病因无法明确者，宜采用有效治疗措施，消除精神障碍，维持正常生理功能。如对伴有幻觉、妄想、精神运动性兴奋焦虑或抑郁者，可选用抗精神病药、抗抑郁药、抗焦虑药等。

3. 并发症的治疗　对血管性痴呆危险因素的预防和治疗可减少血管性痴呆的发病率。因此，在治疗血管性痴呆的同时，必须兼治其他躯体疾病，如冠心病、高脂血症、糖尿病等，可预防血管性痴呆患者病情继续恶化，改善患者的病情。

第二节　躯体疾病所致精神障碍的临床表现及治疗

躯体疾病所致精神障碍（mental disorders due to physical diseases）是指由于各种躯体疾病影响脑功能变化所致的精神障碍。如重要脏器疾病、躯体感染、代谢性疾病、内分泌疾病等。

一、病因和发病机制

1. 躯体疾病因素　躯体疾病导致大脑功能紊乱是导致精神障碍的主要因素。

2. 生物学因素　如遗传因素、神经系统、性别、年龄等因素

3. 心理、社会环境因素　如家庭状况、性格特征、职业环境等因素的作用。

还可因代谢障碍、脑缺氧、神经递质改变、脑血流改变、电解质平衡失调、微生物毒素、维生素缺乏等，导致中枢神经功能紊乱，从而出现精神症状。

二、临床表现

主要以意识障碍、谵妄多见。也可出现智能障碍、人格改变、认知障碍、精神病性症状以及日常生活能力下降。各种躯体疾病所致的精神障碍无特异的症状，不同的躯体疾病可导致相似的精神症状，而同一种躯体疾病亦可出现不同的精神综合征。

知识拓展

躯体疾病所致精神症状共同特点

1. 精神症状一般多发于躯体疾病高峰期，亦有以精神症状为首发者，如系统性红斑狼疮，精神症状的出现可先于其他系统症状。

2. 精神症状多与躯体疾病的严重程度平行，即躯体疾病严重时精神症状也加重，待躯体疾病好转后精神症状亦减轻。

3. 精神症状多具有昼轻夜重的波动性及随着躯体症状的轻重而变化。

4. 病程和预后主要取决于原发躯体疾病的状况。一般精神障碍持续的时间较短，预后较好。但如患者曾经长期陷入昏迷，可遗留人格改变或智能减退。

5. 躯体疾病所致精神障碍的患者除表现明显的精神症状外，多伴有躯体和（或）神经系统的病理体征及实验室阳性发现。

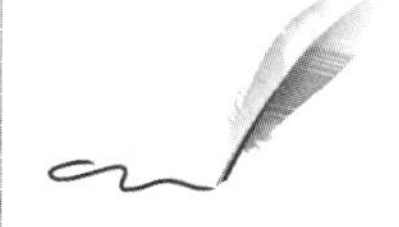

依据 CCMD－3，躯体疾病所致的精神障碍可分为躯体感染、内脏器官疾病、内分泌疾病、结缔组织疾病所致精神障碍等。常见的躯体疾病所致精神障碍的临床表现见表5－2。

表5－2　躯体疾病所致精神障碍临床表现

分类	常见疾病	临床表现
躯体感染所致精神障碍	肺炎	高热时出现谵妄状态、焦虑、烦躁、嗜睡等
	败血症	高热时有嗜睡、谵妄，少数有幻觉、错觉
	流行性感冒	嗜睡、朦胧状态、幻觉
	风湿性舞蹈病	易激惹、情绪不稳和冲动行为，偶出现木僵
	伤寒	有不同意识障碍
	艾滋病	认知和行为障碍，约半数以上出现痴呆
内脏器官所致精神障碍	呼吸系统疾病	呼吸困难可引起焦虑、认知功能与意识障碍；木僵或昏迷；肺性脑病者有意识障碍
	肝疾病	肝性脑病有情绪和行为异常；意识障碍、昏睡、昏迷、谵妄、抑郁、幻觉、妄想
	心脏疾病	慢性心脏病患者常有情绪不稳、抑郁、躁狂或兴奋；心功能不全者常出现幻觉、冲动、自伤、谵妄、木僵
	肾疾病	尿毒症患者表现为意识障碍、类躁狂、类抑郁；透析性脑病有头晕、头痛、情绪波动和意识障碍
内分泌疾病所致精神障碍	肾上腺功能异常	Cushing 综合征有抑郁；功能减退有谵妄、昏迷
	甲状腺功能异常	甲状腺功能亢进有精神运动性兴奋；甲状腺功能减退有抑郁
	甲状旁腺功能异常	甲状旁腺功能亢进有类抑郁表现；甲状旁腺危象有意识混浊、幻觉、妄想
	糖尿病	早期有脑衰弱综合征；慢性糖尿病有抑郁、焦虑；血糖急剧升高有急性脑病综合征，如嗜睡、昏迷
结缔组织疾病所致精神障碍	类风湿关节炎	焦虑、抑郁，药物可致认知功能减退，如谵妄
	系统性红斑狼疮	早期有脑衰弱综合征；严重者可见意识障碍

三、治疗要点

（1）病因治疗　及时治疗原发躯体疾病；停用可引起精神障碍的药物。

（2）支持治疗　纠正水、电解质紊乱及酸碱失衡，补充营养。

（3）控制精神症状　慎重使用抗精神障碍的药物，应从小剂量逐渐增加；当症状稳定时，逐渐减量。注意药物使用的禁忌证并密切观察患者用药后的效果及不良反应。

（4）心理治疗　在疾病恢复期，心理康复治疗有利于巩固疗效，促进康复。

第三节　器质性精神障碍患者的护理

一、护理评估

（一）生理状况评估

1. 躯体状况评估　评估患者的意识状态、生命体征、全身营养状况、睡眠状况、饮食状况、排泄状况、生活自理状况等。

2. 既往健康状况　评估患者的患病史、家族史、药物过敏史、以往治疗情况，了解患者的用药情况、药物不良反应等。

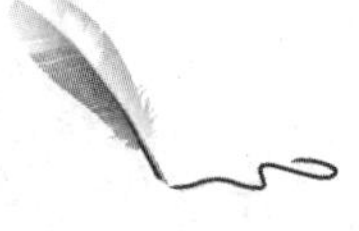

（二）精神症状评估

1. 一般情况评估　评估患者有无意识障碍及程度、有无定向力障碍、与周围环境接触如何、对周围的事物是否关心、主动接触及被动接触状况、合作情况等。

2. 情感活动评估　可通过交谈启发了解患者的内心体验，观察患者有无情绪低落、焦虑、忧郁、紧张、恐惧；对周围环境的反应能力，有无情绪不稳、易激惹等。

3. 认知活动评估　评估患者有无错觉、幻觉；患者的思维活动情况，有无妄想；了解患者的注意力和记忆力；智能方面有无智能减退或痴呆；评估患者对自己精神症状的认识能力。

4. 意志行为活动评估　观察患者有无兴奋躁动、吵闹不休，甚至冲动、伤人或自伤等行为；将患者发病前后的人格加以比较，以了解患者有无人格改变。

（三）心理状况评估

评估患者病前个性特征；病前是否发生过严重生活事件；家庭成员之间关系是否融洽、患者在家中的地位；患者对待疾病的态度如何。

（四）社会状况评估

评估患者的家庭环境、家庭功能；工作环境；社会支持系统等。

二、护理问题

1. 营养失调（低于机体需要量）　与患者饮食不定和自我照顾能力下降有关。

2. 不依从行为　与患者否认疾病，患者或家属对治疗缺乏信心、知识缺乏有关。

3. 进食自理缺陷　与认知障碍有关。

4. 穿着、修饰、卫生自理缺陷　与认知障碍有关。

5. 睡眠型态紊乱　与疾病所致脑部缺氧有关。

6. 有受伤的危险　与智能障碍、人格改变等有关。

7. 有暴力行为的危险　与被害妄想、人格改变等有关。

三、护理目标

（1）患者能正常摄入足够的营养。

（2）患者表现合作，并能理解不合作的后果。

（3）患者的生活自理能力提高。

（4）患者的睡眠改善。

（5）患者不发生自伤或他伤的事件。

四、护理措施

（一）基础护理

多数患者因原发病或意识障碍而不能料理个人生活，且容易并发压疮、呼吸道感染和泌尿系统感染，所以做好基础护理十分重要。

1. 治疗、休养环境　创造舒适的治疗、休养环境。

2. 器质性疾病的病情观察　根据病情需要，观察患者的生命体征、意识状态、颅内压、缺氧程度、出入液量等。

3. 生活护理　做好晨晚间护理，帮助患者整理好日常个人卫生，保持床单清洁、整齐、干燥，防止压疮；根据天气变化及时给患者增减衣物、被服，防止受凉，预防患者继发感染。

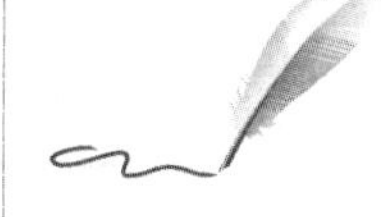

4. 饮食护理　结合原发疾病的情况，为患者提供易消化、营养丰富的饮食，同时注意

水分的摄入。对吞咽困难、不能进食者，及时给予鼻饲饮食或静脉补充营养液，保障营养代谢的需要。

5. 睡眠护理 评估患者睡眠状况，减少或去除影响睡眠的诱发因素，为患者创造良好的睡眠环境；为患者建立有规律的生活，白天安排适当的活动，避免睡前兴奋，减轻焦虑，促进睡眠。

6. 排泄护理 观察患者大小便情况。尿潴留时应注意及时给予导尿。长期导尿者，要防止泌尿系统感染。保持大便通畅，对便秘者，应增加粗纤维饮食，必要时遵医嘱给予缓泻药或灌肠。对认知障碍的患者，每日定时送其到卫生间，帮助患者认识并记住卫生间的标志和位置，训练患者养成规律的排便习惯。

（二）安全护理

1. 评估可能受伤的因素 观察和了解患者有无暴力和冲动行为，以及造成受伤的因素，尽量减少或去除危险情况的发生。

2. 加强安全护理 应将患者安置在易观察、安全无危险物品的房间。并在工作人员的视线范围内活动，定时巡视，必要时专人陪护。与兴奋躁动的患者分开管理，为患者提供舒适、安静的环境，减少不良刺激和消除环境对患者的潜在危险因素。

3. 严密观察病情 密切监测患者生命体征的变化、意识状态、皮肤、黏膜情况等。发现异常情况时应立即报告医生，并做好抢救准备。

4. 采取适当保护措施，严防意外 对有不同程度意识障碍的患者，应安置于重病室，由专人监护，防止摔伤、坠床，必要时予以约束。患者癫痫大发作时要防止下颌脱臼、舌咬伤，保护四肢，防止骨折或者摔伤。约束期间，应经常检查患者的安全、肢体血液循环、躯体舒适等情况。对抑郁状态的患者，应将其置于护理人员易观察及安全的环境中，避免单独居住、单独活动，防止患者消极自杀。鼓励患者参加工娱活动，以促进疾病的康复。

（三）症状护理

（1）提供关心、问候、周到、有耐心的护理，维护患者的尊严。

（2）协助患者制定日常生活时间表，尽量保持规律性生活方式。

（3）帮助患者日常活动和个人卫生料理，如穿衣、洗澡、如厕等。对自理能力不足者，按严重程度分别进行生活料理操作训练，由简而繁，重复强化，帮助患者保持现有的自理能力。

（4）严禁单独活动，必要时采取保护性约束，或专人护理。

（5）密切观察躯体及精神症状，及时发现危象先兆。其他症状护理详见本书第三章第四节。

（四）药物应用护理

（1）建立信任的护患关系可促进患者的合作和提高治疗的依从性。

（2）加强药物治疗中的基础护理，满足患者生理需要。如因药物不良反应而吞咽困难的患者应注意预防噎食，避免进食有骨头的食物，必要时专人喂食。对于便秘患者应加强定时排便习惯的训练，鼓励患者多运动。对尿潴留患者应及时处理，给予诱导排尿，必要时给予导尿。对直立性低血压、运动不能的患者应指导患者活动或起床时动作要慢，以防跌伤。

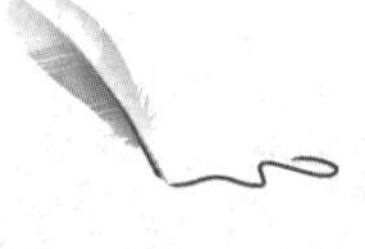

（3）认真执行服药制度，保证治疗的安全和效果。严格执行“三查八对”制度，在不伤害患者自尊的情况下，认真检查患者是否真正服下药物，防止患者藏药。

（4）做好患者用药的宣传教育与指导工作。护士应主动介绍用药知识、服用方法、保管方法以及药物不良反应的观察和处理方法。使患者了解用药的目的，主动配合治疗，减轻对药物不良反应的焦虑和担心，提高患者自我控制能力和责任感。

（5）密切观察患者用药后的反应。包括药物治疗的效果及不良反应，为医生用药和调整剂量提供参考依据。对严重心血管系统的不良反应或恶性综合征等应高度警惕。

（五）心理护理

1. 入院阶段　器质性疾病所致精神障碍的患者，可有各种心理反应，如焦虑、恐惧、易激惹、孤独感、消极心理等。护士主动介绍自己，帮助患者尽快熟悉环境和适应病后所需的生活方式；要关心患者，耐心做好安慰、劝导等护理工作，给予心理支持；建立相互信任的治疗性人际关系，主动发现患者的身心需要，尽可能地予以满足；鼓励患者表达自己的想法和需要，给予他宣泄感情的机会；建立起有利于治疗和康复的最佳心理状态。

2. 治疗阶段　指导患者了解疾病的病因、临床表现、疾病的进展情况及治疗、护理、预防的方法，解除其顾虑和紧张情绪；让患者了解用药的计划和药物治疗的必要性，以及有关药物的不良反应；让患者知道器质性疾病所致精神障碍有昼轻夜重、呈波动性的特点，使患者有心理准备，防止因病情变化而引起精神困扰。

3. 康复阶段　评估患者知识缺乏的程度及相关因素，了解患者的特长、兴趣和认知能力，因人而异地制订健康教育目标及其活动计划；指导患者应付、适应个人健康情况，使患者适应病后的生活方式；为患者提供每日社会活动的信息，增加其兴趣，并帮助患者参与适合其认知水平的社会活动；鼓励患者与社会接触，使其最大限度地保持和恢复现存的沟通能力和社会功能；鼓励患者自我料理个人生活，并有计划地进行生活能力的教育、培养和康复训练。

（六）健康教育

1. 对患者的健康教育　教会患者与疾病有关的自我护理方法，鼓励其增加自我护理的独立性，避免过分依赖他人。指导患者掌握完成特定康复目标所需要的技术方法。告知患者用药的注意事项、有关药物不良反应的处理方法。嘱咐患者多与社会接触交往，保持乐观情绪。

2. 对患者家属的健康教育　强调患者出院后仍需要继续治疗，应坚持服药，不要随意增减药量或突然停药，并定期到医院复诊。为患者安排规律的生活，合理饮食，保证睡眠。如遗留智力减退、行为障碍、人格改变或痴呆等后遗症状，则应加强教育，协助患者克服各种困难，使其最大限度地恢复社会功能，重建社交能力。观察患者用药后反应，妥善保管好药物，防止患者过量服药，发现患者有躯体不适或病情波动应及早就医。

五、护理评价

（1）患者的生理需要是否得到满足。

（2）患者的危险因素是否消除或减少，是否发生了暴力、出走行为及相关并发症。

（3）患者是否得到足够的营养。

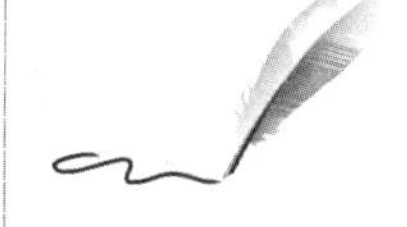

（4）患者的合作程度是否提高。

（5）患者生活是否能够自理。

（6）患者是否能够评价自身状况，是否能正确表达自我需要。

本章小结

概念	器质性精神障碍是一组由脑部疾病或躯体疾病导致的精神障碍，常有意识、认知、智能、情感、行为以及人格等方面障碍	
临床表现	阿尔茨海默病	记忆障碍是AD核心症状，表现为短程记忆和学习新知识困难
		智能障碍。表现为全面的智力减退包括理解、推理判断、抽象概括和计算的认知功能
		精神病性症状。早期情绪不稳、焦虑、抑郁等，病情加重可出现错觉、幻听、幻视、记忆障碍。继发被窃妄想、嫉妒妄想、被害妄想、贫穷妄想等。在妄想的支配下产生相应的情感、意志及行为障碍
		人格改变明显。生活不能自理，情绪不稳，易激惹，约半数患者还可出现睡眠、行为和进食障碍等
	血管性痴呆	记忆障碍。早期表现为近记忆障碍，有自知力。晚期可出现远记忆障碍，可伴焦虑、抑郁
		智能障碍。病理性赘述，表达性语言功能障碍
		精神病性症状。早期情绪不稳，病情加重可出现错觉、幻听、幻视、记忆障碍。继发被窃妄想、嫉妒妄想、被害妄想、贫穷妄想等。在妄想的支配下产生相应的情感、意志及行为障碍
		早期人格改变较少见，随着痴呆症状加重，各方面也逐渐地发生相应的改变。如变得自私、吝啬，生活不能自理，出现神经系统症状，如失语、失认、失用等
	躯体疾病所致精神障碍	躯体感染所致精神障碍（肺炎、败血症、风湿性舞蹈病、伤寒、艾滋病）会出现易激惹、情绪不稳、焦虑、烦躁、意识障碍、谵妄状态、嗜睡、幻觉、错觉、认知和行为障碍
		内脏器官所致精神障碍（呼吸系统疾病、肝脏疾病、心脏疾病）会出现情绪和行为异常；意识障碍、昏睡、昏迷、谵妄、抑郁、幻觉、幻想、头晕、头痛
		内分泌疾病所致精神障碍（肾上腺功能异常、甲状腺功能异常、糖尿病）会出现谵妄、昏迷、精神运动性兴奋、抑郁、嗜睡
		结缔组织疾病所致精神障碍（类风湿关节炎、系统性红斑狼疮）会出现焦虑、抑郁，药物可致认知功能减退，如谵妄；早期有脑衰弱综合征；严重者可见意识障碍躯体化障碍具有多样性和变异性
护理评估	生理状况评估、精神症状评估、心理状况评估、社会状况评估	
护理措施	基础护理、安全护理、症状护理、药物应用护理、心理护理、健康教育	

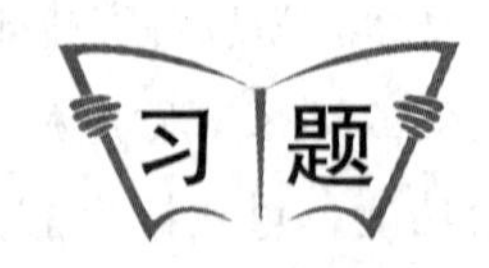

一、选择题

【A1/A2 型题】

1. 脑器质性精神障碍是指（　　）

A. 脑部病理或病理生理学改变所致的一类精神障碍

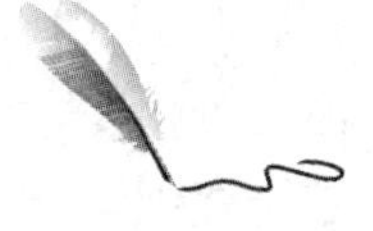

B. 脑部感染所致的精神障碍

C. 继发于全身性疾病或障碍，使脑部间接受到“侵害”或影响的精神障碍

D. 智力、记忆和人格的全面损害

E. 与脑部疾病同时存在的精神障碍

2. 老年性痴呆的病程特征为(　　)

A. 发作缓解型　　B. 进行性发展加重　　C. 发作进展型

D. 只发作一次　　E. 缓慢发展，逐渐好转

3. 关于躯体疾病所致精神障碍的共同临床特点，正确的是(　　)

A. 精神障碍的表现与躯体疾病的种类无关

B. 急性期少有意识障碍

C. 精神症状表现在病程中常波动变化，预后一般不可逆

D. 精神障碍病情与原发病病情常有平行关系

E. 不同病因引起的精神症状可能相同，而相同病因也可能引发不同的症状

4. 下列哪项不是器质性精神障碍常见的综合征(　　)

A. 痴呆综合征　　B. 谵妄综合征　　C. 遗忘综合征

D. 紧张综合征　　E. 脑衰综合征

5. 急性脑病综合征者，多表现为(　　)

A. 认知障碍　　B. 记忆障碍　　C. 意识障碍

D. 思维障碍　　E. 智能障碍

6. 照顾痴呆患者的场所，最理想的是在(　　)

A. 专科医院　　B. 社区医疗站　　C. 患者家里

D. 老人福利院　　E. 成人日间照顾中心

7. 如要一痴呆患者去洗澡，护理人员最合适的说法是(　　)

A. 你想洗澡吗　　B. 你想什么时候去洗澡

C. 现在是下午 5 点，你最好去洗澡　　D. 你今天洗澡还是不洗澡

E. 你现在去洗澡

8. 阿尔茨海默病患者经常走错房间，外出不知归家，主要是因为(　　)

A. 行为紊乱　　B. 记忆障碍　　C. 意识清晰度下降

D. 意志减退　　E. 错觉

9. 不属于痴呆综合征的是(　　)

A. 人格障碍　　B. 幻觉　　C. 意识障碍

D. 妄想　　E. 情感淡漠

10. 不属于阿尔茨海默病常见的临床表现的是(　　)

A. 学习困难　　B. 关系妄想　　C. 外出找不到归路

D. 焦虑或抑郁　　E. 人格改变

11. 慢性脑病综合征者，多表现为(　　)

A. 认知障碍　　B. 意识障碍　　C. 行为障碍

D. 情绪障碍　　E. 感觉障碍

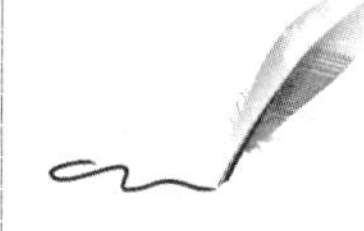

12. 对生活自理能力缺陷的患者进行护理时，错误的是(　　)

A. 生活技能训练　B. 治疗相关的疾病　C. 健康教育
D. 制订护理计划　E. 包办患者的一切生活料理行为

13. 阿尔茨海默病与血管性痴呆的鉴别，主要是(　　)
A. 记忆障碍的严重程度　B. 有无精神病性症状　C. 患者性别
D. 引起痴呆的原发疾病　E. 有无幻觉、妄想

14. 不是慢性脑病综合征典型症状的是(　　)
A. 遗忘　B. 痴呆　C. 内感性不适
D. 妄想　E. 谵妄

15. 常出现意识障碍的疾病是(　　)
A. 精神分裂症　B. 脑器质性精神病　C. 神经衰弱
D. 癔症　E. 抑郁症

16. 女性，70 岁，既往无高血压史。记忆力进行性下降 6 年。近来常因忘记关煤气而引起厨房失火，不知如何烹饪，熟悉的物品说不出名称，只会说“那样东西”。夜间定向障碍，行为紊乱。肌力正常，无共济失调，脑部 CT 示有广泛脑萎缩。考虑最可能的诊断是(　　)
A. 亨廷顿病　B. 血管性痴呆　C. Creutzfeldt - Jacob
D. 阿尔茨海默病　E. Wilson 病

17. 某患者“见到”床上有虫爬（幻视），要求护士清理。护士此时的正确做法是(　　)
A. 帮助患者清除床上的虫　B. 拒绝帮助或否认床上有虫
C. 告诉患者目前处于病态，医护人员会帮他
D. 避开话题　E. 以上都不正确

18. 某患者意识清晰，智能相对良好，但有近事记忆障碍和言谈虚构表现，最可能的综合征是(　　)
A. 谵妄综合征　B. 痴呆综合征　C. 遗忘综合征
D. 急性脑病综合征　E. 精神发育迟滞

【A3/A4 型题】

（19 ~ 20 题共用题干）

72 岁的男性患者，既往从未有过脑卒中发作。近 2 年来逐渐出现记忆力减退，起初表现为新近发生的事容易遗忘，如经常失落物品，经常找不到刚用过的东西，看书读报后不能回忆其中的内容等。症状持续加重，近半年来表现为出门不知归家，忘记自己亲属的名字，把自己的媳妇当作自己的女儿。言语功能障碍明显，讲话无序，不能叫出家中某些常用物品的名字。个人生活不能料理，有情绪不稳和吵闹行为。体格检查未发现神经系统定位征，CT 检查提示轻度脑萎缩。

19. 此患者最可能的诊断是(　　)
A. 血管性痴呆　B. 阿尔茨海默病　C. 急性脑病综合征
D. 血管性痴呆　E. 精神发育迟滞

20. 此患者最早出现症状是(　　)
A. 人格变化　B. 远记忆障碍　C. 近记忆障碍
D. 精神病性症状　E. 虚构

二、思考题

张某，女性，67 岁，退休教师。患者 2 年前无诱因逐渐出现记忆力减退，好忘事，丢三落四，经常张冠李戴，甚至说些无中生有的事，同时表现脾气急躁，多疑，爱唠叨。近 1 年多来，症状明显加重，怀疑别人说她坏话，串通起来害她。个性越发固执、自私，难与家人和睦相处。生活能力也日渐减退，无法进行购物、做饭等。半个月前外出散步迷路后被民警送回家。

扫码“练一练”

请问：

1. 提出该患者的疾病诊断？
2. 针对该案例中的患者应采取哪些主要护理措？

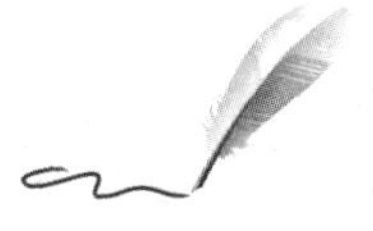

第六章　精神活性物质所致精神障碍患者的治疗与护理

学习目标

1. **掌握**　精神活性物质所致精神障碍基本概念；护理评估；护理措施。

2. **熟悉**　精神活性物质所致精神障碍的临床表现。

3. **了解**　精神活性物质类型；所致精神障碍的治疗及预后。

4. 结合临床案例，运用所学知识对患者进行护理评估，做出护理诊断，制订护理计划、措施。

5. 学会观察和记录患者病情的变化并分析原因。在护理实践中尊重、理解、关爱患者。

当前，全球毒品使用问题形势严峻。据2010年联合国估计，全球约有1.72亿~2.5亿人使用非法药物。据2016年12月14日召开的全国青少年毒品预防教育“6·27”工程推进会披露，全国登记在册吸毒人员达到390万名。其中现有吸毒人员256.7万名。我国毒品滥用低龄化趋势较明显，青少年吸毒问题很突出。全国累计登记35岁以下青少年吸毒人员214.5万名，占全部吸毒人员的55.2%。其中，18周岁以下未成年吸毒人员2.33万人，绝大多数是“90后”“00后”少年。滥用毒品导致的精神失常、暴力攻击、自残自杀、行为失控、毒驾肇事等极端事件时有发生。此外，吸烟、饮酒及其他物质依赖人群也成为当下的社会难题。

案例导入

患者，男，56岁，无业，初中文化，嗜酒。10年前因丧偶生活懒散，开始大量饮酒（500~750ml/d），有晨饮现象，对周围人不理不睬，将大部分钱花在买酒上，亲戚朋友劝说无效。5天前因与邻居发生口角，患者出现精神行为异常，或自语言笑，或在楼道大叫，随地大小便。近2日未进食，表情呆板，双眼发直，呆愣不语，邻居觉得其异常于是报警，由人民警察将其强制送往医院就诊。

请问：

1. 该案例中患者考虑什么诊断？

2. 按照护理程序，如何为该患者拟定护理方案？

第一节　精神活性物质所致精神障碍的临床表现及治疗

一、基本概念

（一）精神活性物质

1. 概念　精神活性物质（psychoactive substance）是指来自体外，可影响精神活动（情绪、行为、意识状态等），并可导致成瘾形成依赖的物质。使用这些物质的人可获得或保持某些特殊的生理、心理状态。毒品是指具有很强成瘾性并在社会上禁止使用的化学物质。我国主要的毒品是指阿片类、大麻、可卡因、苯丙胺类兴奋药等。

2. 分类　依据精神活性物质的药理特性，可将其分为 7 大类：①中枢神经系统抑制剂：如酒精、巴比妥类、苯二氮䓬类等，有镇静、催眠、抗惊厥的作用；②中枢神经系统兴奋剂：如咖啡因、苯丙胺、可卡因等，能使人情绪高涨，增强人体活动；③大麻类：世界上最古老的致幻剂，适量吸入可使人欣快，大剂量可使人进入梦幻状态；④致幻剂：如仙人掌毒素、氯胺酮、麦角酸二乙酰氨，能改变意识状态；⑤阿片类：如海洛因、吗啡、哌替啶、美沙酮等；⑥挥发性溶剂：如丙醇、甲苯、三氯甲烷、汽油等；⑦烟草。精神活性物质可由医生处方不当或个人擅自反复使用导致成瘾综合征和其他精神障碍。

（二）滥用与依赖

1. 物质滥用　指不适当地反复使用精神活性物质，并导致明显不良后果。

2. 物质依赖　指为谋求使用精神活性物质后特定的精神效应及避免戒断综合征而被迫强制性地长期使用某种物质。它有精神（心理）依赖和躯体依赖之分。

（1）精神依赖　指对精神活性物质强烈的渴求，以期使用后所获得的快感。

（2）躯体依赖　指反复使用精神活性物质所产生的一种病理性适应状态。

（三）戒断综合征

戒断综合征是指因停用或减少精神活性物质或使用拮抗药所致的综合征，而导致一系列的精神症状、躯体不适症状，严重时可以出现生命危险。

（四）耐受性

耐受性是指长期或反复使用某种精神活性物质后，其效应逐渐降低，如欲得到与初期使用相同的效应，必须加大剂量。

知识拓展

物质依赖与脑内的“犒赏系统”

生理心理学研究发现，通过电刺激、化学刺激能激活脑内犒赏系统，产生快感。犒赏的生物学机制主要是多巴胺系统及内源性阿片肽系统。成瘾物质如阿片类药物（海洛因、吗啡等）、中枢兴奋药（可卡因类）对大脑有着强烈的犒赏作用，其犒赏机制均涉及中脑边缘系统，神经递质多巴胺（DA）在药物所产生的犒赏中也起着重要作用。

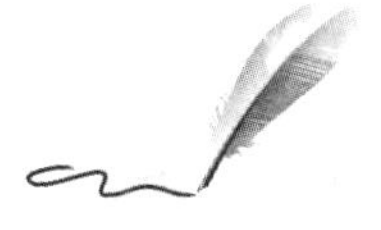

二、酒精所致精神障碍的临床表现及治疗

酒精是世界上最为广泛的成瘾物质，酒精中毒（alcoholism）已成为全球普遍关注的、严重的社会问题。过度饮酒不仅可以导致躯体方面的损害，如胰腺炎、肝硬化、营养不良等疾病；还会导致心理、社会等多方面的损害，如家庭破裂、人格改变等。若反复长期大量饮酒，将会导致大脑功能减退，出现不同程度的精神障碍。

（一）病因及发病机制

1. 生理因素 乙醇主要在肝脏中由乙醇脱氢酶（ADH）、乙醛脱氢酶（ALDH）顺序代谢为乙酸（醋酸）。由于酶是由基因直接指导生成的，因此从基因水平研究酒精依赖患者与正常对照之间乙醇代放酶的变异情况，可帮助了解这些酶基因在酒精依赖发病中的作用，有助于对发病机制的深入探讨。ADH 的遗传变异对 ALDH 活性缺乏与饮酒之间的相互关系也起一定调节作用。

2. 遗传因素 近年的研究证实，与酒精依赖患者有血缘关系的家庭成员中酒精依赖的患病率高于一般人群，酒精依赖者一级亲属患酒精依赖的危险性比对照组高 4 ~7 倍。酒精依赖的家族聚集性特点与具有遗传成分的疾病相吻合，对寄养子的研究也得到类似结果，表明若生身父母为酒精依赖患者，则其子女不论生活于哪种家庭，患酒精依赖的危险性都增加 2. 5 倍。

3. 社会心理因素 社会中的各种因素对酒滥用和酒精依赖都有诱导和促进作用。应激和情绪冲突常是饮酒的起因，人们常期待借助酒精的作用麻醉自己，饮酒量的不断增加最终导致酒精依赖。一些青少年在家庭及父辈的影响下自然融入家族饮酒行列。Horton 指出“酒精饮料最主要的功用是可以减轻焦虑”。由此有人提出酒精依赖者有某些特殊的性格特征：如适应不良、过度敏感、冲动性、对外界耐受性差、不顾及社会关系及社会义务等。

（二）临床表现

1. 酒依赖（alcohol dependence） 由于饮酒所致的对酒依赖的一种心理状态，可连续或周期性出现，以体验饮酒的心理效应，有时也为了避免不饮酒所致的不适感。主要有以下特征：①饮酒的强迫感；②饮酒成为一切活动的中心；③耐受量增加；④固定的饮酒模式；⑤戒断症状反复出现；⑥以饮酒解除症状；⑦戒断后重饮。

2. 急性酒精中毒

（1）普通醉酒 又称单纯性醉酒，临床过程通常分为兴奋期和麻痹期。典型普通醉酒是由麻痹期开始，患者意识逐渐进入混浊状态，思维进一步脱抑制，兴奋明显，欣快并联想加快，情绪不稳，态度傲慢，有时出现攻击行为。有少数的普通醉酒者其情绪不是欣快和满意，而是激情和抑郁混合在一起。有明显的麻痹症状出现以后，精神兴奋症状则随之消失。此时患者情绪变得温和，对周围不再关心，活动欲求降低，记忆多数正常，极少数由于意识混浊加之处于兴奋状态可出现明显记忆缺损或完全遗忘。

（2）复杂性醉酒（与普通醉酒量的差别） 醉酒过程激烈，特点是急速出现的强烈精神运动性兴奋，在不愉快的基本情绪的背景下，又有严重的运动兴奋，易于被激惹和冲动，整个麻痹期延长，正常礼仪紊乱，人格丧失了基本状态。患者进入睡眠状态后，可由外界或自身的因素由睡眠中再度兴奋。

（3）病理性醉酒（与普通醉酒质的差别） 急剧发生，一般持续时间不长，数十分钟

到数小时不等，最后多都陷入酣睡即所谓“麻醉样的睡眠”，遗留完全性遗忘或岛性记忆。发生病理性醉酒常有脑炎、脑外伤等病理基础和精神创伤等诱因。

3. 慢性酒精中毒

（1）酒精中毒性幻觉症　大多数患者在酒依赖状态下，习惯性饮酒或大量饮酒后出现的以幻觉为主要症状的精神病状态。以幻听多见，内容充满不愉快和敌意，到夜晚加重，有“包围性幻听”之称。患者可在幻觉或继发性妄想支配下，对幻觉、妄想中的想象对象发起攻击导致刑事犯罪。

（2）痉挛发作　严重酒精中毒患者在急剧中断饮酒或大量饮酒等情况下出现的痉挛大发作，也称之酒精性癫痫。

（3）震颤谵妄　多发生在持续大量饮酒 10 年以上，年龄在 30 岁以上酒依赖患者。发作前 3 ~4 天突然精神状态发生变化，发作时早期意识混浊不深，对外界刺激可有反应，但注意力涣散，定向力障碍，幻觉以幻视为主，内容大多为小动物和各种各样的昆虫在爬行，也有幻听和幻触等。患者强烈不安，对周围产生敌意，暗示性高，有的可出现肢体粗大震颤、共济失调。

（4）酒精中毒性妄想症　是长期饮酒引起的妄想状态。患者意识清晰，以嫉妒妄想和被害妄想最常见，常伴有相应的情感反应和行为。

（5）Wernicke 脑病　是最严重的酒中毒性精神病。由于长期饮酒，引起慢性中毒后出现弥漫性皮质性脑萎缩，出现脑的毛细血管与小静脉增生，内皮或外皮细胞增多。以嗜睡、眼肌麻痹及共济失调为特征。

（6）酒精中毒性痴呆　慢性酒精中毒反复发生震颤谵妄、痉挛发作出现急性或慢性进行性人格改变，智力低下，记忆力障碍的痴呆状态。病程缓慢，初期表现为倦怠感，对事物不关心，继而出现衣着污垢，失去礼仪的严重状态；约 1 年后出现定向力障碍及衰亡明显障碍，生活需他人帮助的明显痴呆状态。晚期仅有片断言语，卧床不起，尿失禁等。预后不良。

（7）酒精所致情感障碍　反复大量饮酒常可引起严重抑郁症状，常在严重酒依赖后出现，明显的情感低落与饮酒密切相关，但抑郁的程度较抑郁症为轻，戒酒后大多数情感障碍可以消失。

（三）治疗要点

1. 急性酒精中毒的治疗　主要采取催吐、洗胃、维持生命体征和促进代谢等措施，尽早给予阿片受体阻滞药纳曲酮和纳洛酮，可使患者血液中的酒精浓度明显下降，使其快速清醒，减少或避免意识不清者因呕吐发生窒息。

2. 慢性酒精中毒的治疗　多采用综合疗法。

（1）戒酒　是首要的关键措施，但进度一定要结合患者酒精依赖和中毒的严重程度灵活掌握，轻者可尝试一次性戒断，重者可采用递减法逐渐戒酒，以避免出现严重的戒断症状危及生命。无论一次戒酒还是多次戒酒，均要严密观察，尤其是在戒酒后的第 1 周，要特别注意观察患者的生命体征、意识状态和定向力，及时处理可能出现的戒断症状。

（2）戒断反应的处理　临床上常用苯二氮䓬类药物缓解酒精的戒断症状，首次要足量，有利于抑制戒断症状。同时苯二氮䓬类药物既可以预防震颤谵妄，又是患者出现震颤谵妄时的首选镇静药；如患者出现精神症状，则选用氟哌啶醇镇静。

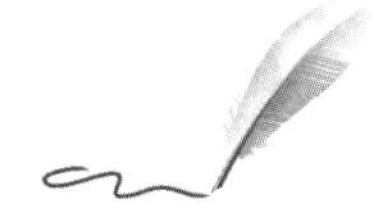

（3）拮抗药治疗　戒酒硫能抑制乙醛脱氢酶，阻断酒精氧化代谢。患者若在服药期间饮酒，可使体内乙醛聚集产生恶心、呕吐、焦虑、头痛、心率加快等，使患者厌恶饮酒。躯体功能较差者、有心血管疾病者禁用。

（4）对症与支持治疗　对合并有胃炎和肝功能异常者，一般使用治疗胃炎药和护肝药物。对于兴奋躁动、幻觉妄想明显者，可给予小剂量抗精神病药物。对出现焦虑、紧张、失眠症状者，可用抗焦虑药。对抑郁者，可给予抗抑郁药治疗。此外，因多数患者有不同程度的神经系统损害及营养缺乏，可给予促进神经营养的药物，同时补充大量维生素（尤其是 B 族维生素）；注意维持水、电解质、酸碱平衡。

三、阿片类物质所致精神障碍的临床表现及治疗

临床上使用的阿片类化学物质有 20 余种，但因非治疗目的使用，从而导致出现大量问题的药物主要是阿片和海洛因。阿片类药物可通过口服、吸入、静脉注射等途径给药。其药理作用有镇静、镇痛作用，抑制呼吸中枢、咳嗽中枢，抑制胃肠蠕动，兴奋呕吐中枢和缩瞳作用，能引起人的欣快感。

（一）病因和发病机制

1. 社会因素和环境因素

（1）可获得性　以阿片为例，吸毒者常有毒品供应商，并把接近团伙的人拉进吸毒圈。

（2）民族文化　阿片产地的农民，易用阿片治病，往往造成阿片滥用。

（3）吸毒者常有家庭问题，如家庭破裂、家庭吸毒或酗酒等。

2. 个体素质

（1）人格缺陷。吸毒者往往过度敏感、内心孤独、不善交际、人际关系差、易冲动、适应不良、缺乏自信、对人冷酷无情、缺乏爱心和社会责任感。

（2）与遗传、代谢、神经生化、精神状态有关。

3. 药物因素　越能产生愉悦感觉的药物，越易成瘾。

（二）临床表现

1. 阿片类依赖　阿片类药物包括阿片、吗啡、海洛因以及具有吗啡样作用的化合物，如哌替啶、美沙酮等，上述药物滥用后易易产生依赖性。阿片成瘾是一种习得的依赖行为，连续吸毒时的欣快体验作为一种强烈的正性强化因素，断毒时痛苦的戒断症状从另一侧面作为另一强烈的负性强化因素，形成反复复发的依赖行为。

海洛因依赖常见的精神症状表现为易激惹、情绪低落，服药后则思维活跃、情绪高涨，性格变化明显；注意力不集中，记忆力下降，主动性及创造性降低；睡眠质量差，智能障碍不明显。躯体症状表现为一般营养状况差，食欲下降、体重降低、性欲减退。神经系统症状可有震颤、缩瞳、步态不稳、腱反射亢进等。

2. 阿片所致戒断综合征　成瘾者减少或中断了滥用，会出现包括主观症状与客观体征两个侧面的戒断综合征。包括：①自主神经系统方面活动增强；②各种表现形式的精神运动性激动，焦虑、不安、惊恐或自残等；③强烈渴求用药与觅药行为；④失眠与畏食；⑤广泛性疼痛。在戒断反应期间，患者可出现强烈的心理渴求及自主性行为，如抱怨、恳求、不择手段的求药行为等。在戒断症状消失后会在相当长一段时间内存在残留症状，如失眠、抑郁、烦躁、焦虑、全身疼痛、胃肠道不适、乏力、慢性的渴求等，这些都是导致

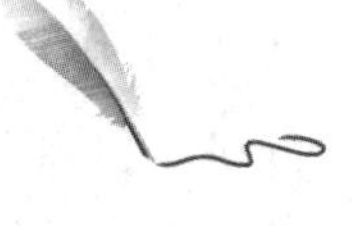

患者复吸的重要因素。

3. 急性中毒　是指近期使用阿片类物质后引起意识障碍或认知、情感、行为障碍，与剂量密切相关。常见于静脉注射过量的海洛因患者，临床表现为明显不适当行为或心理改变，初期欣快，接下来淡漠、恶心呕吐、言语困难、精神运动性激越、判断障碍、损害社会或职业功能；严重者出现瞳孔缩小伴嗜睡或昏迷，注意和记忆损害；极严重者出现昏迷、呼吸抑制、针尖样瞳孔。吸食阿片的患者可出现肺水肿，伴有皮肤发绀、发冷，体温和血压下降。

4. 并发症　静脉注射阿片类物质引起的并发症多而严重，如肝炎、梅毒、艾滋病、血栓性静脉炎、蜂窝织炎、败血症、细菌性心内膜炎等。孕妇滥用可导致早产、死胎等。

（三）治疗要点

对于过量中毒者，抢救生命；对于依赖者，给予戒毒治疗，根除毒品，预防复吸；对于康复者，根据残留症状，给予对症处理。

1. 急性中毒　首先要保证足够多的肺通气，必要时气管插管、气管切开或使用呼吸机；其次给予拮抗剂纳洛酮治疗。同时严密观察生命体征，心、脑、肺功能，做好相应处理。

2. 脱毒治疗　脱毒是指通过躯体治疗减轻戒断症状，预防由于突然停药可能引起的躯体健康问题的过程。由于吸毒者的特殊性，阿片类的脱毒治疗一般在封闭的环境中进行。

（1）替代疗法　利用吗啡类药物如美沙酮、丁丙诺啡与阿片类物质有相似作用的原理来替代毒品，以减轻躯体戒断反应，增加脱毒的依从性，逐渐减少替代药物的剂量，直至停用。

（2）非替代疗法　可乐定可解除阿片类物质戒断所引起的自主神经症状和情绪改变，不良反应为低血压、口干和嗜睡，剂量必须个体化。

3. 预防复吸、社会心理干预

（1）阿片类阻滞药是通过阻滞阿片类的欣快作用，消退已经形成的条件反射。主要为纳洛酮和纳曲酮。但仅有30%的戒毒者能坚持使用此类药物。

（2）社会心理治疗　略。

4. 美沙酮维持治疗　使用美沙酮补充海洛因依赖者体内内源性阿片肽量的不足，使海洛因依赖者恢复其正常的生理及心理功能。

知识链接

6月26日国际禁毒日

1987年6月12日至26日，联合国在维也纳召开了由138个国家和地区的3000名代表参加的“麻醉品滥用和非法贩运问题”部长级会议。会议提出了“爱生命，不吸毒”的口号。同时，为了进一步引起各国、各地区对毒品问题的重视，号召全世界人民共同抵御毒品的侵袭，与毒品犯罪活动作坚决的斗争。为了纪念这次意义重大的国际禁毒会议，大会结束时，与会代表一致建议，将每年的6月26日定为“国际禁毒日”。

2017年6月26日是第21个“国际禁毒日”，其主题是“无毒青春，健康生活”。

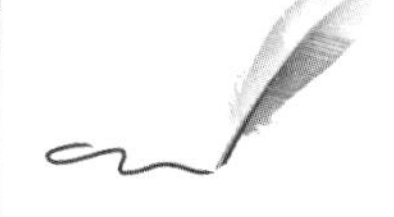

四、镇静催眠和抗焦虑药所致精神障碍的临床表现及治疗

目前临床主要使用苯二氮䓬类和巴比妥类，两者均能抑制中枢神经系统的活动。

（一）临床表现

1. 巴比妥类 镇静催眠药，可解除紧张获得欣快感，易产生精神依赖，长期反复使用可产生躯体依赖。一次过量服用可引起急性中毒。

（1）急性中毒 吞服过量的巴比妥药物会引起急性中毒。轻者表现为嗜睡，呼之能应，醒后反应迟钝，言语不清，定向力、判断力轻度障碍；重者则出现昏迷，反射消失，瞳孔缩小或散大，呼吸浅慢，或出现潮氏呼吸，脉搏细速，血压下降，如不及时抢救，最后因呼吸和循环衰竭而死亡。

（2）慢性中毒 长期大量服用巴比妥类镇静药可出现智能障碍，思考困难，记忆力、计算力、理解力明显下降，学习能力下降。此外，还常出现消瘦、乏力、食欲下降，胃肠道功能不良，面色灰暗，出虚汗，有的患者还伴有中毒性肝炎及神经系统体征。

（3）戒断反应 巴比妥类的戒断症状较严重，其严重程度取决于滥用的剂量和时间的长短，严重时危及生命。在停药的12～24小时内，陆续出现厌食、虚弱无力、头痛失眠、焦虑不安，继而出现肢端粗大震颤。当停药2～3天，戒断症状可达高峰，出现呕吐、心动过速、血压下降，四肢震颤加重，全身肌肉抽搐，引起癫痫大发作、精神病性症状、意识障碍，甚至死亡。

2. 苯二氮䓬类 主要作用为松弛肌肉、抗焦虑、抗癫痫、催眠等。这类药物安全性好，即使使用过量，也不致有生命危险，目前应用范围已远远超过巴比妥类药物。

（1）中毒症状 长期使用苯二氮䓬类药物会产生不同程度的慢性中毒症状，如困倦、注意涣散、反应迟钝、口干口苦、精细动作不能、肝功能异常、性功能障碍等。中枢神经系统抑制症状较轻，仅表现为头晕、嗜睡、意识模糊、共济失调等，极少出现长时间深度昏迷、呼吸抑制等严重症状。

（2）戒断反应 与巴比妥类相比，苯二氮䓬戒断症状较轻，如果在服用治疗剂量的药物3个月后突然停药，可能出现一定的戒断症状，如焦虑、失眠、头痛、耳鸣、肌阵挛、震颤、癫痫发作。

（二）治疗要点

1. 急性中毒 巴比妥类药物中毒首要采取的措施是洗胃、吸氧、维持生命体征及促进代谢，静脉输液加速药物排泄。弗马西尼科用于地西泮药物的过量中毒。

2. 脱瘾治疗 巴比妥类与苯二氮䓬类的脱瘾治疗均可采取逐渐减少剂量，或用长效制剂替代，然后再逐渐减少长效制剂的剂量。

五、中枢神经兴奋药所致精神障碍的临床表现及治疗

中枢神经系统兴奋药又称精神兴奋药，包括咖啡和茶中含有的咖啡因，但引起普遍关注的主要是苯丙胺类药物和可卡因。苯丙胺类兴奋药主要包括苯丙胺、甲基苯丙胺（病毒）、麻黄碱、3，4－亚甲二氧基甲基安非他明（摇头丸）等，此类药物的滥用在我国有日益增加的趋势。

（一）临床表现

1. 苯丙胺类 苯丙胺可引起中枢神经兴奋，减少嗜睡和疲劳感，并致欣快作用。小量

口服可解除疲劳、提高精神和兴奋性。一般作用时间维持4小时，继之全身乏力、疲倦、沮丧、精神压抑而进入“苯丙胺沮丧期”。长期服用可致慢性中毒，出现颜面发红、瞳孔扩大、血压上升、心率快、腱反射增强，少睡、少食、精神活动无目的性。突然停用药物可出现戒断反应，全身倦怠感，情绪变化、抑郁、焦虑。严重者出现强烈的痛苦体验、恐怖性噩梦、自杀企图；还可出现定向障碍、意识障碍、头痛、大汗、剧烈的肌肉痉挛。长期使用可出现“苯丙胺性精神病”，表现为幻觉、感觉过敏、被害妄想等类似偏执型分裂症的症状。

2. 可卡因类　可卡因的主要作用是产生强烈的中枢兴奋作用和欣快感。一次大量用药或反复小剂量用药均可产生精神症状，表现为片段的幻听、幻视，欣快、情绪不稳，敏感多疑、被害妄想等。严重时出现谵妄和生动的幻觉，常见的有幻听、幻触等。患者可受幻觉的影响出现冲动、伤人和自杀行为，并有瞳孔扩大、耳鸣、口干等症状。

（二）治疗要点

1. 苯丙胺类滥用的治疗　出现幻觉、妄想等精神症状的患者，可选用氟哌啶醇进行治疗。此外，还可使用苯二氮䓬类药物。急性中毒患者如出现高热、代谢性酸中毒、肌痉挛等躯体症状，应采取相应的对症治疗。

2. 可卡因类滥用的治疗　主要应用抗抑郁药、多巴胺受体激动药、抗癫痫药、阿片受体拮抗药等进行脱毒治疗。对于出现精神分裂样症状的患者可适当选用抗精神病药对症治疗。防止复发治疗主要采用行为治疗、心理治疗、家庭治疗、康复治疗等综合性非药物治疗措施。

六、氯胺酮所致精神障碍的临床表现及治疗

氯胺酮是一种分离性麻醉药，临床上主要用于麻醉诱导或手术麻醉。近年来，一些娱乐场所出现滥用氯胺酮，将其溶液制成粉末（K粉），随意勾兑于饮料或红酒中使用。此外，滥用途径还有气雾摄取、肌内注射或静脉注射。

1. 临床表现　使用氯胺酮后常见症状有痛感消失、麻木、肌肉僵硬、共济失调、幻觉、眼神迷茫，使患者处于一种“非真实感”“去人格化”等分离状态，并易出现冲动伤人或自伤现象，严重者出现谵妄、意识障碍。连续使用氯胺酮数天后，还会出现记忆力下降、精神分裂样症状。

2. 治疗要点　氯胺酮滥用的主要治疗是对症处理，如使用中、小剂量抗焦虑药治疗滥用者出现的失眠、焦虑反应；使用抗精神病药治疗患者出现的幻觉和妄想。急性中毒时出现冲动行为、谵妄状态者，可给予氯硝西泮肌内注射或静脉滴注使其安静，并加强输液加快药物排泄。

第二节　精神活性物质所致精神障碍患者的护理

一、护理评估

1. 生理状况评估　评估患者的一般状况，包括生命体征、营养、饮食、睡眠和排泄等情况。评估患者有无营养不良、极度消瘦等；有无戒断症状，如虚弱无力、头痛失眠、焦虑不安、共济失调等；有无神经系统阳性体征；有无感染、消化道疾病、肝肾功能损害、

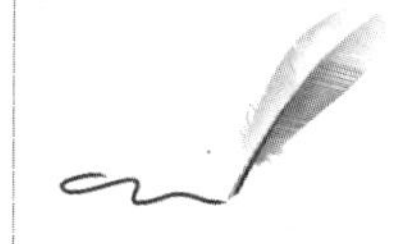

性病等并发症；有无性功能下降。

2. 精神症状评估 评估患者有无感知觉、思维障碍，如震颤谵妄时可出现幻觉，酒精中毒性嫉妒妄想；有无记忆、智能及定向障碍；有无自知力障碍。评估患者有无物质中毒或戒断时的恶劣情绪，如抑郁、焦虑、紧张、恐惧不安、易激惹和情绪不稳。评估患者有无意志活动减退、缺乏等。

3. 心理状况评估 评估患者人格特征，有无人格不成熟或人格缺陷，如经受不住失败与挫折，持“破罐子破摔”的态度；有无出现易冲动、不经考虑便行动、反社会倾向。评估患者自信心及决策能力，有无自卑、退缩、仇恨心理等。

4. 社会状况评估 评估患者有无社会功能受损，如学习、工作、人际交往与沟通能力是否下降。评估患者受教育程度、经济及社会支持系统状况，家庭关系是否融洽，家庭成员及亲友是否关心患者。

此外，还应评估患者用药史，包括用药种类及药量、方式、持续时间、间隔时间等；评估患者饮酒史，包括饮酒种类及量、饮酒模式等；患者既往治疗及药物不良反应情况。

二、护理问题

1. 急性意识障碍 与酒精或药物过量中毒、戒断反应等有关。

2. 营养失调（低于机体需要量） 与酒精、药物取代摄取营养的食物等有关。

3. 感知紊乱（视觉、听觉、触觉） 与酒精中毒或药物过量中毒、戒断反应等有关。

4. 思维过程改变 与严重中毒神经系统损害有关。

5. 有暴力行为的危险（针对自己或他人） 与酒精中毒或药物中毒、戒断反应，或个人应对机制无效有关。

6. 焦虑 与调试机制发生严重困难，需要未获满足，或戒断症状等有关。

7. 睡眠型态紊乱 与生活无规律、过度兴奋、震颤、噩梦等有关。

8. 社交障碍 与戒断反应、行为方式不被认同、人格改变有关。

9. 自我概念紊乱（低自尊） 与缺乏正向反馈和社会支持、家庭关系不良有关。

三、护理目标

（1）急性中毒患者能保持生命体征稳定，避免发生并发症。

（2）患者基本生理需要能得到满足，自理能力得以提高。

（3）患者能有效控制情绪和行为，避免发生暴力行为。

（4）患者戒断症状得以控制，失眠形态恢复正常。

（5）患者逐步主动行使社会职能，承担社会责任。

（6）患者建立正向自我概念和积极的应对方式。

四、护理措施

精神活性物质所致精神障碍患者常常由于戒断反应、使用过量、中毒反应等原因导致躯体问题和精神行为异常，因而在护理过程中既要做好基础护理和心理护理，又要及时察觉异常的精神活动，有的放矢地采取相应措施。

1. 基础护理 基础护理主要包括饮食和睡眠护理。精神活性物质依赖者饮食无规律，大多食欲下降，厌食，戒断反应重时甚至拒绝饮食，因而营养不良，抵抗力低下。护士应观察患者每餐进食情况，给予清淡、易消化饮食保障其营养。精神活性物质戒断后往往存

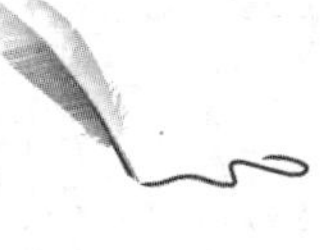

在顽固性失眠，可根据实际情况合理使用镇静催眠药改善睡眠，但应避免镇静药物依赖。

2. 安全护理　严格安全管理，加强危险物品的管控，必要时给予隔离或保护性约束。杜绝毒品、酒精及酒类饮料的来源，防止患者觅取和吸食。戒断反应严重患者，难以克制生理上的痛苦和心理上的依赖，要求提前出院或想逃跑，因此要密切关注其言谈举止，掌握其心理活动，保证患者人身安全。此外，部分精神活性物质滥用者可能合并肺结核、肝炎、梅毒、艾滋病等，应加强隔离措施，防止交叉感染。

3. 戒断症状护理　密切观察戒断症状的发生情况，适时用药。一般情况下脱瘾者流泪、流涕、哈欠之后相继出现全身症状，以全身酸痛、心悸、胸闷、发热、发冷、出汗居多，护理时要密切观察，尽早准确发现症状，防止戒毒者夸大症状，以求最好的给药时间，减轻患者痛苦。患者在戒断反应期间应卧床休息，避免剧烈活动，减少体力消耗，站立时要缓慢，不应突然改变体位。对于震颤、恐惧或抽搐等症状者应妥善处理。此外，精神活性物质滥用者大多有长期的吸烟、饮酒史，应耐心指导其戒烟、戒酒。

4. 过量中毒护理　首先要确认是何种药物，再给予适当的处理方法，如洗胃、给予拮抗剂等。密切观察患者的生命体征变化，保持水、电解质及能量代谢的平衡。保持呼吸道通畅，做好口腔护理及皮肤护理，预防并发症。在患者急性期过后，应评估其过量使用精神活性物质的外部环境及心理状态，给予进一步的健康教育和指导。

5. 药物应用护理　向患者及家属讲解药物治疗的重要性、药物的服药方法与注意事项。发药时严格遵守查对制度，按时给药，看服到口。注意观察治疗效果和不良反应，出现眩晕、心悸、面色苍白、皮疹、吞咽困难、意识模糊等情况，应及时报告医生，予以处理。对于拒绝服药的患者，护理人员应了解拒绝用药的原因，通过耐心沟通和观察，想方设法劝说患者服药；对于不听劝说的患者，遵医嘱采取必要措施。

6. 心理护理　由于多数成瘾者常常有心理障碍或个性的改变，所以心理护理相当重要。在心理护理过程中，首要的是建立良好的护患关系，尊重但不迁就患者；加强认知干预，让患者认识物质滥用的危害，自觉抵制毒品；指导患者正确运用应对机制，建立正确的心理防御机制；正确处理患者常见的心理问题：如否认、依赖、低自尊、易激惹、觅药和再犯行为等。积极调动其家庭和社会支持资源，让患者感知温暖，建立正性情感，帮助患者改善自尊，提高患者自我控制力和意志力，树立社会责任感。

7. 健康教育

（1）加强精神活性物质的精神卫生宣传　对高危人群进行药物滥用危害性的教育，提高对有成瘾性的精神药物的警惕性。提倡文明饮酒、不酗酒、不空腹饮酒，避免以酒代药导致酒瘾。

（2）加强源头管理　严格执行药政管理法，加强公共娱乐场所的药物滥用监管力度，坚决打击非法种植和贩运毒品的违法行为。提倡生产低度酒、水果酒，减少生产烈性酒。医疗机构加强药品管理和处方监管，严格掌握精神活性药物的临床适应证。

（3）加强心理健康教育　加强高危人群的评估与管理，减少生活事件和家庭、环境的不良影响导致药物滥用。

五、护理评价

（1）患者营养状况是否得到改善。

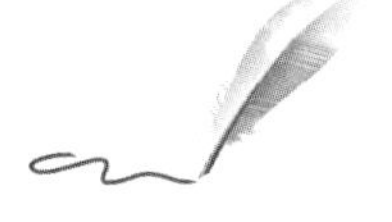

（2）患者能否有效控制情绪和行为，有无暴力行为。

（3）急性中毒患者是否保持生命体征平稳，有无并发症。

本章小结

概念	精神活性物质是指来自体外，可影响精神活动（情绪、行为、意识状态等），并可导致成瘾形成依赖的物质
分类	分为7大类：①中枢神经系统抑制剂：如酒精、巴比妥类、苯二氮䓬类等，有镇静、催眠抗惊厥的作用；②中枢神经系统兴奋剂：如咖啡因、苯丙胺、可卡因等，能使人情绪高涨，增强人体活动；③大麻类：世界上最古老的致幻剂，适量吸入可使人欣快，大剂量可使人进入梦幻状态；④致幻剂：如仙人掌毒素、氯胺酮、麦角酸二乙酰氨，能改变意识状态；⑤阿片类：如海洛因、吗啡、哌替啶、美沙酮等；⑥挥发性溶剂：如丙醇、甲苯、三氯甲烷、汽油等；⑦烟草
临床表现和治疗	不同种类的精神活性物质会引起不同的临床表现，但几乎都会产生戒断反应，有的甚至会出现精神症状 治疗原则：主要包括急性中毒抢救；戒除精神活性物质；对症处理和心理治疗等
护理评估	生理状况方面；精神症状方面；心理状况方面和社会状况评估
护理措施	基础护理、安全护理、戒断症状护理、药物应用护理、心理护理和健康教育

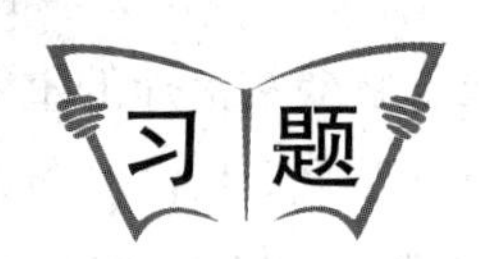

一、选择题

【A1/A2 型题】

1. 下列不属于精神活性物质的是(　　)

A. 吗啡　　B. 大麻　　C. 酒精
D. 海洛因　　E. 咖啡因

2. “麻醉样的睡眠” 常出现于(　　)

A. 普通醉酒　　B. 慢性酒精中毒　　C. 病理性醉酒
D. 复杂性醉酒　　E. 阿片中毒

3. 目前作为治疗重症急性阿片中毒的首选药物是(　　)

A. 地西泮　　B. 氟哌啶醇　　C. 纳洛酮
D. 氯硝西泮　　E. 纳曲酮

4. 以下不是慢性酒精中毒常见表现的是(　　)

A. 酒精中毒性幻觉症　　B. 震颤谵妄　　C. 酒精中毒性妄想症
D. 复杂性醉酒　　E. Wernicke 脑病

5. 不是阿片所致戒断综合征的是(　　)

A. 自主神经系统方面活动增强　　B. 强烈渴求用药与觅药行为
C. 失眠与厌食　　D. 广泛性疼痛
E. 精神运动性抑制

6. 有关普通醉酒状态，下述正确的是(　　)

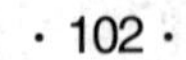

A. 由一次过量饮酒后出现　　B. 只饮用少量的酒即出现醉酒状态
C. 症状的轻重与患者的体质有关　　D. 多见于酒精耐受性很低的人
E. 会出现酒精中毒性妄想症

7. 精神活性物质是指(　　)
A. 来自体外可影响精神活动，但不易成瘾的物质
B. 来自体内可影响精神活动，但不易成瘾的物质
C. 来自体外可影响精神活动，并可导致成瘾的物质
D. 来自体内可影响精神活动，并可导致成瘾的物质
E. 来自体内或体外可影响精神活动，并可导致成瘾的物质

8. 戒断症状是指(　　)
A. 一次摄入大量精神活性物质后产生的症状
B. 由于依赖，表现为情绪上、行为上、生理上对所依赖物质的强烈需求
C. 使用精神活性物质过程中引起的损害
D. 对精神活性物质产生依赖后，一旦停用所产生的症状
E. 反复使用某种精神活性物质后，其效应逐渐降低

9. 下列不属于阿片类急性中毒临床症状的是(　　)
A. 针尖样瞳孔　　B. 呼吸抑制　　C. 昏迷
D. 肺水肿　　E. 肌松弛

10. 与 Wernicke 脑病无关的内容是(　　)
A. 是最严重的酒精中毒性精神病
B. 弥漫性皮质性脑萎缩
C. 出现脑的毛细血管与小静脉增生
D. 酒精中毒性痴呆
E. 以嗜睡、眼肌麻痹及共济失调为特征

11. 王某，男性，49 岁，饮酒史 25 年。近一周来，经常凭空听到有人议论他，意识状态清晰，定向力完整。该症状为(　　)
A. 焦虑障碍　　B. 震颤谵妄　　C. 酒精性幻觉症
D. 药物中毒　　E. 精神分裂症

12. 郭某，男，58 岁，长期饮酒。近 10 天来，情绪低沉，兴趣索然，悲观厌世，有自杀念头。对有自杀意图的酒精依赖者，最恰当的护理措施是(　　)
A. 群体心理治疗　　B. 住院治疗　　C. 个体心理治疗
D. 耐心劝说其不要自杀　　E. 使用镇静剂

13. 孙某，男，26 岁，以“头痛、呕吐、腹泻 6 小时”为主诉入院。入院后发现患者除头痛外，还有打哈欠、流泪、全身疼痛、坐立不安，强烈要求医生给注射哌替啶。对该患者采集病史时应特别注意询问(　　)
A. 头痛史　　B. 睡眠情况　　C. 药物滥用史
D. 呕吐、腹泻情况　　E. 全身疼痛情况

14. 宋某，男，50 岁，有长期大量饮酒史。停止饮酒 10 小时后出现手抖、恶心、呕吐、失眠、头痛、焦虑不安、出汗增多。此时最好的处理方式是(　　)

A. 报告医生给予适当药物处置　　B. 心理疏导以减轻患者痛苦
C. 避免过激行为的发生　　D. 注意观察病情变化
E. 以上都是

【A3/A4 型题】

(15～18 题共用题干)

秦某，男性，53 岁，因习惯性饮酒 20 年，严重嗜酒 3 年。近 2 日停饮，出现失眠、焦虑、震颤、易怒，称看到虫子满地乱爬，有人拿针往他身上乱扎，情绪紧张、恐惧。诊断：酒精所致精神障碍。

15. 根据病历，判断患者可能出现了戒断反应。关于戒断反应，下列论述不正确的是(　　)
A. 通常在停饮 24～72 小时后出现
B. 停饮后可出现癫痫样发作
C. 可有幻觉、妄想
D. 戒断反应可在停饮 6～8 小时后出现
E. 可有意识模糊，知觉异常

16. 患者称看到虫子满地乱爬，有人拿针往他身上乱扎，此症状为(　　)
A. 精神分裂症　　B. 震颤谵妄　　C. 酒精性幻觉症
D. 药物中毒　　E. 焦虑障碍

17. 针对此患者，最优先考虑的护理问题是(　　)
A. 有自伤的危险　　B. 有伤人的危　　C. 睡眠型态紊乱
D. 焦虑　　E. 有暴力行为的危险（对自己或他人）

18. 当护士听到患者说“酒可以帮助我睡眠”时，护士应如何回答(　　)
A. “酒精不可能帮助睡眠。”
B. “酒精可以帮助睡眠没有科学依据。”
C. “晚餐喝酒可以帮助睡眠。”
D. “过量饮酒可以让人兴奋，无助睡眠。”
E. “你说的对”

(19～21 题共用题干)

康某，男性，35 岁，吸食冰毒 3 年余，曾 2 次戒除但又复吸。现身体状况较差，精神萎靡不振，有时烦躁、易激惹，劳动能力丧失，再次被家人送来戒毒。

19. 对吸毒患者的社会心理干预包括(　　)
A. 改变环境　　B. 断绝毒品来源　　C. 家庭治疗
D. 个体或集体心理治疗　　E. 以上都是

20. 对该患者的健康教育，下述正确的是(　　)
A. 讲明毒品的危害　　B. 戒除毒瘾的有关知识　　C. 如何寻求社会支持
D. 提高对有成瘾性物质的警惕性　　E. 以上都是

21. 对该患者的护理目标，错误的是(　　)
A. 永远戒除，一次到位
B. 包括长期目标和短期目标

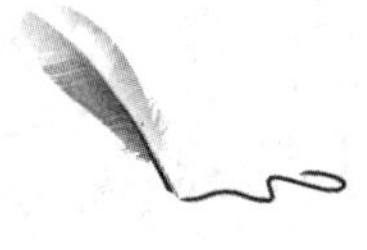

C. 让患者参与制定护理目标

D. 制定目标时优先考虑患者的生理状况

E. 给予心理支持

二、思考题

李某，男性，48 岁，营销员，已婚。患者饮酒 20 余年，伴情绪低沉，记忆力下降，敏感猜疑 3 年。患者于 20 年前一直饮酒，起初饮用白酒，0. 75kg/d，常半夜外出饮酒，不吃饭菜。认为自己没有能力做事，也没有人关心他，只有喝了酒夜里才能睡觉，对任何事情漠不关心，生活料理能力下降。近 3 年来消瘦、恶心，继而饮用黄酒及啤酒替代白酒，量亦很大，黄酒 1. 5kg/d，啤酒 2. 5kg/d。逐渐出现敏感、猜忌，言语紊乱，认为家里人不照顾他了，背后在商量怎么处理他，情绪低沉，称自己是个废人，拖累老婆和家人。紧张、恐惧，担心有人要来抓捕他，从家中二楼跳下，致胫骨骨折。由于行动不便，家人控制其饮酒，夜间常感到身上有虫爬，称看见墙上有虫子在游动，生活料理困难，偶有小便失禁，大便正常。

扫码“练一练”

问题：

1. 该患者的临床诊断？

2. 该患者的护理诊断及护理要点？

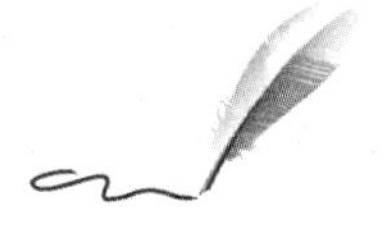

第七章　精神分裂症患者的治疗与护理

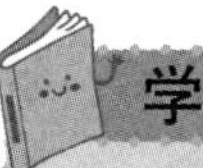

学习目标

1. **掌握**　精神分裂症的概念、主要精神症状及护理程序。

2. **熟悉**　精神分裂症的早期症状、临床分型。

3. **了解**　精神分裂症的病因、诊断标准及治疗措施。

4. 结合临床案例，运用所学知识对患者进行护理评估，做出护理诊断，制订护理计划、措施及评价。

5. 学会观察和记录患者病情的变化，并分析原因。在护理实践中尊重、理解、关爱患者。

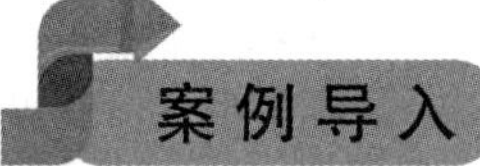

案例导入

患者，赵某，女，19岁。在学校里认为有人说她坏话，甚至路上陌生人也在说她坏话，为此感到闷闷不乐，学习成绩下降，喜怒无常，以后不能上学。曾先后两次爬在阳台上欲往下跳，被家人及时制止，事后问其原因，诉有人要她跳下去，经常打其父母亲及其他家人，有傻笑现象。1个月前病情加重，一直诉耳闻人语，常有自残行为，用碎碗片割颈，用香烧自己手腕，近3天进食很少，生活懒散，睡眠欠佳，其家人无法管理，将其送至医院要求住院治疗。

请问：

1. 赵女士存在的主要问题有哪些？

2. 对赵女士的病情，护士应该如何干预和护理？

精神分裂症（Schizophrenia）是精神病中最常见的一组疾病，病因至今尚不明确。起病缓慢、病程迁延、症状复杂，具有思维、情感、行为等多方面的障碍。以精神活动与环境不协调为主要特征。通常无意识和智能障碍，多起病于青壮年，常有渐进性人格改变，直至精神衰退。

第一节　病因和发病机制

精神分裂症的病因迄今未明，但多数专家认为，精神分裂症的病因很可能是人体内外多基因、多因素共同作用的结果。其可能的原因如下。

一、遗传因素

遗传因素在精神分裂症发病中有一定作用。家系调查发现亲属中的患病率比一般居民约高10倍，血缘关系越近，患病的概率越高。如父母双方均有精神分裂症患者，其子女发

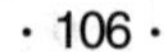

病率可达35%～68%，单卵双生的同胞患精神分裂症的患病率比双卵双生的患病率高4～6倍。分子遗传学研究提示了与精神分裂症有关的易感基因位。目前普遍认为，精神分裂症可能是多基因遗传，发病是由若干基因的叠加作用所致。

二、个性与心理社会因素

部分精神分裂症患者病前有不良的性格，表现为孤僻少语、敏感怕羞、性格怪异、与人格格不入、人际关系紧张等，这种个性偏离正常者称为分裂性人格障碍。幼年生活在破裂家庭、父母性格怪异、父母过分关心，以及一些能引起不愉快的生活事件（战争、地震、失恋、失业等）也可能与本病发生有关。

三、神经生物学因素

1. 神经生化研究　患者存在有多种神经递质功能异常，主要涉及多巴胺、5-羟色胺、谷氨酸。中枢多巴胺水平增高，功能亢进，传统抗精神病药均为中枢神经系统多巴胺受体的阻滞剂。中枢5-羟色胺水平异常，新型抗精神病药除了对多巴胺受体有拮抗作用外，还对5-羟色胺受体有拮抗作用。中枢谷氨酸水平低下，功能不足。

2. 神经解剖和神经影像学研究　患者颞叶、额叶及边缘系统存在脑组织萎缩，脑室扩大和沟回增宽。

第二节　临床表现和治疗要点

一、临床表现

本病临床表现复杂多样，根据其临床症状特点，可分为特征性症状和其他常见症状。所谓特征性症状是指患者的精神活动脱离现实，与周围环境不协调，以及思维、情感、意志等基本心理活动不协调。其他常见症状在疾病的一定类型、一定阶段是主要症状。

（一）思维障碍

1. 思维形式障碍　思维形式障碍是精神分裂症最具特征性的症状之一。主要表现为：

（1）思维松弛　患者在意识清晰情况下，思维内容散漫，联想松弛。

（2）破裂性思维　联想过程破裂或中断，表现为语言表达难以理解，句与句之间或字与字间缺乏内容的连贯性和逻辑性，言语支离破碎。

（3）思维中断　无外界因素影响下思维突然中断，表现为言语突然终止。

（4）思维云集　涌现大量的强制思维。

（5）思维贫乏　思维活动量明显减少，缺乏联想，严重时沉默少语。

（6）语词新作　用一些特殊符号、自创或拼凑的“文字”赋予某种特殊意义。

（7）思维异己体验　患者认为自己的思想被外力夺走（思维被夺）或一些思想是由外力插入自己脑中的（思维插入）；感到自己内心体验已被人知晓（思维被洞悉）或被广播出去（思维扩散或思维被广播）。

（8）病理性象征性思维　将无关具体的事物来代表某一抽象概念，如从头到脚红色穿戴，说成是赤头赤尾的革命者。这种联想若不经过患者自己解释，别人无法理解。

2. 思维内容障碍　思维内容障碍主要表现为妄想，是精神分裂症最常见的症状之一。有被害妄想、关系妄想、夸大妄想、罪恶妄想、嫉妒妄想、疑病妄想、钟情妄想、影响妄

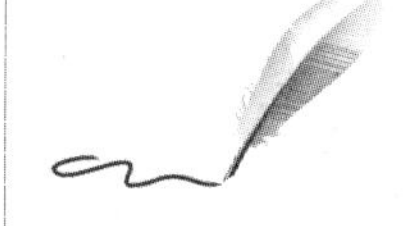

想等，以被害妄想、关系妄想最常见。

（二）幻觉和感知觉综合障碍

幻觉是精神分裂症的常见症状。最常见的幻觉为言语性幻听，有命令性幻听、评议性幻听等，也可有幻视、幻味、幻触或幻嗅。表现为自言自语、棉球塞耳、棉球塞鼻、伤人、出走、自杀等行为。思维鸣响（患者想到什么，就有一个声音讲出他所想的内容）是具有特征性意义的幻听，较持续存在的言语性幻听也具有诊断价值。

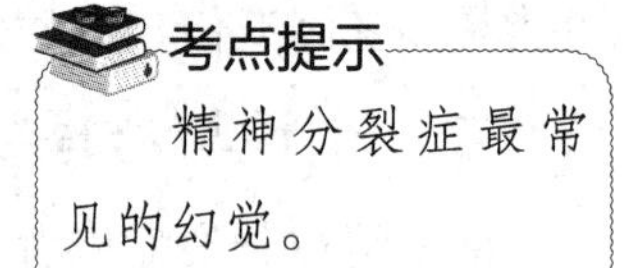

精神分裂症最常见的幻觉。

感知觉综合障碍较少见，有些患者出现对时间、空间、距离、大小以及个体的感知异常，如看到镜子内的自己明显变形而砸碎镜子等。

（三）情感障碍

患者主要表现情感与心境、环境的不协调，是本病的重要特征。

1. 情感淡漠　表现为情感反应迟钝，对周围人和事漠不关心。

2. 情感倒错　是指情感表现与患者的内心体验和外界刺激不相协调。如遇到高兴的事反而表现伤感，内心很高兴外表上却痛哭流涕。

（四）行为障碍

主要表现为活动减少，或怪异愚蠢行为，或紧张综合征，表现为肌张力增高、缄默不动、违拗或呈被动服从、蜡样屈曲等。严重者社交能力退缩，表现为孤僻、懒散，生活不能自理等。

知识链接

精神分裂症的早期症状

1. 性格改变。

2. 敏感多疑。

3. 情感变化。情感变得冷漠，对周围事情不感兴趣，或莫名其妙地伤心落泪或欣喜等。

4. 语言表达异常。谈话的内容缺乏中心或在谈话中说一些与谈话无关的内容，使人无法理解，或自言自语，反复重复同一内容等。

5. 行为异常。行为逐渐变得怪僻、诡秘或者难以理解，喜欢独处、不适意的追逐异性，不知羞耻。

6. 睡眠改变。逐渐或突然变得难以入睡、易惊醒或睡眠不深，整夜做噩梦，或睡眠过多。

二、临床分型

根据临床症状群不同，将精神分裂症划分为不同类型。类型与起病缓急、临床特点、病程经过、治疗反应以及疾病预后有一定关系。

1. 单纯型　青年期起病，起病缓慢，持续进行，病情自发缓解者少。早期可出现易疲劳、社交减少、失眠、工作效率下降等神经衰弱症状，但自知力差，不主动就医。主要临床表现为日益加重的孤僻、被动、生活懒散、兴趣丧失、情感淡漠及行为古怪。由于妄想

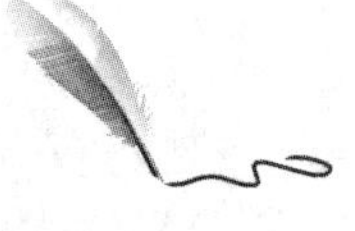

和幻觉等精神病性症状不明显，早期往往不易被发现，是难以确定诊断的一个类型。在治疗上较困难，对抗精神病药不敏感，预后最差。

2. 青春型　较常见。此型多始发于15～25岁的青春期，起病较急，病情发展较快。此型与心境、环境不协调性情感改变突出，主要症状是思维内容离奇，难以令人理解，思维破裂。情感改变突出，喜乐无常，表情做作，傻笑、不协调。行为幼稚、愚蠢、做鬼脸，常有兴奋冲动行为及本能意向亢进。幻觉妄想片段零乱，精神症状丰富易变，治疗效果较差。

3. 偏执型　又称妄想型，多见于青壮年或中年，在精神分裂症中最常见。一般起病较缓慢，起病年龄较青春型及紧张型晚。其临床表现相对稳定，常以偏执性的妄想为主，往往伴有幻觉。而情感、意志和言语障碍及紧张症状不突出，或情感迟钝、意志缺乏等“阴性”症状虽也常见，但不构成主要临床相。自发缓解者少，治疗效果好。

4. 紧张型　多见于青壮年，起病较快。主要症状是精神运动性抑制，轻者行为缓慢、少语少动；重者表现为肌肉紧张、蜡样屈曲、对环境变化无反应等木僵状态。患者可以不语、不动、不食，但意识清楚，对周围发生的事情能感知，可与紧张性兴奋交替出现。后者表现为突然兴奋、冲动、毁物打人等，然后再回复至木僵状态。本型可有自发缓解，治疗效果较其他类型好。

5. 未分型　临床上将上述各型部分症状同时存在，难以分型者称未分型。

6. 其他型　精神分裂症后抑郁、残留型精神分裂症、衰退型精神分裂症。

三、临床诊断

CCMD－3中精神分裂症诊断标准如下。

（一）症状标准

有下述症状中至少两项，且各症状并非继发于意识障碍、智能障碍以及情绪高涨和低落。单纯型精神分裂症另有规定。

（1）反复出现的言语性幻听。

（2）原发性妄想（包括妄想知觉、妄想心境），或其他荒谬的妄想。

（3）明显的思维松弛、思维破裂、思维不连贯，或明显的思维贫乏或思维内容贫乏。

（4）思想被插入、被撤走，思维中断，或强制性思维。

（5）被动、被控制、思维被播散，或被洞悉体验。

（6）思维逻辑倒错、病理性象征性思维，或语词新作。

（7）情感倒错，或明显的情感淡漠。

（8）紧张综合征、怪异行为，或愚蠢行为。

（9）明显的意志减退或缺乏。

（二）严重标准

自知力丧失或不完整，并至少有下述情况之一。

（1）社会功能明显受损。

（2）现实检验能力受损。

（3）无法与患者进行有效交谈。

（三）病程标准

（1）精神障碍至少持续1个月，单纯型另有规定。

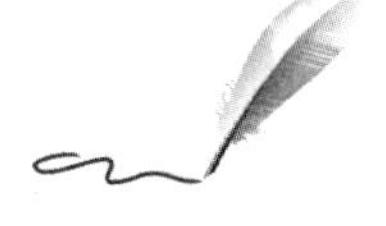

(2) 若同时符合精神分裂症和心境障碍的诊断标准，当情感症状减轻到不能满足心境障碍症状标准时，分裂症状需继续满足精神分裂症的症状至少2周以上，方可诊断为精神分裂症。

(四) 排除标准

排除器质性精神障碍及精神活性物质和非成瘾物质所致精神障碍，尚未缓解的精神分裂症患者，若又罹患本项中前述两种疾病，应并列诊断。

四、治疗要点

(一) 治疗原则

1. 综合治疗 精神分裂症治疗应采取综合治疗的原则。一般在急性期以药物治疗为主；在慢性期或疾病缓解期，除了用药治疗减轻症状外，社会心理康复治疗有利于患者对疾病的认识，促进患者自知力恢复，通过增强患者与社会接触，活跃患者精神生活，有效防止精神衰退的发生。

2. 个体化治疗 注意贯彻治疗的个体化。治疗遵循足量足程的原则，临床使用时根据患者病情以及患者对药物的耐受性和依从性选药。

> **考点提示**
> 精神分裂症的治疗原则。

(二) 治疗措施

1. 药物治疗 常用药物有氯丙嗪、氟哌啶醇、奋乃静、三氟拉嗪、氯氮平、甲硫哒嗪、利培酮、舒必利等；最主要的不良反应是锥体外系症状，其次是肝脏的损害、内分泌影响、皮肤过敏反应、抗胆碱能样反应、体位性低血压等。使用时应注意观察，出现不良反应及时处理。

(1) 氯丙嗪 是抗精神分裂症的首选药，其镇静作用比较强，锥体外系症状不良反应比较小，但对心血管和肝功能影响大，治疗剂量比较大，常用量是200～400mg/d；60岁以上患者酌情减量。适用于兴奋躁动、行为紊乱、思维障碍、有幻觉妄想精神分裂症患者。

(2) 氟哌啶醇 抗幻觉妄想比较明显，镇静作用较弱，肝功能和心血管不良反应比较小，但锥体外系症状比较明显，常用量20～30mg/d。主要用于兴奋躁动同时伴肝功能异常，或以行为障碍为突出症状者。

(3) 对幻觉、妄想的用药选择 首选药物是奋乃静。奋乃静比氯丙嗪的中枢镇静作用弱，但能有效地控制幻觉、妄想及思维联想障碍。消除幻觉、妄想的药物还有氯氮平、舒必利以及氯丙嗪、氟哌啶醇等，可根据病情选用。

(4) 紧张型精神分裂症可选用舒必利、奋乃静、氯丙嗪等药物。

2. 无抽搐电休克治疗 紧张型精神分裂症、精神分裂症伴有明显抑郁症状者及某些精神分裂症患者经多种抗精神病药物治疗后疗效不佳者，可选择无抽搐电休克治疗。

3. 环境和社会心理康复 治疗过程中要了解患者生活中的急慢应激因素，并给予支持性的心理治疗，帮助患者解决家庭和社会中的不良刺激，通过心理教育，提高患者及其家庭的应对技能，提高人际沟通能力，动员家庭和社会力量开展对患者的社会心理治疗。患者家属密切配合，根据医嘱督促患者服药，进行长时间的维持治疗，巩固疗效，以防止复发。

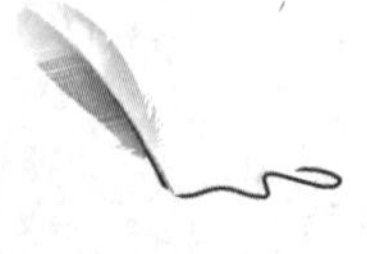

第三节　精神分裂症患者的护理

一、护理评估

1. 主观资料　评估患者有无幻听、妄想、思维联想障碍、情感障碍、行为障碍、被动体验或被控制体验、思维被插入、自知力等情况；发生持续时间长短；以往相关疾病检查情况以及用药情况；是否有家族史；病前性格怎样；对自身以及社会功能影响程度；人际关系怎样。

2. 客观资料　评估患者的一般状况、体格检查及精神状态。

3. 相关因素　评估患者及家庭成员的精神病史；患者的社交能力、应对方式、心理状态、与家人的关系及家属配合情况；是否存在结婚、离婚、丧偶、考试、失业等生活压力事件；社区环境和工作单位是否影响患者的康复；周围人群对患者的态度和支持程度。

二、护理问题

1. 思维、感知改变　与思维障碍、感知障碍有关。

2. 有暴力行为的危险（对自己或他人）　与幻觉妄想、愤怒有关。

3. 潜在或现存的出走行为　与幻觉妄想、极度焦虑有关。

4. 自我照顾能力缺失　与认知障碍、患者应对能力失调有关。

5. 躯体移动障碍（木僵）　与意志行为抑制有关。

6. 拒食　与幻觉妄想、精神活动的抑制有关。

7. 吞食异物　与认知障碍等有关。

8. 睡眠型态紊乱　与心理压力、幻觉有关。

三、护理目标

（1）最大程度减轻幻觉、妄想症状，建立良好的护患关系，接受并配合治疗。

（2）学会控制自己的情绪，用恰当的方式表达自己的愤怒或宣泄自己的痛苦。

（3）逐渐恢复自理能力，保持清洁。

（4）保证患者的安全，维持患者的供给，保证患者生命体征的稳定。

（5）学会正确、安全用餐。

（6）减轻患者幻觉和心理压力，使患者逐渐恢复正常的睡眠规律。

（7）做好患者家庭成员的教育工作，使家庭成员对疾病的相关知识有所了解，支持并协助患者的治疗。

四、护理措施

（一）一般护理

（1）患者入院时的卫生处置，包括理发、洗澡、修剪指甲等。详细检查皮肤损伤与皮肤病、寄生虫等，如发现虱子，应立即灭虱。保持患者床铺整洁干燥。对大小便失禁者应随时更换衣物，并用温水洗净臀部。卧床患者要随时帮助翻身，防止压疮。

（2）定时洗澡更衣，经常洗头，定时修剪头发，但不可使用发夹，以防发生意外。洗澡前，护理人员应做好患者的组织和准备工作，保持浴室温度适宜，调节好水温，防止患

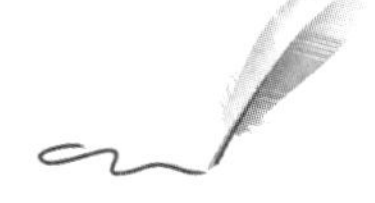

者烫伤。洗澡时，要有专人陪同督促或协助洗澡，对年老体弱、行动不便或其他自理能力差的患者，应由护理人员重点照顾。洗澡完毕，协助重点患者更衣后护送回病室，并派专人修剪指（趾）甲。允许患者适当修饰打扮，提高生活乐趣。

（3）督促患者按时起床和睡眠。起床后，要督促或协助梳洗，整理床铺被褥和清洁床头柜，并检查危险物品。昏迷患者进行口腔护理每日3～4次。

（4）每晨检查患者衣着是否整洁合适，气候变化时要及时为患者增减衣服。入院时应准备两双布鞋，以便更换。拒绝穿衣者要耐心说服，年老体弱、活动少的患者应注意保暖。

（5）女患者在经期要督促或协助其料理经期卫生，并作记录。床铺应垫橡皮单，要保持衣裤清洁。每晚要清洗会阴，预防尿路感染。

（6）帮助患者制定日常生活时间表，鼓励在其能力范围内自理生活，使患者明白为了舒适、自尊和与他人交往，清洁卫生是必要的。

（7）提供安静、安全的治疗环境，保证患者的睡眠以及健康和安全，对确定难以入睡或大喊大叫者，可根据医嘱常规给予镇静催眠药引导入睡。

（8）严格安全管理与检查制度；病房每15分钟巡视一次；病房设施要安全，门窗应随手关锁；病室内危险物品要严加管理，如药品、器械、玻璃制品、绳带、易燃物、锐利物品等，交接班时均要清点实物，一旦缺少及时追查。每日整理床铺时查看有无暗藏药品、绳带、锐利物品等；加强安全检查，凡患者入院、会客、请假离院返回、外出活动返回均需做好安全检查，严防危险品带进病室。每周一次对全病房的环境、床单位、患者个体进行安全检查；凡是有患者活动的场所都应有护士看护，请假离院、出院时必须有家属陪伴。

（9）尽量满足患者的生理需求，保证营养。

（10）合理安排活动，鼓励患者参加工娱、集体活动，培养正常的社会适应能力，使患者在精神症状缓解后能够恢复自我照顾能力和社会功能。

（11）遵医嘱给各种对症药物，注意观察药物治疗效果与不良反应。服药是治疗的关键，在患者服药时，医护人员要亲自给药，确认患者服下后方可离开，防止患者将药藏在舌下、指缝间、口腔两颊、衣服口袋、衣袖、烟盒以及房间的拐角处；或乘人不备时将药片扔掉或吐到药杯内，影响治疗效果；防止患者一次性吞服大量药物引起意外发生。对拒绝服药者，可以耐心劝说解释，必要时用鼻饲。

（二）心理护理

（1）尊重患者的人格，对待患者态度和蔼，热心帮助患者解决实际困难，加强与患者的心理沟通。

（2）了解每个患者主要精神症状，易发生的问题，做到心中有数，重点护理，及时发现病情变化。

（3）综合应用心理治疗方法，巩固并促进患者康复。

（三）特殊情况护理

1. 有幻觉妄想患者的护理

（1）耐心听取患者与幻觉有关的语言，接受和理解患者的幻觉感受，禁止对患者的幻觉进行批评和嘲笑。

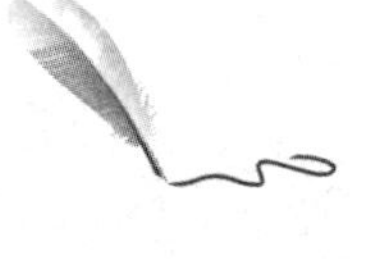

（2）实施行为治疗、工娱活动分散患者对幻觉的注意力，指导患者出现幻觉时寻求护士帮助。当患者出现幻听，如听到有自己孩子的哭声时，可带患者到现实场所去证实有无

客观事物的存在。

（3）避免质疑、指责或提及患者的妄想，当患者出现被害妄想而拒食时，可采用集体进食制，让别人先吃一口，以消除患者疑虑，避免强迫患者进食。

（4）护士不在患者面前议论是非或低声交谈，以免患者猜疑，强化妄想。

2. 有暴力行为的护理

（1）了解患者的病情及既往冲动行为（伤人、毁物）的形式、程度等，掌握住院患者冲动发生的规律。对其过激言行采取不辩论的方式，但不轻易迁就。患者出现妄想、幻觉时，应尽力将其注意力吸引到现实中患者感兴趣的事物上来，谈论真实的人与事。在日常沟通、治疗护理中，需要与患者发生躯体接触时应谨慎，必要时应有他人陪同。

（2）在良好护患关系基础上，告知患者如果感到某人对其有威胁时，要及时告诉工作人员，以便及时帮助患者排解或转移焦躁、愤怒、敌视情绪。

（3）当患者出现暴力的先兆症状时，如烦躁不安、来回踱步、言语挑衅、双拳紧握及以往有伤人或自残行为者，应及时予以疏导、配合药物性治疗等。患者出现妄想及幻觉时，可设法转移其注意力，引导到现实中患者感兴趣的事物上来，并给予适当安慰和良性感官刺激，以减少错觉、幻觉、妄想等不良刺激。

（4）当患者有冲动行为甚至手拿凶器时，工作人员要沉着、冷静，有组织地从侧、背面制止其伤害行为，既要保护患者避免受伤，又要防止自身受到伤害。

（5）约束患者，将患者安置在保护床上，四肢用保护带约束；对少数变得更加敌对或更加吵闹的患者，可适当使用药物。

（6）约束后的安全措施：患者被约束之后，应清除身上的危险物品，加强监护，防止发生意外事故。也要防止其他患者的攻击，并要加强护理，注意摄入足够的营养和水分。

（7）遵医嘱给予抗精神病药物治疗，注意治疗效果以及不良反应。

（8）对冲动后的患者要做好事后心理护理，让患者讲述冲动原因和经过，以便进一步制定防范措施。在患者安静后解除隔离或约束时，要解释冲动危害，以及隔离或约束的必要性。

3. 潜在或现存的出走行为的护理

（1）了解病情及既往出走的形式、程度等，掌握住院患者出走发生的规律。

（2）针对走失原因，开展心理疏导，帮助解决问题。例如，请患者家属带领孩子来院探视等。

（3）引导和帮助患者诉说引起焦虑、抑郁、愤怒的原因和内心感受。观察患者抑郁、焦虑、愤怒时的严重程度和言行，及时预测患者的心理、生理需要，主动满足患者需求。患者出现妄想及幻觉时，可设法转移其注意力，引导到现实中患者感兴趣的事物上来，谈论真实的人与事，并给予适当安慰和良性感官刺激，以减少错觉、幻觉、妄想等不良刺激。

（4）对出走危险明显的患者应严加防范，清除不安全因素，如及时修理损坏的门窗等；对出走欲望强烈的患者，其活动应控制在工作人员视线范围内，班班交接，持续处于护理人员视线中，必要时应专人护理。

（5）一旦发生出走，要沉着、冷静，组织寻找。

（6）对出走回归的患者要做好事后心理护理，让患者讲述出走原因和经过，以便进一步制定防范措施。

（7）遵医嘱正确实施药物治疗。

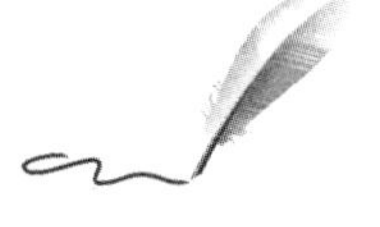

4. 躯体移动障碍（木僵）患者的护理　由于木僵状态患者意识清晰，尽管处于精神运

动的抑制状态，对周围刺激无反应，无自卫能力，但对医护人员的语言以及周围人对他的态度能感知。

（1）保证患者安全，将患者置于隔离室，提供给患者安静、安全的环境，防止其他患者的干扰和伤害。要注意病情变化，警惕有些患者从木僵状态转为兴奋状态，伤人毁物，防止意外的发生。

（2）尊重患者人格，对待患者态度和蔼、轻声细语，不用不良言语刺激患者。

（3）保证营养供给，尽量劝说患者进食，把饭菜以及便盆放在患者旁边，在环境安静时，患者可能自行进餐和排便。对拒食者必须鼻饲维持营养。不能自行排便者，必要时给予导尿或灌肠。

（4）加强生活护理，采取卧位，头偏向一侧。注意口腔卫生，避免发生溃疡。注意预防并发症，做好皮肤护理，定时翻身，防止压疮形成。床铺保持整洁、平整、柔软、干燥，注意保暖。定时按摩肢体，防止肢体功能丧失。

（5）必要时遵医嘱配合医生做 ECT，注意观察治疗效果与不良反应。

（6）要防止其他患者攻击或伤害木僵患者。

5. 噎食患者的护理

（1）首先立即停止进食，清除口腔积食，或辅助患者侧位，头低 45°，轻轻拍背，以协助患者吐出食物。食物卡在咽喉部时，用竹筷或牙刷柄刺激咽喉部引吐。

（2）当已经发生窒息时，在快速清除口腔积食的同时应使患者仰卧，肩胛下方垫高，颈部伸直后仰，立即用一粗针头迅速刺入环状软骨下方 1～2cm 处气管内，以缓解患者缺氧症状，并做好气管插管的准备。

（3）密切观察生命体征改变，根据病情对症处理，如给予吸氧、呼吸中枢兴奋剂的使用等。

（4）安慰患者不要紧张，主动配合医护人员的抢救操作。

6. 吞食异物患者的护理

（1）冷静劝慰患者，使患者讲出吞食何物及异物大小、数量及有何不适。在吞食金属物或不明异物性质时应立即进行 X 线或 B 超检查，以便查明异物，及时处理。

（2）尽快给患者食用多纤维的蔬菜，食用时让患者粗略咀嚼即下咽，以便粗纤维包绕异物，防止或减少异物对胃、肠壁的损伤，同时促进肠蠕动利于异物排出，可同时给予缓泻剂。

（3）如患者咬碎了体温表并吞食了汞，应让患者立即吞食蛋清或牛奶。

（4）自吞食异物起，要对患者每次的大便进行仔细检查，直至找全异物为止。

（5）密切评估患者的生命体征和主诉。如吞服的异物较大，不可能从肠道排出，应采用外科手术取出，或者有腹痛或内出血征兆应立即请外科会诊处理。

（6）处理异物引起的并发症。

7. 拒食、贪食、拒药患者的护理

（1）分析患者拒食的原因，采用不同的劝食方法。例如，被害妄想怕中毒者，可与他人共食，让别人先吃，以解除其疑虑；对受幻听影响者，在进餐时从旁劝导或喂食；对罪恶妄想的患者，可将菜饭拌和，让患者视为残羹剩饭而进食；对兴奋躁动者，应予以督促或喂食；对木僵患者，不宜强行喂食，可将饮食放在患者近旁，等待患者自动取食，不进食者可鼻饲；对恶心或呕吐患者，应鼓励少量就餐、细嚼慢咽，吃清淡冷食和饮料，并调整用药方式。

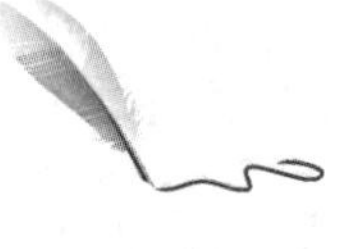

（2）严密观察进食情况，并采取诱导、劝解进食的方法，逐渐增加进食量。

（3）给患者喂食时，护理人员必须有耐心。禁止强塞，以防止损伤牙龈、口唇或发生窒息。食物温度不能太高，以防烫伤。

（4）每餐饭后防止丢弃食物或自我引吐。

（5）对重症患者（包括引吐的患者），应使其明白，如营养状态无改善，将采取鼻饲方法以保证营养。完全拒食达 1 日以上者，应静脉输液或者鼻饲。

（6）对贪食患者严格限制进食量，防止暴饮暴食。鼓励患者参加喜爱的活动，转移对食物的强烈欲望。

（7）避免对患者的恶性刺激，以免加重病情。

（8）精确记录出入量，确保患者需要。

（9）在重建良好饮食习惯和营养状态改善时，应与患者讨论过分害怕体重增加等不正常观念。帮助解除焦虑、紧张情绪等有关问题。

（10）拒药多数原因是否认有病，拒绝服药治疗。可先进行劝说，无效者可将药物研成粉末，放在饭菜中，让患者在不知不觉中服用；也可用长效注射剂；或通过鼻饲喂入。

（四）健康教育

1. 健康宣传　对患者家属讲明，若患者结婚要避免生育，男女双方均有精神分裂症者，应禁止生育。加强精神卫生知识的宣传教育，使患者认识到坚持服药是预防的关键，指导患者合理用药，保持心情舒畅。对患者家属介绍药物的毒副作用，以及简单的处理方法；要求家属尊重患者，给予良好的家庭环境和家庭氛围。鼓励患者参加一些力所能及的劳动，提高他们对人际交往和社会适应能力，增加他们的生活自信心，督促患者坚持服药。

2. 缓解压力　指导或帮助患者解决有关社会环境压力的方法，教育患者正确对待各种生活事件，正确对待不良的社会舆论，避免自卑感，预防复发。

3. 防止复发　对家庭、社会公众做好宣传工作，纠正对精神病患者的偏见和歧视，争取社会的支持，减少复发因素。

五、护理评价

在执行护理措施后，评价每个护理目标是否实现。对部分实现或未实现的原因进行探讨，指出问题所在，重新修订护理计划或护理措施。

本章小结

1. 精神分裂症患者的护理

概念	精神分裂症是以思维、情感、行为等多方面的障碍以及精神活动与环境不协调为主要特征的一类常见精神病
临床特征	1. 思维障碍　破裂性思维、思维中断、思维贫乏、语词新作、思维云集、思维异己体验（思维被夺或思维插入、思维被洞悉、思维扩散或思维被广播）、病理性象征性思维 2. 情感障碍　患者主要表现情感与心境、环境的不协调 3. 意志行为障碍　在疾病早期表现为社会适应能力下降，社交减少，工作懒散，失眠 4. 感知综合障碍 5. 其他常见的特征性精神症状　幻觉（以幻听最常见）、妄想（以被害妄想、关系妄想最常见）、紧张综合征

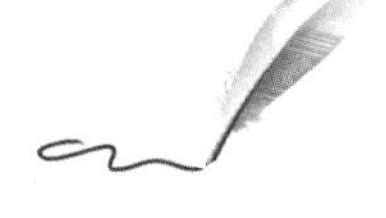

续表

临床分型	偏执型；青春型；紧张型；单纯型；其他
护理评估	外显行为方面；身体方面；社会关系方面；生活压力事件及患者的应对状况
护理措施	安全方面的护理、躯体方面的护理、治疗方面的护理、心理护理、特殊护理、健康教育及康复训练

2. 精神分裂症的临床分型

类型	频度	发病年龄	起病形式	症状	预后
偏执型	最常见	中年	缓慢	妄想幻觉	较好
青春型	较常见	青年	较急	不协调症状	较差
紧张型	少见	青、中年	较急	木僵等紧张症状	较好
单纯型	少见	少、青年	很缓慢	阴性症状	差

习题

一、选择题

【A1/A2 型题】

1. 单纯型精神分裂症与神经衰弱主要鉴别是前者(　　)
   A. 发病与精神刺激关系不密切　　B. 病程较长
   C. 起病缓慢　　D. 对疾病无自知力
   E. 易疲劳、社交减少、失眠、工作效率下降
2. 精神分裂症最常见的情感障碍是(　　)
   A. 情感淡漠　　B. 焦虑　　C. 情感高涨
   D. 情绪不稳　　E. 情感低落
3. 哪组症状对诊断精神分裂症最有意义？(　　)
   A. 思维迟缓，情感低落，企图自杀
   B. 意识朦胧，伴有错觉幻觉
   C. 意识清晰，联想过程缺乏连贯性和逻辑性
   D. 反复出现强迫观念及动作
   E. 反复失眠，内心焦虑，就医心切
4. 精神分裂症最好的治疗方法是(　　)
   A. 心理治疗　　B. 抗精神病药物治疗　　C. 心理治疗和药物治疗
   D. 工娱治疗　　E. 电痉挛治疗
5. 蜡样屈曲常见于(　　)
   A. 抑郁症　　B. 精神分裂症　　C. 老年痴呆
   D. 癔症　　E. 躁狂症
6. 治疗慢性精神分裂症宜选用(　　)
   A. 氟西汀　　B. 碳酸锂　　C. 利培酮（维思通）
   D. 氯丙嗪　　E. 地西泮

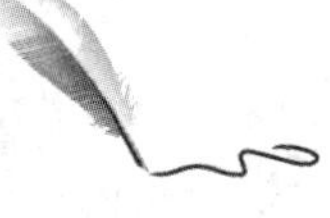

7. 下列哪种不是精神分裂症的特征性症状(　　)
A. 幻听　B. 被害妄想　C. 自知力缺乏
D. 思维松弛　E. 思维迟缓

8. 下列哪种不是精神分裂症的思维障碍(　　)
A. 思维破裂　B. 思维贫乏　C. 原发性妄想
D. 思维奔逸　E. 病理性象征性思维

9. 关于安全护理错误的是(　　)
A. 出院或者请假出院时要有家属陪伴
B. 病室要上锁
C. 使用不易碎的餐具
D. 危险物品不能带入
E. 药物不能由患者自己保管

10. 下列哪种精神活动为非协调性精神活动(　　)
A. 抑郁症　B. 躁狂症　C. 强迫症
D. 精神分裂症　E. 焦虑症

11. 关于精神分裂症的特点正确的是(　　)
A. 有思维、情感、行为等多方改变
B. 精神活动与周围环境协调
C. 意识障碍
D. 智能障碍
E. 情感高涨或低落

12. 精神分裂症感知觉障碍最常见的是(　　)
A. 错觉　B. 被害妄想　C. 幻想
D. 幻觉　E. 强迫观念

13. 精神分裂症最常见的妄想是(　　)
A. 钟情妄想　B. 被害妄想或关系妄想　C. 嫉妒妄想
D. 疑病妄想　E. 罪恶妄想

14. 下列哪种属于精神分裂症的典型思维障碍(　　)
A. 思维奔逸　B. 思维迟缓　C. 强迫性思维
D. 破裂性思维　E. 以上均对

15. 最常见的精神分裂症是(　　)
A. 偏执型　B. 青春型　C. 紧张型
D. 单纯型　E. 未定型

16. 预后最差的精神分裂症是(　　)
A. 偏执型　B. 青春型　C. 紧张型
D. 单纯型　E. 未定型

17. 不能作为反映精神分裂症严重标准的是(　　)
A. 智能障碍　B. 自知力障碍　C. 社会功能严重受损
D. 无法进行有效交谈　E. 现实检验能力受损

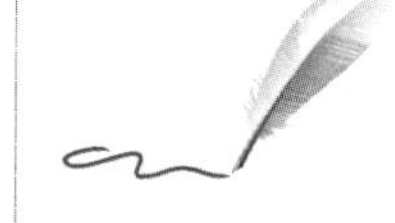

18. 符合 CCMD－3 精神分裂症诊断标准至少多少时间可以确定诊断（　　）

A. 2 周　　B. 1 个月　　C. 2 个月

D. 4 个月　　E. 6 个月

19. 精神分裂症的首选药物是（　　）

A. 氯丙嗪　　B. 奋乃静　　C. 氟哌定醇

D. 丙米嗪　　E. 碳酸锂

20. 抗精神分裂症药物的最主要不良反应是（　　）

A. 低血压　　B. 锥体外系症状　　C. 内分泌紊乱

D. 便秘　　E. 心脏及肝毒性作用

21. 表现为语言表达难以理解，句与句之间或字与字间缺乏内容的连贯性和逻辑性属于下列哪种思维障碍（　　）

A. 思维中断　　B. 思维云集　　C. 破裂性思维

D. 思维贫乏　　E. 思维异己体验

22. 某患者无端坚信自己是个伟大的发明家，此症状属于（　　）

A. 关系妄想　　B. 破裂性思维　　C. 幻想

D. 夸大妄想　　E. 幻觉

23. 某患者身穿一身红，以此来表示自己是彻头彻尾的革命者，此症状属于（　　）

A. 思维奔逸　　B. 病理性象征性思维　　C. 夸大妄想

D. 错觉　　E. 关系妄想

24. 患者被问及年龄时回答：我姓李，木子李，桃李满天下。该患者出现下列哪种思维障碍（　　）

A. 思维中断　　B. 思维云集　　C. 破裂性思维

D. 思维贫乏　　E. 思维松散

25. 患者，36 岁，男性，23 岁结婚，婚后半年开始怀疑爱人作风不正，常争吵、打闹，过后又同爱人说："我也不信，就是耳朵里有人说你和别人有两性关系"。一次在田间劳动时突然看到全家人被一起埋在一个大坑里，当天突然将农场一台拖拉机砸毁，过后解释说是听到国家领导人在空中说："快砸"。体格和神经系统检查正常，既往无癫痫以及其他脑器质性疾病病史，其诊断是（　　）

A. 癫痫性精神障碍　　B. 精神分裂症　　C. 偏执性精神病

D. 脑肿瘤所致精神障碍　　E. 脑炎所致精神障碍

26. 患者，男性，65 岁，脑出血，有意识障碍，不时大喊"床上有毛毛虫，树、生、飞、我写字……塑料盒……一去不复返……"该症状是（　　）

A. 思维破碎　　B. 思维松弛　　C. 思维不连贯

D. 思维中断　　E. 思维插入

27. 患者，男性，59 岁，病程 3～4 年。主要表现不愿与他人接触，喜独处沉思，自言自语；大吵大闹，无故打人；言语少，情感淡漠，孤僻；赤足露胸，生活懒散，衣着不整，不洗澡，随地便溺；需要什么以打手势示意，思维贫乏，自发言语杂乱无章。躯体检查神经系统检查均正常。诊断为（　　）

A. 精神分裂症（衰退型）　　B. 老年性痴呆　　C. 人格改变

D. 脑器质性精神障碍　　E. 精神发育退缩

28. 22 岁男性，大学二年级学生。近一年来听课发愣，不做笔记，时有自语自笑，动作迟缓，吃一顿饭要一个多小时。患者 5 天前开始终日卧床，不吃饭，不知上厕所。精神检查：意识清晰，卧床不动不语，针刺其身体无反应，肌张力增高，令患者张嘴，反把嘴闭得更紧；把患者肢体摆成不舒服的姿势，可以保持很久不变，躯体及神经系统检查无异常。该患者的正确诊断是(　　)

A. 抑郁症　　B. 脑炎　　C. 精神发育迟滞

D. 癔症　　E. 精神分裂症（紧张型）

29. 某男，22 岁，一年前因精神刺激表现为郁郁不乐，认为自己有罪，耳边听到有说话声，内容说不出，有时侧耳倾听“地球隆隆响声”，问家人“为什么我想的事别人都知道”。看见小汽车非常恐惧，不出门，独处一隅，喝酒，自语自笑。躯体神经系检查均正常。检查：意识清晰，一次突然对着打开的电风扇下跪说：“我有罪，该死。”近期听到电风扇有一男人说：“你是叛徒，内奸”，认为自己大脑被一名死者控制着，哭笑都不受自己支配，自己想事别人通过遥控器控制他。有时想事想到一半时，认为想法被一个死人“抽走”了，无法继续想下去。该患者的诊断是(　　)

A. 抑郁症　　B. 精神分裂症偏执型　　C. 反应性精神病

D. 偏执性精神病　　E. 脑器质性精神病

扫码“练一练”

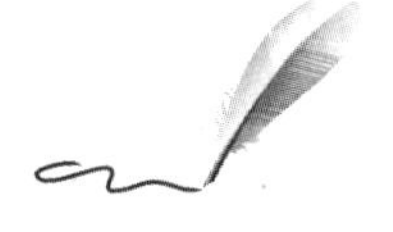

第八章　心境障碍患者的治疗与护理

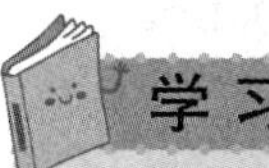

学习目标

1. **掌握**　心境障碍概念、躁狂发作及抑郁发作的临床表现、护理措施。
2. **熟悉**　心境障碍治疗要点、护理评估及护理诊断。
3. **了解**　心境障碍病因与发病机制、临床诊断、护理目标及护理评价。
4. 能够运用所学的知识对心境障碍患者依据护理程序进行整体护理。
5. 具有尊重、理解、关爱患者的意识。

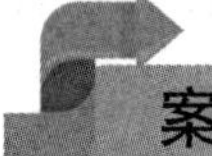

案例导入

男性，30岁，未婚。近半月来自觉聪明过人，能力非凡，精力旺盛，逢人打招呼，整天喜气洋洋。每天早起出门，很晚回家。乱买东西送人，喜欢唱歌、跳舞、结交朋友，尤其喜欢接近异性。交谈时，滔滔不绝，脑子里一个念头接一个念头出现，写文章一挥而就。好管闲事，做事虎头蛇尾，举止轻浮，不顾后果，情绪不稳，常为小事而勃然大怒。

请问：

1. 该患者具有哪些精神症状？
2. 如何运用护理程序对患者进行整体护理？
3. 对患者及家属如何开展健康教育？

心境障碍又称为情感性精神障碍，是指由各种原因引起的、以显著而持久的心境或情感改变为主要特征的一组疾病。其临床特征是：以情绪高涨或低落为主要的、基本的或原发的症状，常伴有相应的认知和行为改变。轻重程度不一，轻者无精神病性症状，对社会功能影响较轻；重者可有明显的精神病性症状（如幻觉、妄想等），对社会功能影响较重，多为间歇性病程，具有反复发作的倾向。间歇期精神活动基本正常，预后一般较好，部分可有残留症状或转为慢性病程。按ICD－10分类，心境障碍包括躁狂发作、抑郁发作、双相情感障碍、复发性抑郁障碍和持久性心境障碍等几个类型。

根据1982年国内在12个地区开展的精神疾病的流行病学调查，心境障碍终生患病率为0.76‰，时点患病率为0.37‰；1992年又对其中7个地区进行了复查，发现心境障碍的终生患病率为0.83‰，时点患病率为0.52‰，较十年前有所增长。西方国家心境障碍的终生患病率为30‰～250‰，远远高于我国报道的数字。

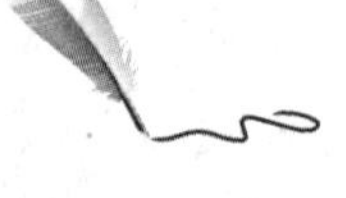

WHO有关全球疾病统计显示，1990年抑郁发作和双相情感性障碍分别排在第5位和18位。在我国，1990年抑郁发作和双相情感性障碍分别排在第2位和12位。

第一节　病因和发病机制

本病的病因尚不清楚，大量的研究资料提示遗传因素、神经生化因素和心理社会因素等与本病的发生有关。

一、遗传因素

家系研究、双生子研究与寄养子研究显示，情感性精神障碍患者中，有家族史者为30%～41.8%，血缘关系越近，患病概率越高。并且发病年龄逐代提早，疾病严重性逐代增加（早期遗传现象）。国外研究发现单卵双生子的患病率为56.7%，而双卵双生子为12.9%。分子遗传学研究有不少阳性发现，由此说明遗传因素在情感性精神障碍发病中占有重要地位。

二、神经生化改变

大量科研资料提示中枢单胺类神经递质的变化和相应受体功能的改变可能与情感性精神障碍的发生发展有关，并据此提出了各种理论假设。

1. 5－羟色胺（5－HT）假说　5－HT功能活动降低与抑郁发作密切相关。

2. 去甲肾上腺素（NE）假说　抑郁症患者NE降低，而躁狂症NE增高；抑郁症患者脑内NE受体的敏感性增高。

3. 多巴胺（DA）假说　神经化学和药理学研究发现抑郁发作脑内DA功能降低，躁狂症DA功能增高。

4. γ－氨基丁酸（GABA）假说　GABA是中枢神经系统主要的抑制性神经递质，临床研究发现卡马西平、丙戊酸钠具有抗躁狂和抗抑郁作用，它们的药理作用与脑内GABA含量的调控有关。双相障碍患者血浆和脑脊液中GABA水平下降。

有研究显示，上述神经递质相应受体功能的改变，以及受体后信号传导系统的改变也参与情感性精神障碍的发病。

三、神经内分泌功能异常

许多研究发现，情感性精神障碍患者有下丘脑－垂体－肾上腺轴（HPA）、下丘脑－垂体－甲状腺轴（HPT）、下丘脑－垂体－生长素轴（HPGH）的功能异常。研究发现，部分抑郁发作患者血浆皮质醇分泌过多，分泌昼夜节律改变，无晚间自发性皮质醇分泌抑制；重症抑郁发作患者脑脊液中促皮质激素释放激素（CRH）含量增加。

此外，研究发现情感性精神障碍患者脑电生理及神经影像都见异常。

四、心理社会因素

应激性生活事件与情感性精神障碍，尤其与抑郁发作的关系较为密切。个体经历一些负性生活事件，如丧偶、离婚、婚姻不和谐、失业、严重躯体疾病、家庭成员患重病或突然病故，均可导致抑郁发作的发生。另外经济状况差、社会阶层低下者也易患本病。女性应付应激能力低于男性，更易患本病。

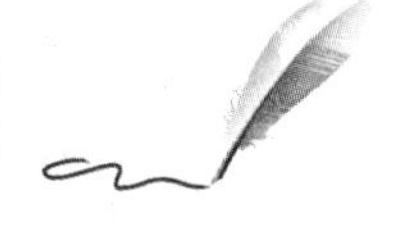

第二节　临床表现及治疗要点

一、临床表现

（一）躁狂发作

躁狂发作（manic episode）的典型临床症状是情绪高涨、思维奔逸、活动增多等“三高”症状，可伴有夸大观念或妄想、冲动行为等，并有不同程度的社会功能损害，或给别人造成危险或不良后果。

1. 情绪高涨　情绪高涨是躁狂发作的基本症状。典型表现为患者自我感觉良好，心境轻松、愉快，生活快乐、幸福；整日兴高采烈，笑逐颜开。其高涨的情感具有一定的感染力，语言诙谐风趣，常博得周围人的共鸣。患者的情绪可以不稳定，有易激惹、愤怒、敌意，动辄暴跳如雷、怒不可遏，甚至可出现破坏及攻击行为，但持续时间较短，易转怒为喜。

2. 思维奔逸　患者联想速度明显加快，思维内容丰富多变，自觉脑子聪明，反应敏捷，语量大、语速快，有时会感到语言跟不上思维的速度。联想丰富，概念一个接一个地产生，或高谈阔论、信口开河，严重时可出现“音联”和“意联”。

3. 活动增多　患者自觉精力旺盛、能力强，想多做事、做大事，想有所作为，因而活动明显增多，整日忙碌不停，但多为虎头蛇尾，有始无终。患者精力格外充沛，毫无疲倦之感。有时表现为爱管闲事，爱打抱不平，爱与人开玩笑，爱接近异性；有的表现为爱打扮，轻浮或鲁莽行为（如挥霍、不负责任，或不计后果的行为等），自我控制能力差。严重时可出现攻击和破坏行为。

4. 夸大观念及夸大妄想　在心境高涨的背景下，常出现夸大观念（常涉及健康、容貌、能力、地位和财富等），自我评价高，自命不凡，盛气凌人。严重时可发展为夸大妄想，但内容多与现实接近。

5. 睡眠需求减少　睡眠明显减少但无困倦感，是躁狂发作特征之一。

6. 其他症状　可有食欲增加、性欲亢进、交感神经兴奋等。发病初期自知力就有不同程度的损害。

儿童、老年患者症状常不典型。儿童患者思维活动较简单，情绪和行为症状较单调，多表现为活动和要求增多。老年患者多表现为夸大、狂傲、倚老卖老和易激惹，而情绪高涨、意念飘忽及活动增多不明显。

（二）抑郁发作

抑郁发作的核心症状包括情绪低落、兴趣缺失和乐趣丧失，可伴有躯体症状、自杀观念和行为等。

1. 情绪低落　患者自觉情绪低沉、苦恼忧伤，有度日如年、生不如死之感，自称“高兴不起来”“活着没意思”等，常有无望感、无助感和无用感。典型病例常有晨重晚轻变化的特点。

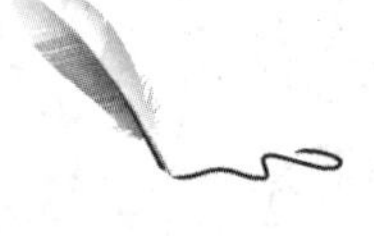

2. 兴趣缺失　患者对各种以前喜爱的活动缺乏兴趣，如文娱活动、体育运动、业余爱好等。

3. 乐趣丧失　患者无法从生活中体验到乐趣，或称为快感缺失。

4. 思维迟缓　患者的思维联想过程受到抑制，反应迟钝、思路闭塞，自觉“脑子不转了”“好像是生了锈的机器”。表现为主动语言减少，语速明显减慢，思考问题困难。

5. 意志活动减退　患者活动明显减少，动作迟缓，严重者可表现为木僵或亚木僵状态。激越患者表现紧张、烦躁不安，难以控制自己，甚至出现攻击行为。

6. 焦虑　患者表现紧张、担心、坐立不安、甚至恐惧。焦虑与抑郁常常伴发，是抑郁发作的主要特征症状之一。

7. 自责自罪　患者对自己既往的一些轻微过失或错误痛加责备，认为自己的一些作为让别人感到失望。严重时达到罪恶妄想。

8. 自杀观点和行为　患者感到生活的一切，甚至生活本身都没有意义，以为死是最好的归宿。可有自杀计划和行为，反复寻求自杀。自杀行为是严重抑郁的一个标志，抑郁发作中至少有25%的人有自杀企图或自杀行为。

9. 精神症状　患者可出现妄想或幻觉。内容可与抑郁心境相协调，如罪恶妄想；也可与抑郁心境不协调，如被害妄想等。

10. 躯体症状　患者主要有睡眠障碍、食欲减退、性功能减退、体重下降、躯体疼痛不适、精力丧失、自主神经功能失调症状等。睡眠障碍主要表现为早醒，早醒后不能再入睡，有的表现为入睡困难，睡眠不深。

（三）双相障碍

双相障碍（bipolar disorder）的临床特点是反复（至少两次）出现心境和活动水平的明显改变，有时表现为心境高涨、精力充沛和活动增强，有时表现为心境低落、精力减退和活动减少。发作期间通常完全缓解。最典型的形式是躁狂和抑郁交替发作。

（四）持续性心境障碍

1. 恶劣心境障碍（dysthymic disorder）　指一种以持久的心境低落为主的轻度抑郁，常伴有焦虑、躯体不适和睡眠障碍，患者具有自知力。

2. 环性心境障碍（cyclothymia）　指心境高涨与低落反复出现，程度较轻，每次发作时极少严重到躁狂或抑郁的程度。

二、临床诊断

情感性精神障碍的诊断主要根据病史、临床表现、病程及体格检查和实验室检查，典型病例诊断一般不困难。

（一）躁狂发作

1. 症状学标准　症状以情绪高涨和（或）易激惹为主要特征，且相对持久。首次发作者情绪障碍至少已持续2周（如症状严重到需住院或过去有符合标准的躁狂或抑郁发作者不受此限），且至少有下列症状中3项（若情绪仅为易激惹，则需具有4项）。

（1）言语比平时增多，或滔滔不绝。

（2）意念飘忽，思维奔逸。

（3）注意力不集中，随境转移。

（4）自负，自我评价过高。

（5）自我感觉良好，感到头脑灵活、身体特别强壮或精力充沛。

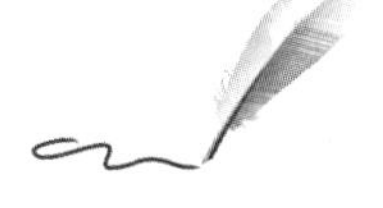

（6）对睡眠的需要减少且无疲乏感。

（7）活动增多（包括工作、日常活动、社交及性行为方面）。

（8）轻率任性，不顾后果。

（9）性欲明显亢进。

2. 严重标准 严重损害社会功能或给别人造成危险或不良社会后果。

3. 病程标准 ①符合症状标准和严重标准至少已经持续1周。②可存在某些分裂症症状，但不符合分裂症的诊断标准。若同时符合分裂症的症状标准，在分裂症状缓解后，满足躁狂发作标准至少1周。

4. 排除标准 不符合脑器质性精神障碍、躯体疾病与精神活性物质和非依赖性物质所致精神障碍。

知识拓展

躁狂发作与精神分裂症的区别

项目	躁狂发作	精神分裂症
病前适应能力	较好	较差
起病特点	多急性起病	多慢性起病
家族史	心境障碍家族史	精神分裂症家族史
主要临床表现	协调性精神运动性兴奋，有感染力	不协调性精神运动性兴奋，无感染力
幻觉妄想	内容与情感障碍相关或一致	内容与情感障碍无关
病程	有间歇期	较长
预后	一般较好	一般较差

（二）抑郁发作

1. 症状学标准 在连续2周的时间里，患者表现出下列9个症状中的5个以上。这些症状必须是患者以前没有的或者很轻的，并且至少包括（1）和（2）中的一个。

（1）每天的大部分时间心情抑郁（感到伤心，心里空空的，暗暗流泪）。

（2）在每天的大部分时间里，对所有或者大多数平时感兴趣的活动失去了兴趣。

（3）体重显著减少或增加（偏离正常体重的5%），食欲显著降低或增加。

（4）每天失眠或者睡眠过多。

（5）每天精神运动亢进或减少。

（6）每天感到疲劳，缺乏精力。

（7）每天感到自己没有价值，或者自罪自贬（可能出现妄想）。可以是普通的自责，或是对自己的抑郁感到丢脸。

（8）每天注意力和思考能力下降，做决定时犹豫不决。

（9）常常想到死，有自杀的念头但没有具体的计划；或者是有自杀的具体计划，甚至有自杀行为。

2. 严重标准 社会功能受损，给本人造成痛苦或不良后果。

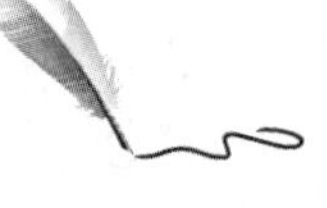

3. 病程标准 ①符合症状标准和严重标准至少已持续2周。②可存在某些分裂性症状，但不符合分裂症的诊断。若同时符合分裂症的症状标准，在分裂症状缓解后，满足抑郁发作标准至少 2 周。

4. 排除标准　排除器质性精神障碍或精神活性物质和非成瘾物质所致抑郁。

（三）双相情感障碍的诊断标准

符合下列 2 项中的 1 项。

（1）过去有躁狂发作，本次表现为抑郁发作者。

（2）过去有抑郁发作，本次表现为躁狂发作者。

三、治疗要点

（一）药物治疗

1. 躁狂发作　锂盐是躁狂患者首选治疗药物。临床常用碳酸锂，需要注意的是碳酸锂的治疗量和中毒量相接近，故需要密切观察病情变化和治疗效果，同时定期对血锂浓度进行检测；其他情绪稳定剂，如卡马西平，适用碳酸锂无效者，剂量 400 ~ 1200mg/d。抗精神病药物对躁狂时的兴奋、冲动症状，尤其是伴有精神病性症状如幻觉、妄想等症状有很好的治疗作用，其起效时间比锂盐快，目前推荐非典型抗精神药，如喹硫平、奥氮平等。氯丙嗪、氟哌啶醇、适用急重症患者。

2. 抑郁发作　首选为选择性 5 – HT 再摄取抑制剂（SSRIs），氟西汀、舍曲林、帕罗西汀。三环类抗抑郁药物，丙咪嗪、阿米替林、多虑平等起效慢，2 ~ 3 周达到最佳疗效，若治疗 4 ~ 6 周无效，可判定此药对该患者无效。新一代的抗抑郁药物可用于抑郁症的治疗。患者对药物的反应存在个体差异，因此需根据患者的疾病特点、既往用药史等来选择药物是临床技巧之一。

（二）无抽搐电痉挛治疗

对锂盐治疗无效或病情严重的躁狂发作患者、自杀意念强烈的抑郁发作患者适合使用无抽搐电痉挛治疗，显效快而效果好，待症状缓解后改用药物维持。一般隔日一次，8 ~ 12 次为一疗程。

（三）心理治疗

贯穿于整个治疗过程，目的在于消除患者不必要的顾虑和悲观情绪，改变患者的不良认知方式，缓解情感症状，尤其对轻中度的抑郁患者效果好。心理治疗的方法很多，常用于情感障碍尤其是抑郁症患者的是认知治疗和认知行为治疗。

双相情感性精神障碍，可根据目前发作类型、病程特点及躯体状况，选用心境稳定剂、抗精神病药物、抗抑郁药物、苯二氮䓬类药物或联合使用上述药物。

第三节　心境障碍患者的护理

一、护理评估

1. 主观资料　评估患者有无幻觉、妄想、情感高涨或低落、思维奔逸或迟缓、兴趣缺失等；发生及持续的时间等。

2. 客观资料　评估患者一般状况、体格检查及精神状况。

3. 相关因素　评估患者年龄、性别、婚姻、职业，个人成长发展史、既往史、生活方式、特殊嗜好、家族史、过敏史、生活情况（如睡眠、衣着、饮食、大小便、女性患者的

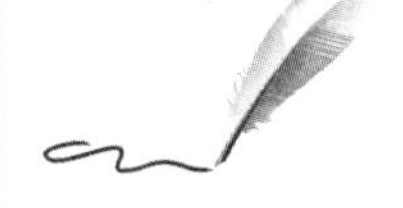

生育和月经史、自理能力）；何种原因发病，病程及治疗情况等。

评估患者与周围环境接触如何；对周围事物是否关心；主动接触和被动接触状况；合作情况；家庭环境、各成员之间关系是否融洽，经济状况、受教育情况、工作环境。病前个性特征、生活事件、应对挫折与压力的心理行为方式及效果（特别要评估对自身或他人有无危险）。

二、护理问题

（一）与躁狂发作有关的护理问题

1. 有暴力行为的危险 与激惹、情感控制力下降等有关。

2. 思维过程改变 与躁狂发作有关的思维联想过程、思维内容改变有关。

3. 睡眠型态紊乱 与精神运动性兴奋有关。

4. 个人应对不良 与躁狂兴奋有关。

（二）与抑郁发作有关的护理问题

1. 有自伤、自杀的危险 与抑郁、自我评价低、悲观绝望等情绪有关。

2. 睡眠型态紊乱 与情绪低落等因素有关。

3. 个人应对不良 与情绪低落、无助感、精力不足、疑病等因素有关。

三、护理目标

（一）躁狂发作的护理目标

（1）患者能控制自己情绪，不发生暴力行为。

（2）患者的活动量减少，机体消耗与营养供给平衡。

（3）患者的生活规律化，躯体一般状况正常化。

（4）护患关系得到改善，患者能够配合治疗与护理。

（二）抑郁发发作的护理目标

（1）患者未出现自我伤害行为，无消极行为。

（2）患者的各种症状得到缓解，恢复生活自理能力。

（3）患者的生活规律化，生理功能正常化。

（4）患者自我评价，提高了社会交往能力。

（5）通过建立良好的护患关系，患者能用适当的方式宣泄不良情绪，建立有效的应对机制。

四、护理措施

（一）躁狂发作护理措施

1. 提供安全和安静的环境

（1）提供较宽大的空间，室内物品要求简单化，以避免患者兴奋毁物。

（2）注意室内的物品颜色淡雅、整洁，以保证患者安全和情绪稳定。

2. 维持适当的营养、休息和个人卫生

（1）提供高营养的食物，维持患者所需要的营养和水分。

（2）合理安排患者活动、休息和睡眠时间。

（3）督促患者维持适当的穿着，保持个人卫生。

3. 指导患者参与有益的活动

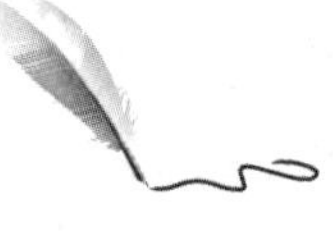

（1）正面引导患者做既不需要专心、又无竞争性的活动，如参加工娱治疗、打球、跑

步、拔河、擦地等活动，并加以鼓励和肯定。

（2）如患者无法避免破坏性行为时应告知患者，进行保护性约束和隔离。

4. 维持用药

（1）了解患者无法持续用药的问题，针对患者的问题进行分析并设法解决，帮助患者维持用药。

（2）对容易忘记服药的患者，与其共同商量服药与日常活动相配合，坚持服药。

（3）密切观察碳酸锂的不良反应。严密观察锂盐的不良反应和中毒反应，如发现不良反应等及时报告医生，予以处理。

5. 心理护理　要具备强烈的责任感和同情心，启发和帮助患者以正确的态度对待疾病。协助患者正确认识自己的疾病，尽量多与患者交谈，让患者描述内心想法，帮助患者学会应对方法。

要通过自己的言语、表情和姿势去影响或改变患者的心理状态和行为。注意不要用语言刺激患者，以免影响患者情绪，造成不良后果。要尽量满足患者合理要求，对不合理要求，一定要耐心地解释和劝说，力求达到预期效果。给患者进行护理治疗时，应先耐心做说服解释工作，以取得合作。当患者发生冲动、攻击行为时，护理人员应沉着冷静、避免言语刺激，采取相应措施，降低患者的兴奋性，控制冲动、攻击行为。

（二）抑郁发作的护理措施

1. 预防患者自伤自杀的行为　提供安全和安静的环境，将有自伤自杀危险的患者安置于重点房间，其活动不离开护士视线，严格交接班，认真执行危险物品管理制度和服药检查制度。

2. 维持日常生活的需求　应选择患者平常较喜欢、富含纤维的食物，可少食多餐，或陪伴患者用餐等。如患者拒食，必要时采取喂食、鼻饲、静脉输液等，以维持水分和营养。改善睡眠状态，护理人员白天应安排或陪伴患者从事多次短暂的活动，晚上睡觉前给予适当的饮料如牛奶，洗温水澡，遵医嘱给予必要的安眠药物，并保证安静的睡眠环境。对早醒患者给予安抚，使其延长睡眠时间。

3. 用药护理　协助医生，帮助患者维持用药。用药期间密切观察药物的治疗效果及不良作用。

4. 心理护理　鼓励患者抒发自己的想法。在接触言语很少的患者时，应耐心、缓慢以及非言语的方式表达对患者的关心与支持，通过这些活动逐渐引导患者注意外界，同时利用治疗性的沟通技巧，协助患者表达其看法。

5. 学习新的应对技巧　为患者创造和利用各种个人或团体人际接触的机会，以协助患者妥善处理问题，改善人际互动的方式，当患者抑郁时能够得到许多关心和协助。护理人员要加强患者适应性的行为反应，忽视不适应行为，从而改变患者应对方式。

（三）健康教育

根据患者特点，进行个体化的健康教育，以提高患者及家属对疾病的认识，从而达到治疗的目的。

1. 针对患者　向患者介绍疾病的有关知识，指导患者掌握复发的先兆症状及如何预防复发。使患者掌握药物的不良反应和预防措施，帮助和鼓励患者明确坚持用药、定期门诊复查的重要性。鼓励患者积极参加家庭和社会活动，锻炼自理能力和社会适应能力。帮助

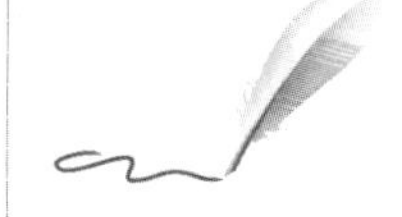

患者面对和恰当处理现实环境中发生的各种应激源。

2. 针对家属 指导家属学习有关疾病知识和如何预防疾病复发的常识，为患者创造良好的家庭环境和人际互动关系。指导家属帮助患者管理药物并监护患者按时服药，密切观察患者的病情变化和药物不良反应，以保护患者不受冲动或自残行为的伤害，增强患者的自信心。

五、护理评价

护理评价始终贯穿于整个的护理过程中，评价护理目标是否实现，找出未实现的原因，重新修订护理计划，采取新的护理措施。

（1）患者是否控制自己情绪，没有出现暴力及自杀等行为。

（2）患者的各种症状是否得到缓解，是否恢复生活自理能力。

（3）患者的生活是否规律化，生理功能是否趋于正常。

（4）护患关系是否得到改善，患者能够配合治疗与护理，是否能用适当的方式宣泄不良情绪，是否提高了社会交往能力。

知识拓展

微笑型抑郁

微笑型抑郁患者待人彬彬有礼，面带笑容，看起来与常人无异，其抑郁症状被外在的“微笑”所掩盖，也称为“隐匿性抑郁”。

1. 好发人群　①多发生在学识高、事业有成的成功人士中。这类人群为了维护自己的“强人”形象，有意隐瞒自己的负性情绪。②有自杀企图的重度抑郁患者为了达到自杀的目的，有意识地强颜欢笑而掩盖自己的症状，逃避医务人员、亲友的注意。因此，重度抑郁患者如果情绪突然“好转”，可能是自杀前的征兆，要予以重视。

2. 对患者的影响　①自伤企图和行为不易发现：此类人群不愿向人倾诉，内在的负性情绪被“微笑”所掩盖，日积月累不能宣泄，并且不容易为周围人重视和发现，容易发生自杀行为。②合并严重的躯体症状：此类患者会合并较多的躯体症状，自主神经功能失调的症状较常见，如食欲减退、乏力、顽固性睡眠障碍等。

本章小结

概念		心境障碍是指由各种原因引起的、以显著而持久的心境或情感改变为主要特征的一组疾病
临床表现	躁狂发作	情绪高涨、思维奔逸、活动增多，伴有夸大观念或妄想、冲动行为等
	抑郁发作	情绪低落、兴趣缺失和乐趣丧失，伴有躯体症状、自杀观念和行为等
护理评估	主观资料、客观资料、相关因素三个方面评估	
护理措施	躁狂发作	提供安全和安静的环境；维持适当的营养、休息和个人卫生；指导患者参与有益的活动；维持用药；心理护理
	抑郁发作	预防患者自伤自杀的行为；维持日常生活的需求；用药护理；心理护理；指导患者学习新的应对技巧

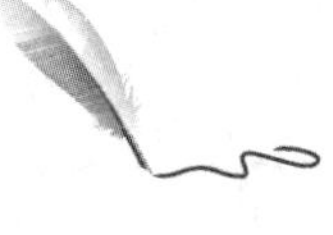

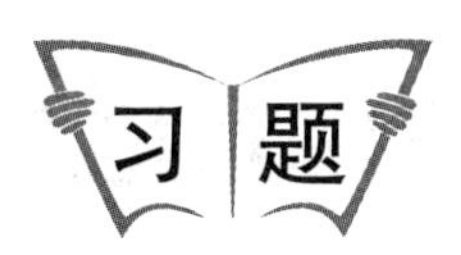

一、选择题

【A1/A2 型题】

1. 躁狂发作睡眠障碍的特点是(　　)

A. 入睡困难　　B. 多梦　　C. 早醒

D. 睡眠需求减少　　D. 易惊醒

2. 下列哪种疾病最易出现自杀行为(　　)

A. 癔症　　B. 精神分裂症　　C. 抑郁症

D. 躁狂症　　E. 精神发育迟缓

3. 患者，女性，32 岁，已婚。近 3 周来无明显诱因出现情绪低落，晨重晚轻，兴趣缺乏，精力减退，言语减少，动作迟滞；自觉脑子笨，悲观失望；早醒，食欲减退，便秘，性欲减退；自责自罪，多次自杀未遂。该患者最可能的诊断为(　　)

A. 神经衰弱　　B. 应激相关障碍　　C. 恶劣心境

D. 抑郁发作　　E. 隐匿性抑郁

4. 患者，女性，36 岁。自述脑子反应快，特别灵活，好像机器加了“润滑剂”；思维敏捷，概念一个接一个地不断涌现出来，说话的主题极易随环境而改变。患者可能患有(　　)

A. 躁狂发作　　B. 疑病症　　C. 神经衰弱

D. 精神分裂症　　E. 精神发育迟缓

【A3/A4 型题】

(5 ~ 6 题共用题干)

患者，女性，30 岁，工人。1 个月前由于工作失误受到领导当众批评，患者感到委屈，出现失眠、早醒，对前途悲观失望，整天闷闷不乐，少于人交往，认为人心难测，怀疑同事会看不起她。近 1 周来，一反常态，出现兴奋话多，说终于战胜了自己。自我感觉良好，自我评价高，说要考大学，通宵看书，要力争把失去的时间补回来。说领导批评她是嫉妒她的才能，不认为自己有病。

5. 该患者最可能的诊断是(　　)

A. 双相情绪障碍　　B. 应急相关障碍　　C. 分裂样精神病

D. 分裂情感性精神障碍　　E. 癔症性精神障碍

6. 该患者目前较为合理的治疗方案(　　)

A. 选用氯丙嗪治疗

B. 选用利培酮治疗

C. 选用地西泮睡前口服即可

D. 选用支持性心理治疗

E. 选用碳酸锂治疗，可短期合并镇静剂作用强的抗精神病药物

扫码“练一练”

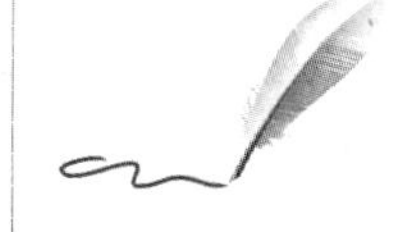

第九章　神经症和癔症患者的护理

学习目标

1. **掌握**　恐惧症、焦虑症、强迫症的概念；常见各类神经症、癔症的临床表现，护理措施。

2. **熟悉**　神经症的共同特征，各种神经症及癔症的治疗要点、护理评估及护理诊断。

3. **了解**　神经症患者的常见护理诊断和护理措施。

4. 能够运用所学的知识，对神经症和癔症患者依据护理程序进行整体护理，具有尊重、理解、关爱患者的意识。

案例导入

张某，男性，22岁，大学四年级学生。半年多来，因面临即将毕业择业的困惑而常常感到有一种莫名的紧张、恐惧，总有一种大祸临头的感觉，入睡困难，常为一些小事浮想联翩，白天看书或动脑筋时感到疲劳，注意力和学习效率下降。近一个月来，上述症状加重，担心毕业论文通不过而不能毕业，无法找到工作，更谈不上个人婚姻大事，感觉整夜无法入眠，出现心悸、气急、胸闷、心神不定、焦躁不安等症状，到当医院检查没有发现异常。

请问：

1. 该患者属于神经症的那一种类型？
2. 如何为该患者进行护理？

神经症（neurosis）是一组轻型精神障碍的总称，其临床表现为恐惧、焦虑、强迫、疑病症状、神经衰弱或躯体不适感等。病程大多持续迁延或呈发作性。

知识拓展

神经症概念的变迁

神经症这一术语是苏格兰医生 William Cullen（1710—1790年）于1769年提出，当时泛指神经系统疾病，包括功能性障碍和器质性疾病。19世纪，随着临床神经病学的发展，神经系统多种器质性疾病陆续从神经症中分离出去，神经症的概念随之发生了变化，变成神经系统的功能疾病，并达成共识：神经症是一种精神障碍。作为一组人为合并的起来的精神障碍，各类神经症的病因、发病机制、临床表现及治疗都不尽相同。因此，20世纪80年代美国等西方国家已不再使用神经症这一诊断，而用焦虑障碍、躯体障碍等取代。

第一节　神经症患者的治疗与护理

一、焦虑症性神经症

焦虑症（anxiety）是以广泛和持续性的焦虑或以反复发作的惊恐不安为主要特征的神经症性障碍，常伴胸闷、心悸、呼吸困难、口干、出汗等自主神经系统症状和运动性不安等症状。临床分为广泛性焦虑障碍与惊恐障碍两种主要形式。

（一）病因和发病机制

1. 遗传因素　双生子研究表明，焦虑障碍有明显的遗传倾向，主要见于惊恐障碍。

2. 生化因素　去甲肾上腺素（NE）：焦虑症患者有 NE 活动的增强。许多主要影响中枢 5 - 羟色胺（5 - HT）的药物对焦虑症状有效，表明 5 - HT 参与了焦虑的发生，但确切机制尚不清楚。

3. 心理因素及个性特征　心理动力学理论认为，焦虑源于内在的心理冲突，是童年或少年期被压抑在潜意识中的冲突在成年后被激活，从而形成焦虑，患者病前多胆小怕事、自卑多疑、做事思前想后，犹豫不决。

（二）临床表现和治疗要点

1. 临床表现

（1）广泛性焦虑症（generalized anxiety disorder，GAD）　又称慢性焦虑症，是焦虑症最常见的表现形式。可见于任何年龄段，多见于 40 岁以前。起病缓慢常无明显诱因，有显著的自主神经症状、肌肉紧张和运动性不安，患者难以忍受又无法解脱，占焦虑症的 57%。

①精神方面：对未来可能发生的、难以预料的某种危险或不幸事件的经常担心是焦虑症的核心症状。患者常有恐慌的预感，终日心烦意乱，坐卧不宁，忧心忡忡，注意力难以集中，对日常生活中的事物失去兴趣，导致生活和工作受到严重影响。尽管知道这是一种主观的过虑，但患者不能控制使其颇为苦恼。

②躯体方面：运动性不安表现为搓手顿足、来回走动、不能静坐等，手指和面部肌肉有轻微震颤，精神紧张时更为明显。肌肉紧张和强直，特别在背部和肩部，经常感到紧张性疼痛和疲乏。患者可出现紧张性头痛，常表现为顶、枕区的紧压感。

③自主神经功能紊乱：以交感神经系统活动过度为主，如头晕、胸闷、心悸、心搏加速、多汗、面部潮红或苍白、口干、吞咽梗阻感、胃部不适、恶心、腹痛、腹胀、腹泻、尿频等。部分患者可出现阳痿、早泄、月经紊乱和性欲缺乏等性功能障碍。

④过分警觉：表现为惶恐、易惊吓、对声音过敏、注意力不集中、记忆力下降等。难以入睡和容易惊醒，同时可合并抑郁、疲劳、恐惧等症状。

⑤其他症状：广泛性焦虑患者常合并强迫、恐惧、抑郁及人格解体等症状。

（2）惊恐障碍（panic disorder）　又称急性焦虑症，据统计约占焦虑症的 41.3%。发作突然，中止迅速，10 分钟内达到高峰，一般持续 5 ~ 20 分钟，很少超过 1 小时。发作后一切正常，可反复发作，典型的临床表现主要体现在三个方面。

①惊恐发作：患者在日常活动中，突然出现强烈恐惧，感觉自己要失控或将要死去（失控感或濒死感），这种感觉使患者痛苦万分，难以忍受。同时伴有显著躯体不适感，如

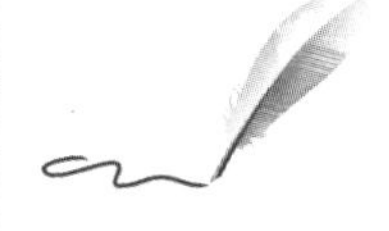

胸闷、胸痛、气急、喉头堵塞窒息感、头晕、多汗、口干、面部潮红或苍白、震颤、手脚麻木、胃肠道不适等，也可有人格解体、现实解体等痛苦体验。

②预期焦虑：发作时意识清晰，事后能回忆发作的经过。此种发作虽历时较短暂，但不久又可突然再发，两次发作的间歇期没有明显症状。大多数患者在间歇期因担心再次发病而紧张不安，并可出现一些自主神经活动亢进症状，称为预期性焦虑。

③回避及求助行为：在发作间歇期，多数患者因担心发作时得不到帮助，因此主动回避一些活动，如不愿单独出门、不愿到人多的场所、不愿乘车旅行等。惊恐发作患者也可有抑郁症状，有的有自杀倾向，需注意防范。

2. 治疗要点

（1）心理治疗　认知治疗、行为治疗或认知-行为治疗等。

（2）药物治疗　理想抗焦虑药物应符合以下标准：能消除焦虑，但无过度的镇静作用；能产生松弛作用，不引起锥体外系症状或共济失调；不抑制呼吸，安全系数好；治疗指数高，无成瘾危险、耐受性好；应用范围广泛，对老年人也适用，使用方便。临床上常用抗焦虑药物有苯二氮䓬类药物、5-HT1A受体部分激动剂等。

知识拓展

焦虑和焦虑症的区别

焦虑是每个正常人都有过的体验，指在面临某种处境时产生的一种不愉快的情绪和紧张不安的感觉。这种焦虑是有明确的焦虑源，所担心的事情也符合客观规律。焦虑症患者的焦虑则没有明确的焦虑源，而是经常出现莫名其妙的持续性精神紧张、惊恐不安，并伴有头晕、心悸、出汗等自主神经紊乱的症状。

二、强迫性神经症

强迫症（obsession）是一种以反复出现的强迫观念、强迫症状、强迫行为为主要特征的一类神经性障碍。其共同特点为：①患者意识到这种强迫观念、意向和动作是不必要的，但不能为主观意志加以控制；②患者为这些强迫症状所苦恼和不安；③患者可仅有强迫观念或强迫动作，或既有强迫观念又有强迫动作，强迫动作可认为是为了减轻焦虑不安而做出来的准仪式性活动；④患者自知力保持完好，求治心切。患病率约0.3‰，占神经症的1.3%，城乡及性别之间无明显差异。成年人中以脑力劳动者多见。一般而言，强迫症预后不良，部分患者能在一年内缓解。病情超过一年者通常呈持续波动的病程表现，可长达数年。

（一）病因与发病机制

1. 遗传因素　该症有一定的家族遗传倾向。研究表明，强迫症患者中O型血型较低，A型血型较高。家系调查表明，强迫症患者的一级亲属中焦虑障碍发病危险率明显高于对照组，但患强迫症的危险率并不高于对照组。患者组父母的强迫症状危险率（15.6%）明显高于对照组父母（2.9%），单卵双生子中的同病率高于双卵双生子。

2. 生化因素　5-HT再摄取抑制剂对强迫症有良好的疗效，5-HT水平下降时强迫症状可以减轻，表明5-HT系统功能亢进与强迫症有关。

3. 器质性因素 强迫症患者的脑 CT 检查显示，选择性基底核功能失调，可以导致强迫症状的发生。

4. 心理社会因素 行为主义理论认为强迫症是一种对特定情境的习惯性反应，患者认为强迫行为和强迫性仪式动作可减轻焦虑，从而导致了重复的仪式行为的发生。生活事件和个体的人格特征（强迫型人格）在疾病的发生中也起了一定的作用。如工作环境的变化、处境困难、担心意外或家庭不和、性生活困难、怀孕、分娩造成的紧张等压力源的存在，可促发强迫症状。患者往往表现为墨守成规、优柔寡断、过分仔细、做事古板、苛求完美、力求准确的个性特征。但亦有 16% ~36% 的患者没有强迫性格。

（二）临床表现和治疗要点

1. 临床表现

（1）强迫观念 是强迫症的核心症状，多表现为同一意念的反复而持久地出现在患者的意识中，患者明知多余，但欲罢不能，这些观念可以是毫无意义的。常见有以下几种形式。

①强迫怀疑：患者对自我言行的正确性产生怀疑，虽然明知这种怀疑没有必要，但却无法摆脱。如患者离家后怀疑屋门是否锁好、煤气是否关闭、电灯是否熄灭等。在此基础上，患者出现强迫行为，总是疑虑不安，常驱使自己反复查对才能放心，严重时可以影响工作及日常生活。

②强迫性穷思竭虑：对于日常生活中的琐事或自然现象反复思索。如患者反复思考“天为什么会下雨”“先有鸡还是先有蛋”等。但更多的则是日常生活中遭遇某种事情后出现强迫症状，明知没有必要，但无法控制。

③强迫联想：患者看到或在脑子里出现一个观念或一个词语时，便不由自主联想到另一观念或词语，而大多是对立性质的，称为强迫性对立思维。如看到“温暖”即想到“寒冷”，看见“安全”便想到“危险”，造成内心紧张。

④强迫表象：患者头脑里反复出现生动的视觉体验（表象），常具有令人厌恶的性质，无法摆脱。

⑤强迫回忆：患者对于经历过的事情，不由自主地反复显现于脑海中，虽然明知无任何实际意义，但却无法摆脱。

（2）强迫意向 在某些场合下，患者反复感受到要做违背自己意愿的事情或强烈的内心冲动。明知这样不对，也会不去做，但却无法控制内心的冲动。如患者见到墙壁上的电插座，就产生“触摸”的冲动；站在高楼上，就有“跳下去”的冲动，但是患者决不采取行动。患者意识到这种冲动的不合理，事实上也不曾出现过这一动作，但冲动的反复出现却使患者焦虑不安、忧心忡忡，以致患者回避这些场合，损害社会功能。

（3）强迫动作

①强迫性洗涤：因害怕不清洁而罹患某种传染病，患者接触某物后反复清洗。如反复洗手、洗澡、洗衣服等，有的患者因洗涤时间过长，应用洗涤品过多而造成皮肤的损害。

②强迫性检查：为减轻强迫性怀疑引起的不安而采取的措施，常常表现为反复检查门、窗、煤气灶是否关好。如患者将门锁上后，担心未锁紧，用钥匙打开验证，每开一次都证明确实已锁牢，但仍不放心，如此反反复复数十次，患者甚感痛苦。

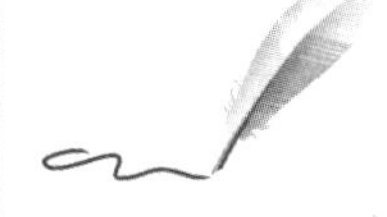

③强迫性计数：与强迫联想有关的不可克制的计数。患者不自主地计数一些事物，如

计数自己的脚步、路边楼房的玻璃窗、公路旁边的路灯。患者自知无任何意义，但无法控制。

④强迫性仪式动作：是某种并无实际意义的程序固定的刻板的动作或行为，但患者欲罢不能。通常是为了对抗某种强迫观念所引起的焦虑而逐渐发展起来的，此种仪式性动作往往对患者有特殊的意义，象征着吉凶祸福，患者完成这种仪式从而使内心感到安慰。

上述症状反复出现，整日纠缠患者，往往妨碍其正常工作和生活，给患者及家人带来痛苦。

2. 治疗要点

（1）心理治疗　可采取行为治疗、认知治疗、精神分析治疗等方法。如系统脱敏疗法、惩罚法。使患者对自己的个性特点和所患疾病有正确客观的认识，对现实状况有正确客观的判断，丢掉精神包袱以减轻不安全感；学习合理的应激处理方法，增强自信，以减轻其不确定感；不好高骛远，不过分精益求精，以减轻其不完美感。

（2）药物治疗　对强迫症状和伴随的抑郁症状者可选用选择性5－HT再摄取抑制剂如氟西汀、氯米帕明、氟伏沙明、舍曲林、帕罗西汀等。另外伴严重焦虑者可合用苯二氮䓬类药物。难治性强迫症可合用卡马西平等心境稳定剂。

（3）精神外科治疗　对顽固难治而又引起患者极端痛苦的强迫症，可试用精神外科治疗。可破坏患者脑的某些部位如额叶内下侧、扣带回等，对减轻强迫症状和社会适应功能均有一定帮助，但须严格掌握对象。

三、恐惧症性神经症

恐惧症（phobia）原称为恐怖性神经症，是以恐惧症状为主要临床表现的神经症。特征为：患者对某种特定的客体、处境或与人交往时产生持续的、不合理的恐惧，并主动采取回避方式来解除，明知道没有必要却又无法控制，伴明显的焦虑不安及自主神经症状。患者有回避行为，并因此影响正常生活。

（一）病因与发病机制

1. 遗传　调查发现广场恐惧症患者的家属中有19%的人患有类似疾病，且女性亲属的患病率较男性亲属高2～3倍。双生子调查发现13对同卵双生子中有4对均患有广场恐惧症，患病率约为30.7%；而16对异卵双生子的患病率为0。

2. 生化研究　约50%的社交恐惧症患者，在出现恐怖的同时血浆肾上腺素含量升高，惊恐发作则无。

3. 心理社会因素　精神分析理论认为，成人单纯性恐惧症来源于儿童时期曾有过的体验，随着年龄的增长，一般至青春期消失，但当人体因疾病而变得软弱或被新的精神刺激所诱发，过去经历过的恐惧就可能再现出来。条件反射理论认为，恐惧症是由于某些无害的事物或情境与令人害怕的刺激多次重叠出现，形成条件反射，成为患者恐怖的对象，促使患者采取某种行为去回避它。如果回避行为使患者的焦虑得到减轻或消除，便合成为一种强化因素，通过操作性条件反射，使这种行为本身固定下来，持续下去。

（二）临床表现和治疗要点

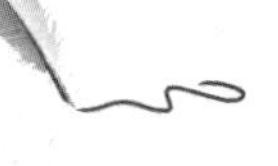

1. 临床表现　恐惧症的中心症状是恐怖，并因恐怖引起剧烈焦虑甚至达到惊恐的程度。恐惧症的共同特征是：①某种客体或情境常引起强烈的恐惧；②恐惧时常伴有明显的自主

神经症状，如头晕、晕倒、心悸、战栗、出汗等；③对恐惧的客体和情境极力回避，因为要回避常影响正常的生活，越是回避说明病情越重；④患者知道这种恐惧是过分的或不必要的，但不能控制。常见的临床类型有以下三种。

（1）场所恐惧症（agoraphobia）　又称广场恐惧症、旷野恐惧症、聚会恐惧症等。主要是对特定的场所或环境产生恐惧并回避的神经症。是恐惧症中最为常见的一种类型，约占60%。多起病于25岁左右，35岁左右为发病高峰，女性多于男性。

患者看到周围都是人或空无一人时，会产生剧烈的恐怖，担心自己无法自控或晕倒，或出现濒死感或焦虑不安。有时候害怕较小的封闭空间，如害怕使用公共交通工具（乘坐汽车、火车、地铁、飞机）。害怕到人多拥挤的场所，如剧院、餐馆、菜市场、百货公司等。对高空、黑暗等产生恐怖，而不愿立足于高处，甚至不敢在高楼上居住，或不敢独自一人处于黑暗之中。害怕排队等候、害怕出远门等。严重的病例，可长年待在家中不敢出门，甚至在家中也要人陪伴。有的患者在有人陪伴时恐惧症状有所减轻。

（2）社交恐惧症（social phobia）　主要表现为在社交场合中出现恐怖，患者害怕出现在众人面前，在大庭广众面前害怕被别人注意，害怕会当众出丑，因此当着他人的面不敢讲话、不敢写字、不敢进食，不敢与人面对面就坐，甚至不敢入厕，严重者可出现面红耳赤、出汗、心悸、震颤、呕吐、眩晕等。患者可因恐怖而回避朋友，与社会隔绝而仅与家人保持接触，甚至失去工作能力。

如果患者害怕与他人对视，或自认为眼睛的余光在窥视别人，因而惶恐不安者，则称为对视恐怖。如果患者害怕在与人相处时会面红或坚信自己有面红，则称为赤面恐怖。

（3）特定的恐惧症（specific phobias）　以惧怕特定的情境或物体为主，又称单纯恐惧症。表现为对以上两种类型以外的某些特殊物体、情境或活动的害怕。单纯恐惧症症状恒定，多只限于某一特殊对象，但部分患者在消除对某一物体的恐惧之后，又出现新的恐惧对象。多起始于儿童早期，女性多见，部分严重患者可持续到成年。

①物体恐惧症：患者主要表现为对某些特定的物体如动物、昆虫等产生恐怖，患者害怕的往往不是与这些物体接触，而是担心接触之后会产生可怕的后果。如害怕猫、老鼠、犬、鸟类或昆虫等小动物。在青春期前，对动物恐怖的男女患者比例相近，成人后则以女性为多。有些患者表现为对尖锐物体的恐怖，而不敢接触尖锐物体，害怕自己或别人会受到这些物体的伤害。也有的患者可表现为害怕见到血液等。

②自然现象恐惧症：打雷、闪电、波浪等。对雷雨恐怖者，不仅对雷雨觉得恐怖，而且对可能发生雷雨的阴天或湿度大的天气也可能感到强烈的不安。甚者为了解除焦虑主动离开这些地方，以回避雷雨发生。

以上各种恐惧症可单独出现，也可合并存在。

2. 治疗要点　宜先采用药物控制焦虑或惊恐发作，然后用行为疗法消除其回避行为。

（1）行为疗法　是治疗恐惧症的首选方法，用于各种恐惧症都可取得良好的效果。常用的有暴露疗法和系统脱敏法，以消除恐惧对象与焦虑恐惧反应的联系，并减轻或消除患者的回避行为。

（2）药物治疗　控制紧张、焦虑或惊恐发作，可选用丙咪嗪150～250mg/d、苯乙肼45～90mg/d或阿普唑仑1.2～2.4mg/d。社交恐惧症患者，在进入公共场所或当众发言之前1小时，口服普萘洛尔（心得安）20mg，有良好的镇静作用；可使心悸、颤抖等症状减轻。

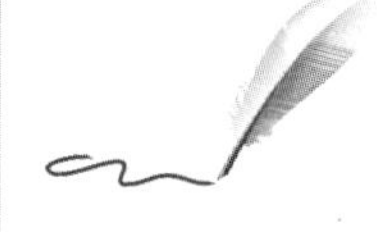

焦虑、紧张情绪的减轻，可以增强患者接受行为疗法的信心。

（3）其他心理疗法　如精神分析、领悟疗法、催眠疗法，以及支持性心理治疗等。

四、躯体形式障碍

躯体形式障碍（somatoform disorders）是一种以持久的担心或相信各种躯体症状的优势观念为特征的神经症，常伴有焦虑或抑郁情绪。患者常以躯体不适为主诉就医，而此类症状得不到辅助检查的支持，但患者仍相信其对自身症状的看法。尽管症状的发生和持续与不愉快的生活事件、困难或冲突密切有关，但患者常否认心理因素的存在。本病女性多见，起病年龄多在 30 岁以前。

（一）病因与发病机制

1. 遗传　部分研究认为躯体形式障碍与遗传易患素质有关。

2. 个性特征　此类患者多敏感多疑、自恋、固执、主观，对健康过度关心。患者内向、孤僻，对周围事物缺乏兴趣，对身体变化十分关注，为本病的发生提供了重要条件。

3. 神经生理　正常个体一般不能感受人体内脏器官的正常活动，以保证个体将注意力指向外界，不为个体各种生理活动纷扰。而患者存在脑干网状结构滤过功能障碍，各种生理变化信息被不断感受，久而久之被患者体会为躯体症状。

4. 社会心理因素　父母对疾病的态度、早年与慢性疾病患者生活在一起是发生躯体化障碍的易感因素。由于躯体症状较精神疾病更容易被别人接受，所以患者更趋向于将心理症状归为躯体原因。

5. 其他　青春期和更年期，常会出现自主神经症状。老年人独处时间长，各器官功能衰退，均会导致疑病观念的出现。

（二）临床表现和治疗要点

1. 临床表现

（1）躯体化障碍（somatization disorder）　临床表现为多种、反复出现、经常变化的躯体不适症状，症状可涉及身体的任何部分或器官，各种医学检查不能证实有任何器质性病变足以解释其躯体症状，常导致患者反复就医和明显的社会功能障碍，常伴有明显的焦虑、抑郁情绪。多在成年早期起病，女性多见，病程至少 2 年以上。常见症状可归纳为以下几类。

①疼痛：为常见症状。部位涉及广泛，可以是头、颈、胸、腹、四肢等，部位不固定。疼痛性质一般不很强烈，与情绪状况有关，情绪好时可能不痛或减轻。可发生于月经期、性交或排尿时。

②胃肠道症状：为常见症状。可表现为嗳气、反酸、恶心、呕吐、腹胀、腹痛、便秘、腹泻等。有的患者可对某些食物感到特别不适。

③泌尿生殖系统：常见的有尿频、排尿困难；生殖器或其周围不适感；性冷淡、勃起或射精障碍；月经紊乱、经血过多；阴道分泌物异常等。

④呼吸、循环系统：如气促、胸闷、心悸等。

⑤假性神经系统症状：常见的有共济失调、肢体瘫痪或无力、吞咽困难或咽部梗阻感、失明、失聪、皮肤感觉缺失、抽搐等。

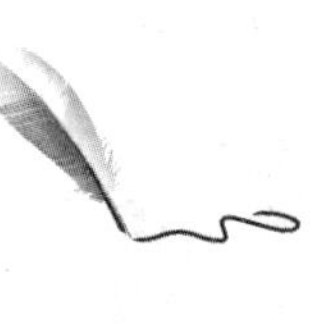

（2）未分化躯体形式障碍（undifferentiated somatoform disorder）　患者常主诉一种或多

种躯体症状，其临床表现类似躯体化障碍，但症状涉及的部位不如躯体化障碍广泛和丰富。病程在半年以上，但不足2年。

（3）疑病症（hypochondriasis）　主要表现是担心或认为自己患有某种严重的躯体疾病，患者因为这种症状而反复就医，各种医学检查阴性的结论和医生的解释不能消除患者的顾虑。

（4）躯体形式自主神经紊乱（Somatoform autonomic dysfunction）　患者往往有自主神经兴奋的症状，如心悸、出汗、口干、脸发红或潮红、上腹部不适、震颤等；同时伴有部位不定、症状多样、描述不清的非特异性症状；而身体评估和实验室检查都不能表明患者所述的器官和系统存在器质性变化。

2. 治疗要点　对躯体化障碍主要的处理原则是帮助患者应对其躯体症状。处理的目标不是即刻缓解症状，而是帮助患者从慢性的功能障碍中康复。

（1）心理治疗　支持性心理治疗是本病治疗的基础。①首先应给予患者支持性心理治疗，患者除诉述众多躯体症状外，漫长的就诊经历导致其情绪紧张而焦虑。医护人员要特别耐心倾听患者的倾诉，使患者对医护人员产生信任、对治疗抱有信心。②纠正患者错误的认知，虽然病痛是其真实的感受，但并不存在器质性病变，对生命、健康不会带来威胁。③运用森田疗法使患者了解症状实质并非严重，采取接纳和忍受症状的态度，继续工作、学习和顺其自然地生活。④鼓励患者参加力所能及的劳动和其他社交活动，转移患者对疾病的注意。⑤指导患者配偶和亲友对患者正确对待，协助患者增强对社会环境和家庭的适应能力。⑥对某些暗示性较强的患者可以试用催眠暗示疗法。

（2）药物治疗　在心理治疗的同时可用抗焦虑药、抗抑郁药以及对症处理的镇痛药、镇静药等。用药时应选择不良反应较小的药物，以防干扰或加重原有的躯体症状，应从小剂量开始，并应注意病情恢复后的巩固治疗。

（3）其他　针灸、理疗、气功等对部分患者有效，可以试用。

五、神经症患者的护理

（一）护理评估

1. 主观资料评估

（1）一般情况　评估患者日常生活自理能力、与外界环境接触状况、对周围事物是否关心、主动及被动接触状况、合作状况。

（2）认知活动　评估患者有无幻觉、妄想等精神症状；有无强迫观念、强迫意向和行为；有无智能减退；比较患者患病前后的人格情况；评估患者对疾病的认识能力及程度。

2. 客观资料评估　躯体状况：评估患者生命体征、饮食、睡眠、排泄及生活自理状况、营养状况及各器官功能状况。精神状况：了解患者有无自主神经功能紊乱症状等。

（二）护理问题

1. 生理功能方面

（1）睡眠障碍　与焦虑有关。

（2）有营养失调的危险　与焦虑、食欲差有关。

（3）生活自理能力下降　与强迫行为有关。

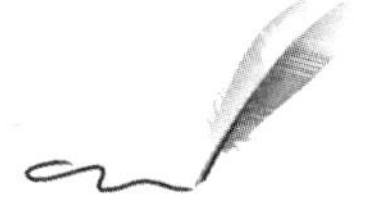

（4）有皮肤完整性受损的危险　与强迫行为有关。

（5）疲乏　与患者主诉疲乏无力有关。

（6）疼痛　与患者有躯体不适、疼痛的主诉有关。

2. 心理功能方面

（1）焦虑　与担心再次发作有关。

（2）恐惧　与惊恐发作有关。

（3）自尊紊乱　与因恐惧症状而自卑有关。

（4）预感性悲哀　与自感将失去健康有关。

（5）情境性自我贬低　与感觉自己无法控制局面有关。

3. 社会功能方面

（1）社交障碍　与情绪低落、无兴趣有关。

（2）有孤立的危险　与担心发作而采取回避方式有关。

（3）保持健康能力改变　与个人适应能力差有关。

（三）护理目标

（1）患者的症状减轻或消失。

（2）患者基本的生理及心理需要得到满足，舒适感增加。

（3）能正确认识疾病与内心冲突之间的关系。

（4）能正确认识个性特征、心理状况与疾病之间的关系。

（5）能接受症状。

（四）护理措施

1. 安全护理

（1）为患者提供安全、安静、整洁的休息环境，减少外界刺激，避免环境中的危险物品，消除不安全因素，防止患者发生意外。

（2）密切观察患者的情绪变化，对有抑郁、自杀、自伤行为的患者做好安全防护措施。

2. 基础护理

（1）生活护理　鼓励患者参与适当的文体活动，使患者处在轻松的环境中，避免对疾病的过分关注；帮助和督促患者做好个人卫生，保持病房整洁舒适。

（2）饮食护理　根据患者口味特点，提供易消化、营养丰富、色香味俱全的食物。

3. 心理护理　在对神经症患者的心理护理中，护理人员要帮助患者恢复或改善社会功能，应遵循：接受并理解患者；帮助患者认识症状，减轻症状，或能够带着症状生活。

（1）建立良好的护患关系　以和蔼的态度对待患者，耐心倾听患者的心声，使患者感受到自己被接受和关心。对患者的症状不能简单地评判或否认，对患者的痛苦给予高度的理解和尊重，使其对护理人员产生信任，对治疗抱有信心。

（2）鼓励患者表达自己的情绪和感受　护理人员通过交谈，了解患者的内心体验，识别出患者自己不愿接受或承认的负性情绪，引导和协助患者识别和接受负性情绪及相关行为。

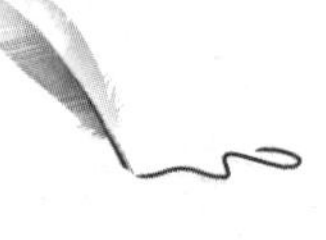

（3）与患者一起探讨其应激原及应对方法　护理人员要有技巧地通过交流、提问，帮助患者把注意力从躯体症状转移到目前生活的境遇上来，协助患者找出相关的应激原及缓解应激原的方式。如“你什么情景下容易紧张？”“你碰到这种困难时是怎么想的，如何应对的?”“你过去采用的这些方式是否有效?”“我们一起探讨一些新的或能适合你当前状态的方法好吗?”

(4)创造活动情景和机会 让患者学习和训练新的应对能力，学会控制紧张、焦虑等负性情绪的技巧。可根据疾病特点设计应激情景，组织患者进行模拟演练，并结合放松训练。结束后组织患者交流内心感受从而强化控制负性情绪的能力。

4. 健康教育

(1)针对患者 帮助患者对引起焦虑、恐惧、抑郁的模糊观念有正确的认识，让患者充分客观的认识自身性格上的弱点及与疾病间的关系，教会患者一些科学实用的放松技巧，增强其心理承受能力；告之患者在生活中要保持心情舒畅，鼓励患者积极参加娱乐健身活动，培养患者在生活中面对压力的乐观心态。

(2)针对家属 使家属理解患者的痛苦和困境，保持对患者的尊重、关注和理解，要不断强化家庭功能，加强成员之间的情感交流，帮助患者合理地安排工作、生活，鼓励患者参加社会活动，促进社会功能的恢复。

(五)护理评价

(1)评估患者神经症的症状是否得到改善。

(2)是否能够正确认识疾病；是否能够采取合理有效的应对方式来处理生活中的各种压力。

(3)是否能进行正常的人际交往；社会支持系统的利用能否得到提高。

(4)社会功能是否恢复。

第二节 癔症患者的治疗与护理

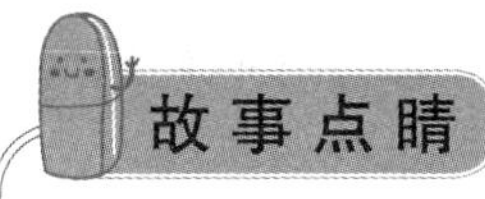

旁白：孙某，女性，高中三年级学生，学习成绩突出，人长得漂亮，性格也很活泼，能歌善舞。但因是家里独生女，自小娇生惯养，脾气大，受不了委屈，稍有不顺心就大发雷霆，在家里和学校凡事都要以她为中心。在一次与她的一个密友大吵分手后，突然出现头晕，继而胸闷、呼吸困难、四肢抽搐，倒地“不省人事”，围观的人越多昏迷就越久。发作过后意识迅速恢复正常，一个月发作数次。起病后到很多医院诊治过，做过很多检查均未发现存在器质性病变。

请问：

1. 患者属于癔症的那种类型?
2. 你是如何判断的?
3. 如何对患者进行护理?

癔症(hysteria)是由于精神因素，如生活事件、内心冲突、暗示或自我暗示，作用于易病个体引起的精神障碍。癔症的主要表现为分离症状(部分或完全丧失对自我身份识别和对过去的记忆，即癔症性精神症状)和转换症状(在遭遇无法解决的问题和冲突时产生不快心情，并转化成躯体症状的方式出现，即癔症性躯体症状)。临床表现为缺乏相应的器

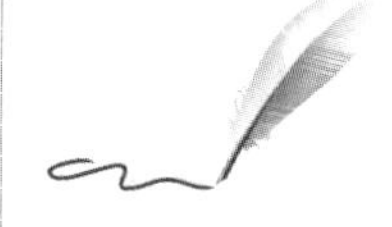

质性基础的感觉障碍、运动障碍，或意识状态改变等。

一、病因与发病机制

1. 遗传因素 1906～1923 年期间被 Kraepelin 诊断为癔症的患者亲属中，研究发现患者父母中 9.4% 曾患癔症住院，兄弟姐妹中 6.25% 曾患癔症住院。癔症患者的父母和兄弟姐妹中分别有 1/2 和 1/3 的人有这种或那种人格障碍。

2. 精神因素 精神紧张、恐惧、悲伤等是引发疾病的主要因素，患者对此具有强烈的创伤性体验而起病，部分患者多次发病后可无明显诱因，而可能通过触景生情、联想或自我暗示而发病。

3. 躯体因素 神经系统器质性病变可伴有癔症发作，如多发性硬化症，颞叶局灶性病变等。

4. 个性因素 癔症患者大多情感丰富强烈而易变富于幻想、高度自我表现欲、极易受周围人言语和行为的影响，暗示感受性强。

二、临床表现和治疗要点

（一）临床表现

1. 分离障碍（癔症性精神障碍） 患者表现出来的症状可能是其关系密切的亲友所患躯体疾病或精神障碍的类似症状，少数人的症状形成反复再现的模式。主要表现为发作性意识障碍、具有发泄特点的急剧情感暴发、癔症性痴呆、选择性遗忘或自我身份识别障碍、癔症性精神病等。反复发作者常可通过回忆和联想与以往心理创伤有关的情境而发病。

（1）分离性遗忘　指对过去某一段时间的生活经历有部分或完全遗忘。患者突然表现出对自己的姓名、年龄以及亲人名字全部遗忘，不认得自己的父母、亲戚、朋友。但他们的一些基本生活习惯和技能，如阅读、说话能力或其他方面的技能等仍保持完好。常见有局部性遗忘、选择性遗忘、全部遗忘、系统性遗忘四种类型。

（2）分离性神游症　患者在觉醒状态，突然离家或离开工作场所，进行表面看来是有目的的旅行。此时患者意识范围缩小，可有自我身份识别障碍，但保留自我照顾能力，并能与他人进行简单的社会交往，事后有遗忘。

（3）分离性身份识别障碍　此症属急性起病的一过性精神障碍。表现对自己原来的身份不能识别，以另一种身份进行社会活动，当一种身份出现时，另一种身份则被忘记。开始时常很突然，与创伤性事件密切相关。以后，一般只在遇到应激性事件，或者接受放松、催眠或宣泄等治疗时，才发生转换，此时患者对周围环境缺乏充分觉察。

（4）分离（转换）障碍性精神病　受到严重心理创伤后突然发病，主要表现明显的行为紊乱、哭笑无常、表演性矫饰动作、幼稚与混乱的行为、短暂的幻觉、妄想和思维障碍及人格解体等。症状多变，内容多与精神创伤有关，富于情感色彩。多见于女性，病程很少超过 3 周，呈发作性，时而清醒，时而不清醒，间隙期如常人，自知力存在。

（5）分离性恍惚状态和附体状态　恍惚状态表现为明显的意识范围缩小，处于自我封闭状态，注意和意识活动局限于当前环境的一两个方面，只对环境中个别刺激产生反应。附体状态是一种自我意识障碍，患者自称被神鬼或已故之人等附体，患者以这些附体者身份及口吻说话，声调特殊，其内容与情感体验有关。

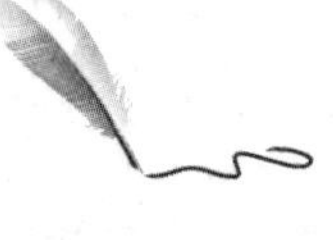

（6）分离性木僵状态　多在精神创伤之后出现或由创伤体验触发，患者在相当长的时间维持固定姿势，四肢发硬，僵卧于床，没有言语和随意动作，对声光和疼痛刺激无反应。

强行张开其眼睑，可见眼球运动或双目紧闭，有意回避医生检查。

2. 转换障碍（癔症性躯体障碍） 包括运动障碍、感觉障碍和躯体化症状，查体、神经系统检查及实验室检查，均无相应的器质性损害，但患者的表现似乎确实患了躯体疾病。除了运动或感觉的损害这一核心表现外，还有数量不等的寻求被人注意的行为。

（1）运动障碍

①癔症性瘫痪：可表现为偏瘫、截瘫或单瘫。常有明显的躯体诱因，如外伤、术后、躯体疾病后等。瘫痪程度或轻或重，轻者可活动但无力，重者则完全不能活动。瘫痪呈弛缓性，但被动活动时常有明显抵抗，而查体无神经系统器质性损害，除慢性病例外，一般无失用性肌萎缩。

②肢体震颤、抽动和肌阵挛：表现为肢体粗大颤动，或不规则抽动。肌阵挛则为一群肌肉的快速抽动，类似舞蹈样动作。

③失音症或缄默症：患者无唇、舌、腭或声带等发音器官任何器质性病变，但想说话却发不出声或用极低而嘶哑的发音交谈，称失音症；如不用言语回答问题，而是用手势或书写表达意思，进行交谈，称缄默症。

（2）感觉障碍　可表现为感觉过敏、感觉缺失、癔症性视觉障碍、癔症性听觉障碍、癔症球等

（3）躯体化障碍　以多种多样、经常变化的躯体症状为主，症状可涉及身体的任何系统或部位。其最重要的特点是应激引起的不快心情，以转化成躯体症状的方式出现。

（二）治疗要点

癔症的症状是功能性的，因此心理治疗有重要地位。药物治疗主要是适当服用抗焦虑药，以增强心理治疗疗效。

1. 药物治疗　癔症发作时，若患者意识障碍较深，不易接受暗示治疗，可用氯丙嗪或合用盐酸异丙嗪各25～50mg，或地西泮10～20mg，肌内注射，使患者深睡，不少患者醒后症状即消失。

2. 暗示治疗　是消除癔症症状、尤其是癔症性躯体障碍的有效方法，患者对医生信赖的程度往往是决定暗示治疗成败的关键。实施暗示治疗，患者必须要有对暗示的易感性和依从性。环境安静，无关人员离开治疗现场。在言语暗示的同时，应针对症状采取相应的措施，如吸氧、针刺、给予注射用水等注射，静脉推注钙剂及电兴奋治疗。诱导疗法是经改良后的一种暗示治疗。

3. 催眠疗法　在催眠状态下，可使被遗忘的创伤性体验重现，受压抑的情绪获得释放，从而达到消除症状的目的。适合于治疗癔症性遗忘症、多重人格、缄默症、木僵状态以及情绪受到伤害或压抑的患者。

4. 其他心理治疗　可采用解释心理治疗，主要目的在于引导患者正确评价精神刺激因素，充分了解疾病的性质，帮助其克服个性缺陷，加强自我锻炼，促进身心健康。

三、癔症患者的护理

（一）护理评估

1. 主观资料

（1）患者对目前有关健康的各种主诉及主观感觉。

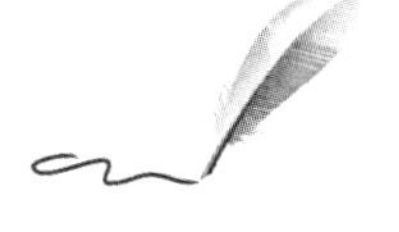

（2）精神检查意识是否清晰，定向力如何，对周围环境能否清晰感知；主被动接触能力、记忆力、注意力及智能情况；合作情况及程度；日常生活和睡眠情况等；认知能力有无幻觉、妄想及其种类、内容，与精神创伤的关系等；观察情绪状态和情绪的稳定性。

（3）心理－社会因素评估直接引起患者精神障碍的心理－社会因素及其可控性，了解患者应对刺激和社会适应的能力等。此外还应评估患者的经济状况、社会角色、社会支持系统等方面的情况。

2. 客观资料

（1）病史资料　了解既往病史与精神病家族史；了解患者有无急剧或持久的精神刺激因素，询问患者发病前个性特点；其他如年龄、受教育程度及社会文化背景等。

（2）护理检查　了解生命体征、营养状况、有无躯体疾病等。

（二）护理问题

1. 有暴力行为的危险（对自己和他人）　与发作时意识活动范围狭窄有关。

2. 有受伤的危险　与神游时意识障碍有关。

3. 有废用综合征的危险　与癔症性瘫痪有关。

4. 部分自理能力缺陷　与躯体转换障碍或分离障碍有关。

5. 舒适的改变　与发作时各种躯体症状有关。

6. 抑郁　与情绪低落有关。

（三）护理目标

（1）在自理能力下降期间，保持良好的个人卫生和充足的营养及睡眠，不发生任何并发症。

（2）症状减轻或消失，不发生自杀、自伤或外伤。

（3）能认识触发创伤体验的情境、正确面对创伤事件、适应环境，能应用所学技巧控制身体症状和不良情绪。

（4）恢复社会功能。

（四）护理措施

1. 心理护理　与患者建立良好的护患关系，耐心倾听患者的诉说和感受，以不批判的态度接纳患者并接受其症状，但避免对每一主诉都提供照顾。协助医生应用各种暗示方法和技巧，对患者的不合理要求应认真解释和说服，防止患者弄假成真。对于出现各种转换障碍症状的患者，在疾病的间歇期，让其了解并无器质性损害，功能障碍是短暂的。鼓励参加工娱活动，转移对躯体的注意力，减少患者过分关注自身不适的时间。应用支持性心理护理，鼓励和帮助患者寻找与症状出现相关的心理因素和生活事件，分析事件对患者的影响。引导患者学会放松、调整心态的方法，减轻压力造成的焦虑情绪，症状消失时要及时鼓励。

2. 生活护理　癔症发作期间或出现癔症性运动障碍时，做好各种生活护理。保证房间的温湿度，定时通风、消毒。为患者提供高纤维素类的食物，保证每日入量及营养。对因躯体化症状影响进食的患者，应用暗示性言语引导其进食或分散注意力，避免其全神贯注于自己的进食障碍等症状；同时在进食时，可用未出现不良反应的事实，鼓励进食。鼓励患者多饮水，防止便秘。对有自理缺陷的患者，做好晨晚间护理。对癔症性瘫痪或木僵患者定时翻身，做好皮肤、口腔等护理，防止压疮，并按计划进行肢体功能训练，以暗示性言语鼓励其循序渐进地加强自主功能训练。

3. 癔症发作的护理

（1）维护好患者安全及周围环境的安静，立即将患者和家属隔离，避免众人围观。

（2）对极度兴奋、躁动、有强烈的情绪反应的患者要严密监护。患者表现为挑衅和敌意时，须适当加以限制。如出现情感暴发或痉挛发作时，应安置在单间，适当约束，防止发生意外伤害，必要时专人看护。

（3）患者存在意识狭窄时，应加强生活护理和观察，防止受到各种伤害，避免发生冲动、走失等意外事件。

（4）对患者当前的应对机制表示认同和支持，鼓励患者按可控制和可接受的方式表达焦虑、激动，允许自我发泄，但不要过分关注。

（5）配合医生进行暗示治疗，遵照医嘱使用相应治疗药物，控制癔症的发作。

4. 安全护理　癔症的情感暴发具有戏剧性和发泄性的特点，避免用过激的言语刺激患者，或过分地关注患者。对住院患者，要严格控制探视，尤其是要限制可能会对患者构成不良刺激的有关人员的探视，以利于患者尽快康复。另外，患者出现不同程度的意识障碍，可导致受伤的危险，因此最好能做到专人看护，不让患者独居一室。患者居住的房间内避免放置危险物品，晚上注意将房门上锁。住院患者要限定其活动范围。为患者佩戴可以表明身份的证件，以防走失后意外发生。

（五）护理评价

（1）患者营养、睡眠状态等是否得到改善。

（2）患者癔症症状是否得到控制。

（3）患者能否使用恰当的心理防御机制及应对技巧，减轻不适感觉。

（4）患者能否正确认识疾病，采取合适的处理措施和行为。

（5）患者的自理生活能力有无提高。

（6）患者的社会功能是否恢复。

本章小结

1. 神经症患者的护理

概念	神经症是一组轻型精神障碍的总称，其临床表现为恐惧、焦虑、强迫、疑病症状、神经衰弱或躯体不适感等	
临床表现	恐惧症	场所恐惧：最常见类型，对特定的场所或环境产生恐惧并回避
		社交恐惧：在社交场所或与人交往时感到不安，如红脸恐惧、对视恐惧等
		特定恐惧：害怕某一特定物体或对象（如动物，雷电、黑暗、鲜血等）等
	焦虑症	广泛性焦虑：最常见类型，伴自主神经兴奋症状、肌肉紧张、运动性不安等症状
		惊恐发作：发作突然，程度强烈，患者常有濒死感、发疯感、失控感，时间 5 ~20 分钟
	强迫症	强迫思想：是强迫症的核心症状，常见强迫怀疑，强迫穷思竭虑，强迫联想
		强迫动作：多继发于强迫思想，常见强迫性洗涤、强迫检查、强迫计数

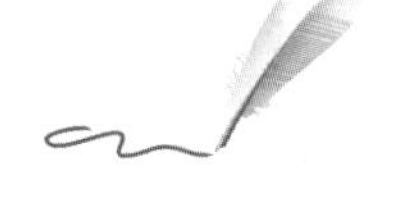

续表

临床表现	躯体障碍	躯体化障碍：常有胃肠不适感、皮肤感觉异常等，伴明显的抑郁和焦虑情绪
		未分化躯体形式障碍：躯体化障碍具有多样性和变异性
		疑病症：担心或相信自己患有某种严重疾病而反复就医，正常检查结果不能打消患者的疑虑
		躯体形式自主神经紊乱：自主神经兴奋症状，部位不定的疼痛感、肿胀感、烧灼感、紧束感等
	神经衰弱	脑功能衰弱的表现：精神易兴奋，表现为回忆和联想增多；脑力易疲劳表现为无精打采，注意力不集中或不能持久，工作效率显著下降
		情绪症状：容易烦恼和易激惹为主要特征。易激动，好发脾气，但事后又后悔，或伤感、落泪；约40%的患者在病程中出现短暂、轻度的抑郁情绪
护理评估	主观资料、客观资料、相关因素三个方面评估	
护理措施	给患者提供安全、安静整洁的休息环境；鼓励患者参与适当的文体活动，使患者处在轻松的环境中，避免对疾病的过分关注；建立良好的护患关系：鼓励患者表达内心感受，探讨其应激原及应对方，创造活动情景和机会，让患者学习和训练新的应对能力	

2. 癔症患者的护理

概念	癔症是由于精神因素，如生活事件、内心冲突、暗示或自我暗示，作用于易病个体引起的精神障碍	
	分离障碍	分离性遗忘：对过去某一段时间的生活经历有部分或完全遗忘，但一些基本生活习惯和技能仍保持完好
		分离性神游症：觉醒状态，突然离家或离开工作场所，进行表面看来是有目的的旅行
		分离性身份识别障碍：对自己原来的身份不能识别，以另一种身份进行社会活动，当一种身份出现时，另一种身份则被忘记
		分离（转换）障碍性精神病：明显的行为紊乱、哭笑无常、表演性矫饰动作、幼稚与混乱的行为、短暂的幻觉、妄想和思维障碍及人格解体
		分离性恍惚状态和附体状态：意识范围缩小，处于自我封闭状态。或自称被神鬼或已故之人等附体
		分离性木僵状态：长时间维持固定姿势，四肢发硬，僵卧于床，没有言语和随意动作，对声光和疼痛刺激无反应
	转化障碍	运动障碍：肢体瘫痪、震颤、抽动和肌阵挛、失音症或缄默症
		感觉障碍：表现为感觉过敏、感觉缺失、癔症性视觉障碍、癔症性听觉障碍、癔症球等
		躯体化障碍：最重要的特点是应激引起的不快心情，以转化成躯体症状的方式出现
护理评估	主观资料、客观资料、相关因素三个方面评估	
护理措施	心理护理、安全护理、生活护理、发作时的护理	

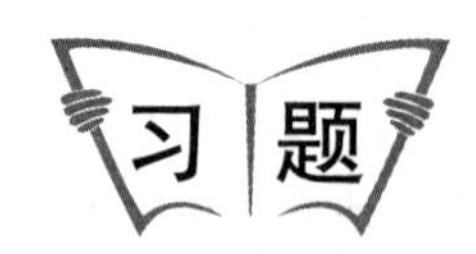

一、选择题

【A1/A2 型题】

1. 关于神经症的病因，目前比较一致的看法是（　　）
   A. 精神因素是主要的
   B. 内在的素质因素是主要的
   C. 外在的精神应激因素与内在的素质因素共同作用的结果
   D. 神经症具有遗传性

2. 神经症性疼痛，以什么部位最为常见(　　)

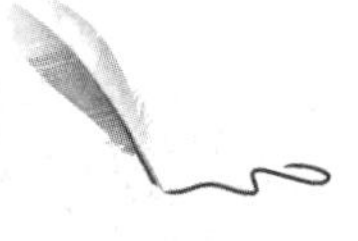

A. 头颈部　　B. 腰背部
C. 胸部　　D. 四肢

3. 在神经症的症状中，不包括（　　）
A. 情绪症状　　B. 感觉过敏
C. 妄想　　D. 躯体不适症状

4. 以苯二氮䓬类药物治疗焦虑症时，下述哪项说法不正确(　　)
A. 一般从小剂量开始
B. 达最佳有效治疗量后维持 6 ~ 8 周后逐渐停药
C. 停药过程不应少于 2 周，以防症状反跳
D. 合并使用 β 受体阻滞剂时，应考虑有无哮喘史等禁忌证

5. 下列说法正确的是(　　)
A. 恐惧症患者的恐惧对象包括自己内心的某些思想或观念
B. 对身体畸形（虽然根据不足）的疑虑或先占观念也属于疑病障碍
C. 所有强迫症患者的自知力存在，故其求治要求都十分迫切
D. 行为疗法是治疗恐惧症的首选方法，且疗效持久

6. 关于神经症的药物治疗，以下哪项说法不当(　　)
A. 控制靶症状起效较快，可促进心理治疗的效果与患者的遵医行为
B. 抗焦虑药、抗抑郁药以及促大脑代谢药等可用于神经症的治疗
C. 不要将药物的不良反应预先向患者说明，以免对患者造成不良的暗示
D. 根据具体的临床表现和药物的作用特点，可联合使用不同种类的药物

7. 神经症旧称（　）
A. 神经官能症　　B. 神经质
C. 歇斯底里　　D. 神经病

8. 以下哪种疾病可出现意识障碍（　　）
A. 神经衰弱　　B. 强迫症
C. 疑病症　　D. 癔症

9. 关于神经症的睡眠障碍，以下叙述正确的是（　　）
A. 失眠一般分为两种形式，即入睡困难、易惊醒
B. 早醒是抑郁症的症状，而不是神经症的症状
C. 失眠主要表现为睡眠时间短或质量差，或者是对睡眠缺乏自我满足的体验
D. 神经症患者以易惊醒为主诉最为多见

10. 以下哪种疾病较少出现焦虑症状(　　)
A. 心脏疾病　　B. 甲状腺疾病
C. 药源性焦虑　　D. 慢性精神分裂症

11. 当抑郁和焦虑严重程度主次分不清时，应优先考虑(　　)
A. 抑郁的诊断　　B. 焦虑的诊断
C. 抑郁和焦虑同时诊断　　D. 暂不诊断，观察

12. 关于强迫症的描述哪项不正确(　　)
A. 强迫观念　　B. 强迫意向

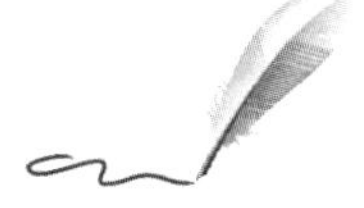

C. 强迫行为　　D. 病前癔症性格多见

13. 癔症治疗最有效的方法是(　　)

A. 行为治疗　　B. 镇静药物

C. 抗精神病药物　　D. 暗示治疗

14. 恐惧与焦虑的区别是(　　)

A. 有无惊恐发作　　B. 有无具体的环境或情境

C. 有无精神焦虑　　D. 有无焦虑情绪

15. 患者，女性，40 岁。近一年来总是无原因的紧张、恐惧，似乎即将大难临头，自己明知没有必要这样担心，但却总是控制不了，常常伴有心悸、尿频、手颤。此症状是(　　)

A. 强迫观念　　B. 焦虑　　C. 紧张性兴奋

D. 思维奔逸　　E. 自知力缺乏

16. 患者，男性，20 岁。患者每次寄信时总要反复核对收信人地址，总怕写错。投信后又总是怀疑自己是否把信封好了、封口和邮票是否粘牢，自己明知没有必要，却总是无法控制这种情况的出现。该患者最可能的诊断是(　　)

A. 强迫症　　B. 分离性障碍　　C. 记忆障碍

D. 焦虑症　　E. 应激相关障碍

17. 患者，女性，35 岁。患者病前性格外向，争强好胜，爱表现自己。一日因告发同事偷窃行为而与对方发生争吵。在众人围观时，患者情绪非常激动，怒不可遏，声嘶力竭地与对方辩驳，甚至拉扯自己的头发、衣服，他人劝阻无效。历时数十分钟方缓解。此后，又多次因琐事与他人争吵时出现上述情况。体格检查及其他神经系统检查未见异常。患者出现的症状为(　　)

A. 易激惹　　B. 情绪冲动　　C. 情感脆弱

D. 情感暴发　　E. 假性痴呆

18. 患者，女性，45 岁。诊断为广泛性焦虑，护士护理患者时错误的做法是(　　)

A. 提供安全、舒适的环境

B. 遵医嘱给予安定类药物

C. 教会患者松弛的方法

D. 患者焦虑发作时尽量避免倾听其诉说自己的病态体验

E. 用通俗易懂的语言解释医学术语

19. 患者，女性，37 岁。每次出门时，总要先向前走三步，再向后退一步，然后才走出门，否则便感到强烈的不安。自感无法控制而来院就医。该患者的症状是(　　)

A. 强迫意向　　B. 强迫检查　　C. 强迫性仪式动作

D. 强迫性表象　　E. 强迫怀疑

【A3/A4 型题】

(20～23 题共用题干)

患者，女性，26 岁。上班时因琐事与同事发生争执时，突然倒地，双眼紧闭，呼之不应，四肢僵直，急送医院。医生检查患者呈昏睡状态，神经系统及其他躯体检查均未见异常，无唇舌咬伤，无抽搐及角弓反张，无大小便失禁，病理反射未引出。经针灸治疗后症状消失，意识逐渐恢复，对发病经过不能回忆。此后，多次在有精神诱因情况下出现类似症状，每次发作持续时间不长，大约15分钟即可自行缓解。

20. 此患者最可能的诊断是(　　)

A. 脑器质性精神障碍　　B. 癫痫　　C. 分离性障碍

D. 精神分裂症　　E. 躁狂发作

21. 对该患者进行治疗，首选的方法是(　　)

A. 无抽搐电休克治疗　　B. 给予抗癫痫药物　　C. 冲击疗法

D. 针灸等理疗　　E. 暗示疗法

22. 该患者的症状属于(　　)

A. 感知觉障碍　　B. 思维障碍　　C. 行为障碍

D. 情感障碍　　E. 智力障碍

23. 关于该患者的护理措施，下列说法错误的是(　　)

A. 诊断一旦确立，尽量避免过多不必要的反复检查

B. 在给予基本生理及心理需要的同时，教会患者学会自我护理

C. 通过解释和宣传，向患者及家属解释疾病的性质，以减轻他们的焦虑情绪

D. 对患者要格外关注，以促进病情恢复

E. 保证患者的营养摄入

(24～25题题干)

患者，女性，53岁，家住农村。患者成长在单亲家庭，由母亲抚养长大。其母2个月前去世，患者多次因伤心而昏厥。之后常对人说自己曾“进入阴曹地府”，见到了早已过世的熟人，讲一些“阴间”的事，自称能预知未来，是“神仙转世”，能够化身为另外的人，并以其身份、口吻讲话，但声调比较特殊。每次历时数分钟或数小时。发作过后可有不同程度的遗忘。其他体格检查未见异常。

24. 针对该患者表现，下列说法错误的是(　　)

A. 患者出现了记忆障碍

B. 患者主要表现为意识清晰度降低

C. 患者主要表现为意识范围狭窄

D. 患者对自己的状态缺乏自知力

E. 患者的症状属于分离性附体状态

25. 关于该患者的治疗与护理措施，下列说法正确的是(　　)

A. 对患者的病态表现置之不理

B. 医护保持一致，做好暗示治疗及相关护理

C. 由于本病病情较轻，无须使用精神药物治疗

D. 患者症状发作时，可留多人陪伴，以增加患者安全感

E. 患者症状发作时，应立即呵斥，使其症状中止发作

(26～28题题干)

患者，男性，30岁，公司职员。其母亲曾患强迫症，过分爱整洁，重复动作。患者自幼性格内向，爱干净，做事认真，要求完美。18岁起认为自己已经长大成人，应该成为对社会有贡献的人，对自己要求严格，头脑中总是不断出现周总理、毛主席、雷锋等名人、

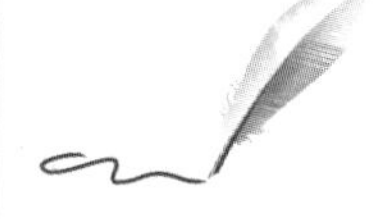

伟人的形象，并不自主地想着以他们的言行来约束自己的言行。例如，走路时如果觉得不符合他们的形象而又回来重走，反复数遍后仍不满意，走很短的一段路要费很长时间。如果动作被打断即烦躁不安，必须重复进行。患者虽然觉得上述动作毫无意义、甚至可笑，但不这样做就不安心。为此经常上班迟到，完不成任务，情绪低落、烦躁，体重减轻。

26. 关于患者存在的精神症状，下列说法错误的是(　　)

A. 强迫观念　B. 强迫性仪式动作　C. 焦虑

D. 自知力缺乏　E. 强迫性迟缓

27. 患者存在的首要护理问题是(　　)

A. 恐惧　B. 焦虑　C. 自我认同紊乱

D. 营养失调（低于机体需要量）　E. 自理缺陷

28. 下列治疗与护理措施不恰当的是(　　)

A. 遵医嘱给予抗焦虑药物　B. 遵医嘱给予抗抑郁药物　C. 森田疗法

D. 将患者安置在单人房间，实施保护性约束　E. 认知疗法

二、思考题

患者，女性，38 岁。5 年前开始自觉头痛、失眠、心烦意乱、坐立不安，一年半前又反复出现发作性的心悸、气促、手颤。患者平素脾气急躁，易激惹，经常为了生活琐事而大发雷霆，事后自己也感到后悔。患者经常担心会有不幸的事情发生，例如担心家中被盗，担心自己健康恶化。查体未见特殊异常。意识清醒，检查合作，略显憔悴，情绪明显焦虑不安，不断长吁短叹，搓手。未发现幻觉、妄想，智力正常，自知力充分。

扫码“练一练”

问题

1. 提出该患者主要的护理诊断。

2. 针对该患者制订护理计划。

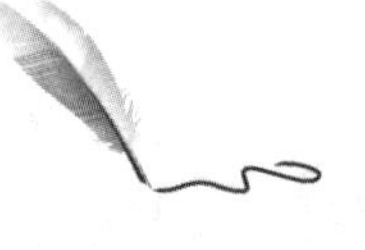

第十章　应激相关障碍和心理因素相关生理障碍患者的治疗与护理

学习目标

1. **掌握**　应激相关障碍和心理因素相关生理障碍的临床表现和护理措施。

2. **熟悉**　应激相关障碍和心理因素相关生理障碍的概念、护理评估和护理诊断。

3. **了解**　应激相关障碍和心理因素相关生理障碍的病因。

4. 能够运用所学的知识对应激相关障碍和心理因素相关生理障碍患者，依据护理程序进行整体护理，具有尊重、理解、关爱患者的意识。

案例导入

张某，女性，30 岁，工人，已婚，初中文化。病前胆小孤僻。入院前 5 天患者目睹其儿子被货车碾过的全过程，当即昏倒在地。患者苏醒后抱着儿子号啕大哭，并不时以头撞地。家人闻讯赶到时，发现患者已不认识家人，说话不连贯，问什么都只答“孩子，你不能死”。次日，患者表现安静，但表情茫然，双目直视，无任何情绪反应，生活不能自理，需他人协助。入院检查：患者定向力障碍，多卧床或呆坐，对检查不配合，难以正常交谈，不知来医院目的，生活不能自理，进食不主动，睡眠时间短，每日只睡 3 ~4 个小时。

请问：

1. 该患者属于应激相关障碍的那种类型？

2. 如何对患者提供相关护理措施？

应激相关障碍（stress related disorders）是一组由心理社会及环境因素引起的异常心理反应所导致的精神障碍。可分为急性应激障碍、创伤后应激障碍、适应障碍三大类。

第一节　应激相关障碍患者的护理

一、病因和发病机制

1. 精神刺激　严重的生活事件，如惨重的交通事故、亲人的突然死亡、遭受歹徒袭击、被强奸或重大的财产损失。重大的自然灾害，如洪水、地震和火灾等对生命安全的威胁。

2. 个体易感性　应激源的存在无疑是发病的关键所在，但事实上遭受应激的大多数人并不出现精神障碍。这表明个体的易感性在发病中也起着重要的作用。这种易感性包括：病前个性、躯体状况、年龄等。

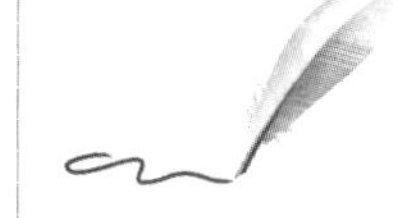

二、临床表现和治疗要点

（一）临床表现

1. 急性应激障碍 急性应激反应即急性应激障碍（acute stress reaction，ASD），是指在遭受到急剧、严重的精神创伤性事件后数分钟或数小时内所产生的一过性的精神障碍，一般在数天或一周内缓解，最长不超过1个月。ASD在各个年龄阶段均可发生，多见于青壮年，男女发病率无明显差异，临床上主要表现为具有强烈恐惧体验的精神运动性兴奋（如活动过多，有冲动毁物行为）或者精神运动性抑制甚至木僵（如呆若木鸡，不语不动、对外界刺激毫无反应）。部分患者还表现为焦虑性自主神经症状：出汗、呼吸急促、心率增快、脸红等。患者有时不能回忆创伤事件。症状往往历时短暂，预后良好，缓解完全。

急性应激反应是在应激灾难事件发生之后最早出现的，其典型表现包括意识障碍、精神运动性兴奋或抑制、情绪障碍、精神病性症状四个方面。

（1）意识障碍 意识的改变出现得最早，主要表现为茫然，出现定向障碍，不知自己身在何处，对时间和周围事物不能清晰感知。比如有些人听到亲人去世的消息后当场昏过去，醒后不知道发生了什么事情，不认识周围的亲人，不知道身在何处。这种神志不清有时候会持续几个小时，也有的能持续几天。

（2）精神运动性兴奋或抑制 精神运动性兴奋表现为动作杂乱、无目的，甚至冲动毁物。言语增多，或自言自语，言语内容零乱，没有逻辑性。精神运动性抑制表现为行为明显减少，少言少动，行为退缩，如不主动与家人说话，家人跟其说话也不予理睬。日常生活不知料理，不知道洗脸梳头，不知道吃饭睡觉，需要家人提醒或再三督促。甚至处于对外界刺激毫无反应的木僵状态。

（3）情绪障碍 主要表现为恐慌、麻木、震惊、茫然、愤怒、恐惧、悲伤、绝望、内疚，对于突如其来的灾难感到无所适从、无法应对。这些情绪常常表现得非常强烈，如被打之后出现强烈的愤怒和恐惧，丧失亲人之后出现极度的悲伤、绝望和内疚。在强烈的不良情绪的影响下，个体有时候会出现一些过激行为，比如在极度悲伤、绝望、内疚的情绪支配下，有些人会采取自杀的行为以解除难以接受的痛苦。

（4）精神病性症状 有些患者在病情严重阶段可出现思维联想松弛、片段的幻觉、妄想、严重的焦虑抑郁，达到精神病的程度。

2. 创伤后应激障碍 创伤后应激障碍（post-traumaticstressdisorder，PTSD）是指个体经历、目睹或遭遇到一个或多个涉及自身或他人的实际死亡，或受到死亡的威胁，或严重的受伤，或躯体完整性受到威胁后，所导致的个体延迟出现和持续存在的精神障碍。其核心症状为再度体验创伤为特征，并出现易激惹和回避行为。

PTSD的核心症状有三组，即创伤性再体验症状、回避和麻木类症状、警觉性增高症状。但儿童与成人的临床表现不完全相同，且有些症状是儿童所特有的。

（1）创伤性再体验症状 主要表现为患者的思维、记忆或梦中反复、不自主地涌现与创伤有关的情境或内容，也可出现严重的触景生情反应，甚至感觉创伤性事件好像再次发生一样，这种体验使患者痛苦不堪。创伤性再体验症状可表现为以下三种形式。

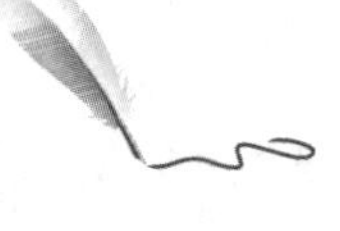

①短暂重演性发作：表现为无外界刺激的条件下，创伤性经历反复出现在患者的联想和记忆中，使患者出现事件发生时所出现的各种情感反应和生理反应，如面色苍白、心搏

加速、出汗等症状，持续数秒到数天不等。

②暴露与创伤相关事件时出现强烈痛苦情感或生理反应：如与创伤事件相近的场景，时间天气等。

③创伤性事件反复在患者梦中重现：使患者做噩梦或以梦魇形式表现出来。

（2）回避和麻木类症状　患者表现为周围环境刺激反应迟钝，兴趣减少，主动性活动变差，疏远他人，难以表达细腻的情感，失去对未来生活或工作的向往。回避创伤的地点或与创伤有关的人或事，有些患者甚至出现选择性遗忘，不能回忆起与创伤有关的事件细节。

（3）警觉性增高症状　主要表现为过度警觉、惊跳反应增强，可伴有注意力不集中、激惹性增高、难以入睡或易醒，焦虑情绪。

3. 适应障碍（adjustment disorder，AD）　是在生活改变、环境发生变化时所产生的短期和轻度的烦恼状态和情绪失调，并伴随一定的行为变化，不出现精神病性症状。典型的生活事件有：离婚、迁居、转学、患重病、经济危机、退休等，发病往往与生活事件的严重程度、个体的心理素质及来自家庭和社会的支持等因素有关。主要有以下几种类型。

（1）焦虑抑郁型　焦虑型主要表现为惊慌不知所措，胆小害怕易激惹，注意力难以集中。抑郁型表现为心境低落、哭泣、无望感，但达不到抑郁症的诊断标准。

（2）品行障碍型　表现为侵犯他人的权益或行为与年龄不符，如逃学、偷窃、说谎、斗殴、酗酒、破坏公物、过早开始性行为等。

（3）行为退缩型　表现为陷入孤僻离群、生活无规律、尿床、幼稚言语或吸吮拇指等。

（二）治疗要点

1. 心理行为治疗　让患者尽快摆脱创伤环境，避免进一步的刺激是首要的；在患者能够接触的情况下，建立良好的医患关系，与患者沟通交谈，对患者进行解释性心理治疗和支持性心理治疗，可能会取得很好的效果；要帮助患者建立自我的、有力的心理应激应对方式，发挥个人的缓冲作用，避免过大的伤害；不要避免和患者讨论应激性事件，而应该让患者详细地回忆事件的经过，患者的所见所闻和所作所为。这样的讨论将有助于减少有些患者可能存在的对自身感受的消极评价。要告诉患者，在大多数情况下，人们面临紧急意外时，不大可能做得更令人满意。

2. 药物治疗　主要是对症治疗，在急性期也是需要采取的主要措施之一。对表现为激越性兴奋或急性精神病性症状的患者，应当给予适当的抗精神病药物。若患者有抑郁或焦虑症状，可给予合适的抗抑郁药物或抗焦虑药物。药物剂量以中、小量为宜，疗程不宜过长。适当的药物可以使患者症状较快地获得缓解，便于心理治疗的开展和奏效。

三、应激相关障碍患者的护理

（一）护理评估

1. 主观资料　有无幻觉、妄想、焦虑、抑郁、恐惧；有无冲动伤人、自伤行为；有无退缩和品行障碍行为。

2. 心理应对方式及认知评估　评估患者对压力事件的应对方式，认识和对该疾病的态度。

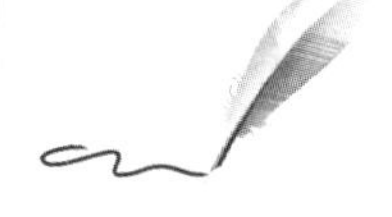

（二）护理问题

1. 创伤后综合征　与所面对事件超出常人承受范围对自身产生严重威胁和伤害有关。

2. 迁居适应综合征　与生活环境改变有关。

3. 有暴力行为的危险　与应激事件引起的冲动行为有关。

4. 睡眠型态紊乱　与应激事件导致情绪不稳，精神运动性兴奋有关。

5. 社交功能障碍　与应激事件引起的行为障碍有关。

6. 有营养失调的危险　与生活不能自理有关。

（三）护理目标

（1）患者不发生自伤、自杀行为，自理能力下降时基本生理需要能得到满足。

（2）患者情绪稳定，无紧张、焦虑、恐惧等不良情绪。

（3）患者对应激事件有正确的认识，能采取正确的应对方式。

知识拓展

应激障碍自我调节

为了避免应激反应综合征的发生，要在心理上做好自我疏导和调节。首先要充分认识到现代社会的高效率必然带来高竞争和高挑战性，对于由此产生的某些负面影响要有足够的心理准备，以免临时惊慌失措，加重压力。同时心态要保持正常，乐观豁达，不为小事斤斤计较，不为逆境心事重重。要善于适应环境变化，保持内心的安宁。另外对自己有个正确的自我期望，生活上也要有劳有逸，要忙里偷闲，暂时丢掉一切工作和困扰，彻底放松身心，使精力和体力得到及时恢复。另外，还需要保持正常的感情生活。

四、护理措施

1. 脱离应激源　对有明确应激源的，首要的护理措施是尽快协助患者脱离引起精神创伤的环境，为患者提供安静、宽敞、温度适宜、安全的休息环境，减少各种不良环境对患者的影响。

2. 生理护理

（1）维持营养平衡　对于处于木僵状态而拒绝进食的患者，护理人员应及时评估患者的营养状况，制订合理饮食计划，提供色香味俱佳的食物，促进患者的食欲；或安排患者集体进餐，采用少量多餐的方式，增进患者的营养。必要时可按医嘱进行鼻饲或静脉营养，以保证患者的营养供给。

（2）协助料理个人生活　部分患者因精神运动性抑制而丧失生活自理能力，因此护理人员要加强各项基础护理，如口腔护理、皮肤护理、大小便护理等，保证患者的生理需要得到满足，同时在患者病情缓解后要逐步鼓励和督促患者自行料理个人卫生。

3. 安全护理　急性应激症状患者常有意识障碍，精神运动性兴奋或抑制，常出现自伤、伤人行为。而创伤后应激障碍患者常因抑郁而出现自伤行为，因此护理人员要密切观察患者，及时发现各种暴力行为征兆，采取果断措施，保证患者及他人的安全。在病房环境方面，要定期进行安全检查，清除各种危险物品如刀、剪、绳索等，杜绝不安全因素。运用

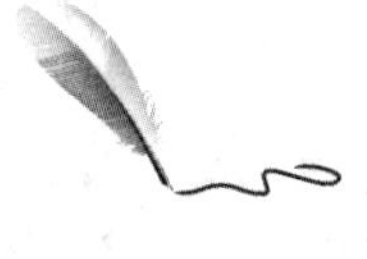

合理的沟通技巧，掌握患者的病情及心理变化，鼓励患者表达思想、情感；患者的一切活动均要在护理人员的视线中进行，必要时专人护理。当患者出现行为紊乱时要给予适当的约束，以保证患者安全。对有意识障碍的患者要加强护理，防止走失、跌伤或受其他患者的伤害。

4. 心理护理

（1）建立良好的护患关系。谈话时，要态度和蔼，注意倾听，提问要扼要，着重当前问题，给予简明的指导。鼓励病人回忆自己心理创伤所致应激障碍和适应障碍发作时的感受和应对方法，接纳病人的焦虑和抑郁感受，并讨论和教会应对应激相关障碍发作的简易方法。

（2）每天定时接触患者，分析应激相关障碍症状和恶劣心境的原因和危害，使患者认识到对自身病症的过度关心和忧虑无益于恢复健康。用支持性言语帮助患者渡过困境，并且辅导患者有效地应对困难。帮助列出可能解决问题的各种方案，并协助分析各方案的优缺点。当初步获得效果时，应及时表扬。

第二节　心理因素相关性心理障碍患者的护理

心理因素相关性心理障碍是以心理、社会因素为主要病因，以进食和睡眠障碍为主要表现的精神障碍。

一、进食障碍患者的护理

（一）病因和发生机制

进食障碍的病因目前不明，可能与以下因素有关。

1. 心理因素　患者往往追求完美，缺乏自信，具有“以瘦为美”的超价观念，并形成体像障碍。

2. 社会文化因素　现代社会多崇尚苗条身材，肥胖在日常的工作及生活中多成为被嘲笑的对象，促使女性刻意控制自己的体重，进而出现进食障碍。

3. 家庭因素　家庭成员对体形的认知观念，如过多地谈论减肥和体形美，或个人童年时期心理发育上的创伤性经历也在发病过程中起一定的作用。

（二）临床表现和治疗要点

1. 临床表现

（1）神经性厌食　是以患者因担心发胖而故意节食，导致体重明显下降为主要特征，患者大多存在对自身体认知障碍。

①强烈恐惧肥胖，对体型、体重的过度关注是本病的核心症状。占1/3的患者病前有轻度肥胖，多数患者有严格的体重控制标准，且明显低于正常标准，但患者仍然认为自己太胖，即使别人反复劝说也无效，这种现象称为体像障碍。

②采取各种措施控制体重：患者大多严格控制饮食，每天仅以少量的蔬菜或水果充饥。绝大多数患者初期并非厌食，只是为了减肥而不敢吃，但长期节食损害了大脑的认知，以至对食物产生排斥致无法正常进食。

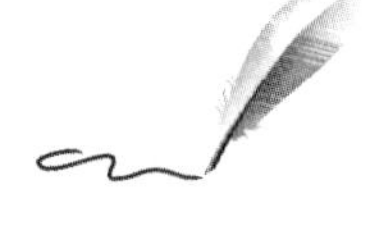

③采取各种方法控制体重：有些患者采取超负荷运动如不停地走动、跑步、游泳等来

避免体重增加。患者的活动多与体力不相称，即使非常虚弱仍坚持锻炼。部分患者甚至采取催吐、服用泻药、减肥药等方式减轻体重。

④生理功能改变：长期进食过少患者表现为消瘦、憔悴、皮肤干燥、苍白、毛发脱落、皮下脂肪减少。有的存在心动过缓、头昏、低血压、体温过低等。严重者内分泌功能紊乱，女性闭经、男性性欲减退或阳痿。如果发生在青春期前，可出现发育缓慢如体格矮小、乳房发育不良等。可因低蛋白血症出现皮肤水肿或因进食减少出现低血糖反应。有的因衰竭感染可致死亡，在住院的本症患者中病死率约占10%。

⑤精神障碍：多数早期感觉良好，行动活泼敏捷好动，参加各种社交活动。但随着饥饿的发展，精神表现逐渐发生变化。失眠，以至整夜不眠；常有抑郁、焦虑、恐惧、强迫，表现为情绪低落、不稳，严重者可出现自杀行为。

（2）神经性贪食症

①频繁的不可控制的暴食是本症的主要特征：暴食常在不愉快的心情下发生，发作时食欲大增，吃得又快又多，甚至一次吃进常人食量的数倍，吃到难受为止。

②避免体重增加的清除行为：因恐惧暴食会带来的体重增加，患者常采取多种手段增加排泄，减少吸收或过度运动。如食后呕吐、导泻，服利尿剂、减肥药，减少食量或禁食。

③精神障碍：暴食前有抑郁情绪或强烈的进食欲望所带来的内心紧张。暴食后出现羞愧、自责、担忧，有的为此而产生自杀观念和行为。

2. 治疗要点

（1）躯体辅助治疗　以纠正由于清除行为导致的水、电解质紊乱为主要目的，最常见的是呕吐、导泻、利尿导致的低钾血症。在控制前述行为的基础上可给予口服补钾或静脉输液补钾，同时监测血钾水平，直至恢复正常。贪食症患者还可因暴食行为导致急性胃潴留、胃扩张，需急诊进行胃肠减压。

（2）心理治疗　行为矫正治疗的目的在于戒除暴食－清除行为，纠正营养代谢紊乱，恢复正常的生活节律。包括制订一日三餐、科学合理的饮食计划、监督和自我监督计划的执行、暴食－清除行为的矫正。住院情况下由于住院环境的特殊设置（患者没有暴食－清除的条件）通常更容易达到治疗目标，但仅限于急性期的行为矫正，长期的行为康复还需在门诊进行。支持治疗、认知治疗和家庭治疗的原则同神经性厌食。团体治疗对贪食症患者的康复有明显的疗效，一般分为认知治疗团体和人际治疗团体两种。门诊的患者尤其适用，与个别心理治疗结合使用。

（3）精神药物治疗　氟西汀对贪食症的进食冲动控制有效，剂量为20～60mg/d，其他SSRI类药物也可试用。小剂量氟哌啶醇及其他抗精神病药对贪食症患者的自伤及其他冲动行为的治疗可能有效。抑郁症状在神经性贪食症患者相当常见，可应用抗抑郁剂治疗。

（三）进食障碍患者的护理

1. 护理评估

（1）客观资料　评估患者生命体征及生长发育状况，特别是患者的实际体重与标准体重的关系。

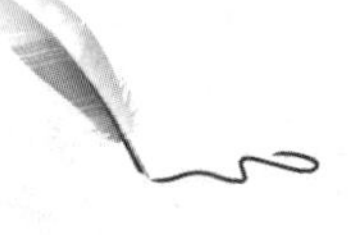

（2）心理应对方式及认知评估　评估患者饮食结构，节食及催吐情况，患者为减轻体重进行的相关活动。尤其是患者自己对自身体重的认识情况。

2. 护理问题

（1）养失调（低于机体需要量）　与患者拒绝进食，过度运动等有关。

（2）体液不足　与摄入不足，诱吐和导泻有关。

（3）体像障碍　与对自身体不满有关。

（4）焦虑　与对生活缺乏控制感有关。

3. 护理目标

（1）患者能够正确认识自身体重低于正常标准，需要补充营养物质，并逐渐通过进食恢复体重。

（2）患者能够主动控制自己的清除行为，如呕吐、导泻等，并能认识到这种做法是错误的。

（3）患者能合理表达内心感受，能主动与护士联系沟通，寻求应对方式。

（4）患者能表达自己内心的焦虑情绪，学会缓解焦虑的方法。

4. 护理措施　神经性厌食症护理的关键在于给患者补充足够的营养，逐渐恢复并维持正常体重。而患者强烈抵触进食，因此在饮食过程中医护人员要密切配合，建立良好的护患关系，取得患者的信任，逐渐改变进食行为。

（1）对于厌食症患者　一方面要制订饮食方案：①评估患者达到标准体重和正常营养状态所需的热量；②与营养师一起制订饮食计划和体重增长计划，确定目标体重和每日应摄入的最低限度、热量以及进食时间。另一方面要认真执行饮食计划：①向患者讲解低体重的危害，并解释治疗目的，以取得患者配合；②鼓励患者按照计划进食。如果患者严重缺乏营养又拒绝进食，在劝其进食的基础上可辅以胃管鼻饲或胃肠外营养；③每日定时使用固定体重计量患者体重，还要重建正常的进食行为模式。

（2）对于贪食症患者　要制订合理的饮食计划，指导患者定点定量进餐，监控患者进食量和次数，同时密切观察其在进食过程中有无藏食，或咀嚼而不吞咽，趁人不注意吐掉等行为。根据患者的饮食习惯，逐步限制高糖、高脂的摄入量，便于患者接受。当患者想要暴食时应及时转移患者的注意力，控制暴食行为的发生。

二、睡眠障碍患者的护理

正常人对睡眠的需求，因年龄差异而不同。儿童需求量较多；成年人需求量较少，一般为6～8小时。如果睡眠的启动和调节过程发生障碍，就会产生各种睡眠障碍，如失眠症、嗜睡症、睡行症、梦魇等。以下主要论述失眠症。

知识链接

世界睡眠日

据世界卫生组织调查，27%的人有睡眠问题。国际精神卫生组织主办的全球睡眠和健康计划于2001年发起了一项全球性的活动——将每年的3月21日，即春季的第一天定为“世界睡眠日”。2017年世界睡眠日的主题是“健康睡眠，远离慢病”。产生睡眠问题的原因很多，如某种睡眠障碍、躯体疾病、情感因素、生活方式（过多饮用咖啡和茶叶）以及环境因素（噪声、拥挤或污染）等。只要找出问题所在，就有可能找到解决的办法，从而重新建立规律的睡眠。

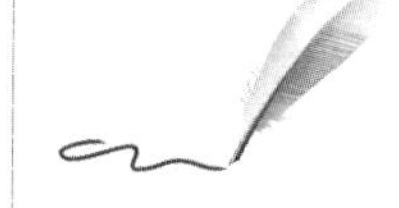

（一）病因和发病机制

1. 心理因素　不愉快事件造成焦虑、抑郁、紧张时出现失眠。

2. 环境因素　环境嘈杂、空气污浊、居住拥挤或突然改变睡眠环境。

3. 睡眠节律改变　夜班和白班频繁变动等引起生物钟节奏变化。

4. 生理因素　饥饿、疲劳、性兴奋等。

5. 药物和食物因素　酒精、咖啡、茶叶、药物依赖或戒断症状。

6. 精神障碍　失眠往往是精神症状的一部分。

7. 身体因素　各种躯体疾病。

（二）临床表现和治疗要点

1. 临床表现　在失眠患者中，难以入睡最多见；其次是睡眠浅表和早醒，有些表现为醒后不适感、疲乏或白天困倦等。对失眠产生越来越多的恐惧和对失眠所致后果的过分担心，使失眠者常常陷入一种“失眠—焦虑—失眠”的恶性循环，久治不愈。清晨，感到身心交瘁、疲乏无力。

失眠者常常试图以服药来对付自己的紧张情绪。服药剂量越来越大、服药种类越来越多，疗效越来越差，信心越来越低。一旦形成恶性循环，失眠问题更加突出。长期使用镇静催眠药，可造成药物依赖、个性改变、情绪不稳。

2. 治疗要点　失眠症需要综合采取各种措施。

（1）一般治疗　首先要弄清导致失眠的原因、特点和规律；调整和改善睡眠环境；培养良好的生活习惯。

（2）心理治疗　是治疗失眠的主要方法，目的是使患者将注意力集中到外部世界，从而为睡眠创造一个良好的环境。认知疗法可帮助患者正确认识睡眠障碍的症状及后果，减少消极情绪。也可采用森田疗法，让患者放松身心。

（3）药物治疗　催眠药物可为辅助治疗手段，但应注意避免药物依赖的形成。一般选择半衰期短、不良反应和成瘾性较少的抗焦虑药和镇静催眠药，睡前服用，疗程以1～2周为宜。对继发性失眠者以治疗原发病为主。

（三）睡眠障碍患者的护理

1. 护理评估

（1）生理状况评估　睡眠的异常表现：有无失眠的相关症状。

（2）睡眠质量评估　评估患者的失眠的原因、诱因及失眠的不良后果。

（3）精神症状评估　患者是否有焦虑、恐惧、抑郁等精神障碍。

（4）社会心理评估　有无因失眠导致的社会事件，如工作效率下降，日常生活受到失眠的困扰等。

2. 护理问题

（1）睡眠型态紊乱　与焦虑、睡眠环境改变或药物影响有关。

（2）疲乏　与失眠引起的不适状态有关。

（3）焦虑　与睡眠质量差，不能满足身体需求有关。

（4）无能为力感　与长期失眠得不到充分缓解有关。

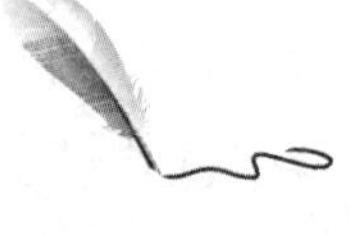

3. 护理目标

（1）患者了解失眠的原因，在护士指导下能够重建有质量规律的睡眠。

（2）患者能够认识到焦虑是引起失眠及疲乏的主要原因，能够自我缓解焦虑情绪，保证夜间睡眠的质量。

4. 护理措施

（1）心理护理　①建立良好的护患者关系：患者能够积极同护士进行交流，表达自己的内心感受；护士可以根据患者失眠的社会心理及社会层面的相关因素，帮助和指导患者消除原因。同时为患者提供护理操作时避免夜间进行并做到“四轻”，即：“说活轻、走路轻、开关门轻、操作轻”。②支持性心理护理：通过倾听陪伴等支持性技术，帮助患者认识到不良情绪对睡眠的影响，使患者能够合理调节不良情绪，消除诱因。

（2）教会患者应对失眠的各种措施　注意养成良好而又规律的生活习惯，包括三餐、工作、睡眠的时间最好固定；选择合适的睡眠环境，保持空气温度、相对湿度在人体舒适的范围内，避免光线和噪声干扰。白天多做户外活动，减少睡眠时间，睡前两小时避免兴奋，禁止食用浓茶、咖啡、巧克力等；使用睡前诱导放松如腹式呼吸、肌肉松弛法等帮助患者有意识地控制自身的心理生活活动，正确使用镇静催眠药物。

（3）重建有规律的睡眠模式　①刺激控制训练法：把床当作睡眠的专用场所，不在床上做与睡眠无关的活动，直到有困意才上床。按时起床，避免白天睡觉。②睡眠定量疗法：通过推迟上床和提前起床来减少床上的时间 ，使睡眠时间和在床上的时间保持一致；然后将患者床上睡眠时间每周增加 15 分钟，早晨固定时间起床，保证床上的时间 90% 用于睡眠。

5. 护理评价

（1）评估诱发患者失眠的病因是否消除。

（2）评估患者对睡眠和睡眠障碍的知识是否了解。

（3）患者是否掌握几种方法来缓解失眠所带来的不良后果。

本章小结

1. 应激相关障碍患者的护理

概念	应激相关障碍	是一组由社会心理及环境因素引起的异常心理反应所导致的精神障碍
临床表现	急性应激相关障碍	意识障碍：意识的改变出现得最早，主要表现为茫然，出现定向障碍，对时间和周围事物不能清晰感知。这种神志不清有时候会持续几个小时，也有的能持续几天
		精神运动性兴奋或抑制：表现为动作杂乱、无目的，甚至冲动毁物。言语增多，没有逻辑性 精神运动性抑制：表现为少言少动，行为退缩，日常生活不知料理，甚至处于对外界刺激毫无反应的木僵状态
		情绪障碍：主要表现为恐慌、麻木、震惊、茫然，对于突如其来的灾难感到无所适从、无法应对
		精神病性症状：出现思维联想松弛、片段的幻觉、妄想、严重的焦虑抑郁达到精神病的程度

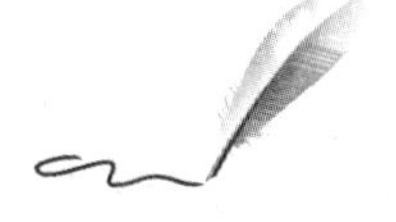

续表

临床表现	创伤后应激障碍	创伤性再体验症状：短暂重演性发作或创伤性事件反复在患者梦中重现，使患者做恶梦或以梦魇形式表现出来
		回避和麻木类症状：患者表现为周围环境刺激反应迟钝，兴趣减少，主动性活动变差，疏远他人。回避创伤的地点或与创伤有关的人或事，有些患者甚至出现选择性遗忘
		警觉性增高症状：主要表现为过度警觉、惊跳反应增强，可伴有注意力不集中、激惹性增高、难以入睡或易醒，焦虑情绪
护理评估	主观资料、客观资、心理应对方式及认知评估	
护理措施	脱离应激源、生理护理、安全护理、特殊护理	

2. 心理因素相关生理障碍患者的护理

概念	是以心理、社会因素为主要病因，以进食和睡眠障碍为主要表现的精神障碍	
临床表现	神经性厌食症	强烈恐惧肥胖，对体型、体重的过度关注是本病的核心症状。大多患者存在体像障碍
		采取各种措施控制体重
		采取各种方法控制体重：采取超负荷运动，部分患者甚至采取催吐、服用泻药、减肥药等方式减轻体重
		生理功能改变：患者表现为消瘦、憔悴、严重的内分泌功能紊乱，女性闭经、男性性欲减退或阳痿
		精神障碍：患者常有失眠、抑郁、焦虑、恐惧、强迫，表现为情绪低落、不稳，严重者可出现自杀行为
	神经性贪食症	频繁的不可控制的暴食是本症的主要特征
		避免体重增加的清除行为：因恐惧暴食会带来的体重增加，患者常采取多种手段增加排泄，减少吸收或过度运动
		精神障碍：暴食前有抑郁情绪或强烈的进食欲望所带来的内心紧张；暴食后出现羞愧、自责、担忧，有的为此而产生自杀观念和行为
护理评估	主观资料、客观资、心理应对方式及认知评估	
护理措施	神经性厌食症患者护理的关键在于给患者补充足够的营养，逐渐恢复并维持正常体重。重建正常的进食行为模式，改变患者体像认知障碍	

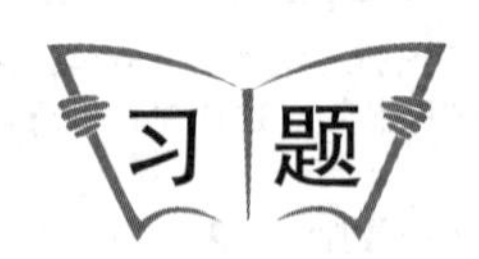

一、选择题

【A1/A2 型题】

1. 在遭遇创伤性事件后的几小时内，患者出现妄想和严重情绪障碍，称为(　　)

A. 创伤后应激障碍　　B. 应激反应

C. 急性应激障碍　　D. 适应障碍

2. 在重大创伤事件后患者出现各种症状，如重新体验创伤性事件，对创伤相关刺激持续回避等，称为(　　)

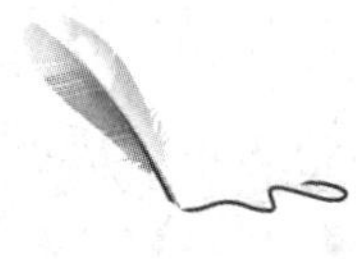

A. 创伤后应激障碍　　B. 应激反应
C. 急性应激障碍　　D. 适应障碍

3. 在生活发生改变时，产生一定阶段的心理痛苦，称为(　　)
A. 创伤后应激障碍　　B. 应激反应
C. 急性应激障碍　　D. 适应障碍

4. 治疗干预急性应激障碍首先应(　　)
A. 认知治疗　　B. 帮助患者尽快脱离创伤情境
C. 行为治疗　　D. 精神分析疗法

5. 对于急性创伤后应激障碍，主要采用(　　)原则与技术给予患者支持
A. 行为治疗　　B. 支持性心理治疗
C. 危机干预　　D. 精神分析疗法

6. 导致严重应激障碍发生的直接原因是(　　)
A. 遗传因素　　B. 精神因素
C. 器质性因素　　D. 生物因素

7. 严重应激障碍俗称(　)
A. 器质性精神障碍　　B. 神经症
C. 心因性精神障碍　　D. 人格障碍

8. 创伤后应激障碍最主要的临床特点之一为(　　)
A. 情绪兴奋、欣快与语言增多
B. 意识模糊，表情紧张、恐惧
C. 情绪低落，抑郁、愤怒，严重时有自杀行为
D. 反复发生创伤性体验重现、梦境而感到痛苦

9. 创伤后应激障碍，精神障碍延迟发生一般在(　　)
A. 数分钟后　　B. 数小时后
C. 数天后　　D. 数年后

10. 持续的警觉性增高属于(　　)
A. 急性应激障碍　　B. 创伤后应激障碍
C. 持久性应激障碍　　D. 适应性障碍

11. 关于急性应激障碍的预后不正确的是(　　)
A. 精神因素消除后症状可迅速缓解
B. 心理治疗可获得较好的效果
C. 病程一般较长
D. 预后良好，不发生精神衰退

12. 适应性障碍起病一般在应激性事件或生活改变后(　　)
A. 1 周内　　B. 2 周内
C. 1 个月内　　D. 2 个月内

13. 适应障碍患者表现为逃学、旷工、斗殴、破坏公物、目无法纪等，考虑为以下哪一型(　　)
A. 品行障碍型　　B. 焦虑型

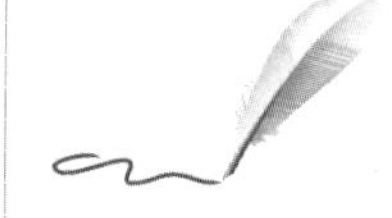

C. 能力减弱型　　D. 混合型

14. 以下关于神经性厌食症的叙述正确的是(　　)

A. 多数患者存在体像障碍，即使十分消瘦仍认为自己胖

B. 神经性厌食者因食欲减退而不愿进食

C. 神经性厌食患者多知道自己体重过低、进食过少是病态，常主动就医

D. 神经性厌食患者病前多存在程度不等的内分泌与代谢障碍

15. 一患者表现有意过分地限制饮食，有时出现发作性暴食，暴食后自行诱发呕吐，体重明显减轻，伴情绪焦虑、忧郁，该患者最适宜的诊断为(　　)

A. 神经性厌食症　　B. 神经性厌食症合并神经性贪食症

C. 抑郁症　　D. 神经性贪食症

16. 神经性厌食症患者的性格特征多为(　　)

A. 敏感、多疑，自尊心过强

B. 暗示性强

C. 爱表现自己，行为夸张、做作，渴望被别人注意

D. 拘谨、刻板，带有强迫的特点及完美主义倾向

17. 当一个患有创伤后应激障碍的患者说“我的家人不相信任何关于创伤后应激障碍的东西”时，护士应对其家人采取什么样的指导措施(　　)

A. 强化生活护理

B. 批评其不正确的观点

C. 对其家人提供大量的关于创伤后应激障碍的信息

D. 加强用药后的观察

E. 去除患者所处环境中所有不安全的因素

18. 如果一个患创伤后应激障碍的患者说“我已经决定逃避任何事及任何人”。那么医生应怀疑患者最有可能采取哪种行为(　　)

A. 不回家　　B. 糟糕的经济状况　　C. 失业

D. 滥用物质　　E. 把自己封闭起来，回避社交

19. 被诊断患有创伤后应激障碍的患者家属无法理解为何患有此类障碍，尤其是因为患者并没有直接经历过这种创伤。基于这种情况，护士应和患者家属讨论下列哪类话题(　　)

A. 识别患者出现症状的时期

B. 询问患者家属他们认为患者的问题在哪

C. 解释他人的经历对自己会产生什么样的作用

D. 向家属了解患者的人格特征

E. 建议家属为患者去做二次精神病诊断

【A3/A4 型题】

(20～21 题共用题干)

张某，女性，30 岁，工人。与父母关系一直较好，性格内向，5 天前得知其父母同时出车祸死亡后，即刻出现哭泣，叫喊“爸、妈你们不能死”，称其丈夫为爸爸，言语凌乱，无目的乱走。

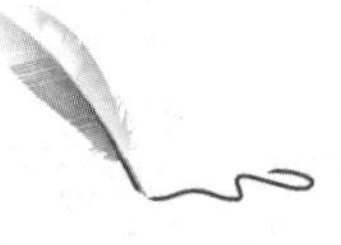

20. 该患者最可能的诊断是(　　)

A. 精神分裂症　B. 癔症　C. 急性应激障碍

D. 惊恐发作　E. 妄想阵发

21. 经适当治疗估计该患者预后(　　)

A. 易导致人格衰退　B. 病情迁延　C. 虽可治愈，但易反复

D. 病情痊愈后社会功能受损　E. 可很快痊愈

(22～24题共用题干)

刘某，女性，24岁。半年前去商场购物时，商场发生大火，有多人伤亡，患者从二楼窗户跳出，造成右踝骨骨折，几天后患者出现少语，对家人冷淡，时常梦到着火的商场，并从梦中惊醒，全身大汗、胆小、害怕，兴趣减退。不敢到商场买东西，在单位上班也常感紧张、恐惧。

22. 此患者可诊断为(　　)

A. 急性应激障碍　B. 适应障碍　C. 创伤后应激障碍

D. 癔症　E. 抑郁症

23. 该患者存在的主要症状是(　　)

A. 回避行为　B. 警觉性降低　C. 情绪低落

D. 情感淡漠　E. 胆小

24. 患者时常梦到着火的商场，并从梦中惊醒，全身大汗。针对上述症状，护士应做何种护理诊断(　　)

A. 社交障碍　与应激反应及社会功能退缩有关

B. 抑郁　与应激情绪反应有关

C. 睡眠型态紊乱　与易惊醒及应激情绪反应有关

D. 焦虑　与应激情绪反应有关

E. 恐惧　与应激情绪反应有关

二、思考题

针对神经性厌食症患者应如何做好饮食护理？

扫码“练一练”

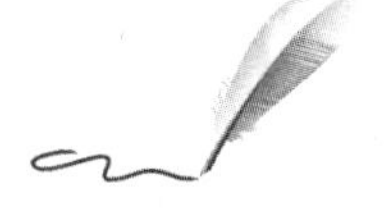

第十一章　人格障碍患者的治疗与护理

学习目标

1. **掌握**　人格障碍的概念、分型及临床表现。
2. **熟悉**　人格障碍的共同特征、诊断要点及治疗措施。
3. 能运用所学知识对人格障碍患者进行护理评估，做出护理诊断，制定护理措施。
4. 能尊重和理解患者，具有耐心关爱患者的敬业精神和严谨的工作作风。

人格（personality）又称个性（character），是一个人固定的行为模式及在日常活动中待人处事的习惯方式，是构成一个人的思想、情感及行为的特有模式。

人格障碍（personality disorders）指人格特征明显偏离正常，使患者形成了一贯的反映个人生活风格和人际关系的异常行为模式，导致严重的社会适应不良和功能受损。患者虽然无智能障碍，但适应不良的行为模式难以矫正，仅少数患者在成年后程度上可有改善。通常开始于童年期或青少年期，并长期持续发展至成年或终生。

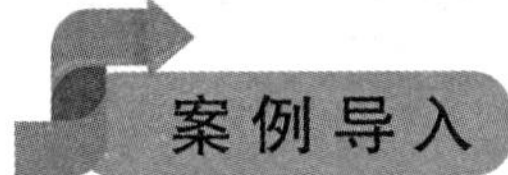

患者王某，男，19岁，待业青年，家庭成员无精神病史。从小受到溺爱，性格固执、顽皮。上学后，经常打架闹事，欺负小同学，辱骂老师。在家不服从家长管教，顶撞、吵闹，以至和父母对打。14岁时被儿童医院诊断为多动症，药物治疗不佳。被送进工读学校就读，经常一两个月不返校，直至被捆绑押送回校。多次盗窃公共财物，曾被收审。17岁进工厂，常常旷工，招引一些朋友在家中吃喝玩乐，多次聚赌。18岁时与人寻衅闹事，纠集同伙用棍棒和皮带毒打他人。因打他人致伤被公安机关收容审查。

请问：

1. 案例中王某的人格有哪些特点？
2. 应考虑什么诊断？
3. 按照护理程序，如何为患者王某拟定护理方案？

第一节　病因及发病机制

人格障碍的病因与发病机制尚未完全阐明，主要与生物、心理、社会等因素影响有关。

一、生物学因素

1. 遗传　人格特质无论健康还是不健康都具有一定的遗传性，双生子研究发现正常人格特质的遗传度为40%～60%。有关寄养子的研究报道，人格障碍患者的子女从小寄养出去，成年后与正常对照组相比，仍有较高的人格障碍发生率。

2. 脑发育延迟　脑电图检查发现半数受检者有慢波出现，与儿童脑电图近似，故有学者认为人格障碍是大脑发育成熟延迟的表现。人格障碍者到中年以后情况有所改善，可能是大脑皮质成熟程度增加的结果。

3. 神经递质的改变　人类行为和情绪的改变与去甲肾上腺素、5－羟色胺、多巴胺等神经递质及其受体的改变有关，如反社会型人格障碍可伴发内啡肽水平增高；攻击行为的发生与脑脊液中5－羟色胺浓度呈负相关；人格障的冲动与去甲肾上腺素呈正相关。

二、心理因素

1. 早期环境　童年早期生活经历对个体人格的形成具有重要的作用。幼儿心理发育过程中重大精神刺激或生活挫折对幼儿人格的发育产生不利影响。如父母离异、父爱或母爱的剥夺，从小没有父亲或缺乏父爱的孩子成年后往往表现出性格上的胆小、畏缩，母爱剥夺可能是反社会性人格的重要成因。

2. 家庭教育　家庭教养方式不当也是人格发育障碍的重要因素。父母教育态度的不一致，使孩子生活在矛盾的牵制之中，无所适从，形成不诚实的习惯；父母酗酒、吸毒、偷窃、淫乱或本身有精神障碍或人格障碍或犯罪记录对儿童起到了不良的“示范”作用；不恰当的学校教育对儿童心理发育有或多或少的不良影响；家庭和教师对儿童提出过高的要求，达不到父母或老师的期望值，儿童始终生活在“失败”的阴影之中，这些因素对人格发育均有不利影响。

三、社会因素

不良的生活环境，结交品行不良的伙伴，经常混迹于网吧、游戏厅等，对人格障碍的形成往往起到重要作用。受大量淫秽、凶杀等内容的小说及影视文化的影响，青少年往往法律观念淡薄，加之认识批判能力低，行为自制能力差，情绪波动性大，容易通过观察、模仿或受教唆等而习得不良行为，甚至出现越轨行为。此外，社会上存在的不正之风、拜金主义等不合理的社会现象、扭曲的价值观念会影响青少年的道德观和价值观，产生对抗、愤怒、压抑、自暴自弃等不良心理而发展至人格障碍。

第二节　临床表现和治疗要点

一、临床表现及分型

（一）人格障碍的共同特征

临床上发现的人格障碍患者，大多有下述共同特征。

（1）开始于童年、青少年或成年早期，并一直持续到成年乃至终生。

（2）可能存在脑功能的损害，但一般没有明显的神经系统病理形态学改变。

（3）人格显著偏离正常，从而形成与众不同的行为模式，如情绪不稳、易激惹、情感浮浅或冷酷无情等。

（4）主要表现为情感和行为的异常，其意识状态和智力均无明显的缺陷，一般没有幻觉和妄想。

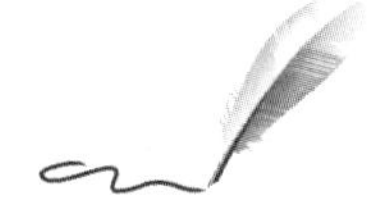

（5）对自身的人格缺陷常无自知之明，难以从失败中吸取教训。

（6）一般能应付日常工作和生活，能理解自己行为的后果。

（7）各种治疗手段对人格障碍效果欠佳，医疗措施难以奏效，再教育的效果也有限。

知识拓展

人格障碍“三要素”

①早年开始，于童年或少年起病；②人格的一方面过于突出或显著增强，导致牢固和持久的适应不良；③对患者带来痛苦或贻害周围。

（二）临床分型

1. 反社会型人格障碍（antisocial personality disorder） 以行为不符合社会规范、经常违法乱纪、对人冷酷无情为特点，不负责任，撒谎、欺骗、伤害他人则习以为常。在做了违法乱纪的事情之后，缺乏内疚、罪责感，也无羞耻之心，却强词夺理，为自己的错误辩解。对人冷酷、粗暴、不诚实。有时挑起事端，斗殴、攻击别人。患者不能吸取教训，包括惩罚在内，都难以悔改。智力一般正常，不少人表现得有见识、有才能，能在短时间内赢得别人的好感和信任，但长期交往会产生恶果，此类人格障碍人数极少，但危害性极大。

知识拓展

反社会型人格障碍“七无”特征

①无社会责任感；②无道德观念；③无恐惧心理；④无罪恶感；⑤无自控自制的心理能力；⑥无真实或真正感情；⑦无悔改之心。

2. 偏执型人格障碍（Paranoid personality disorder） 以猜疑和偏执为特点，表现为敏感多疑，总怀疑别人存心不良，敌意、歧视，无同情心、傲慢、妒嫉心强，因而看问题过分主观片面，同时又自我估计过高。对于工作上的不顺利、事业上的挫折和失败，从不反省自己的缺点与过失，总是归咎于别人有意与他作对所致。习惯于将功劳归于自己，将错误推给别人，听不进任何批评意见，总感到受人欺负，别人对他不忠实。甚至对他人善意的动作歪曲而采取敌意和藐视。为了个人利益，到处申诉，甚至写控告信，有不达到目的决不罢休的坚强意志。

3. 分裂样人格障碍（Schizoid personality disorder） 以观念、行为和外貌服饰奇特、情感冷漠及人际关系明显缺陷为特点。表现为行为怪僻而偏执、孤独不合群。对人缺乏起码的温和与爱心，没有知心朋友，没有社会往来，别人对他的评价毫无感触。沉默好静，与世无争，对任何事情均兴趣索然。一般能认知现实，有繁多的白日梦或幻想，但一般未脱离现实。在表达攻击或仇恨上显得无力，在面对紧张情况或灾难时，显得漠不关心，无动于衷。

4. 冲动型人格障碍（impulsive personality disorder） 又称暴发型或攻击型人格障碍，是以行为和情感具有明显冲动性为主要特点。情绪极不稳定，易激惹，好争吵，常为小事暴跳如雷，不可自控，甚至对人使用暴力攻击。其冲动不能预测，冲动发作时不考虑后果，其人际关系不稳定，时而对人极好，时而极坏。

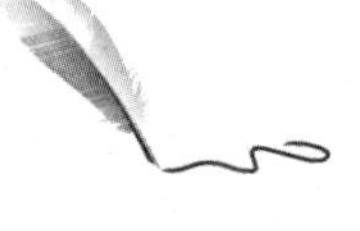

5. 表演性（癔症性）人格障碍（histrionic personality disorder） 以人格不成熟和情绪不稳定为特征，其行为过分做作、夸张，具有戏剧表演性质，受暗示性强。富有生动的表情，好幻想，好感情用事，表面上显得热情、讨人喜欢，但缺乏真诚，易变而幼稚。行为特点是自吹自擂，装腔作势。希望自己的言行能引起他人的关注，虚荣心强，自我中心，自我放纵，常对区区小事情绪反应过于强烈，有时无端发脾气。偶有挑逗、诱惑异性的倾向。

6. 强迫型人格障碍（obsessive compulsive personality disorder） 以过分谨小慎微、严格要求与完美主义及内心的不安全感为特征。自信心不足，总有一种不完善之感，过分谨慎小心，遇事循规蹈矩，墨守成规，很少标新立异或独创。事事都追求尽善尽美和完整精确，他们还常要求别人根据自己的思维方式和习惯行事，有时妨碍他人的自由。

7. 焦虑型人格障碍（anxious personality disorder） 以经常感到紧张、提心吊胆、不安全及自卑为特征。总是需要被人喜欢和接纳，对拒绝和批评过分敏感。从童年起就表现胆小、怕事，易惊恐，敏感怕羞，对任何事都表现惴惴不安，在新的情况下易发生焦虑反应，此类人格障碍易患焦虑症。

8. 依赖型人格障碍（dependence personality disorder） 主要特点是过度依赖他人。他们虽然有较好的工作能力，但缺乏自信，缺乏独立能力，遇事没有主见，事事依赖别人。

9. 边缘型人格障碍（borderline personality disorder） 以反复无常的情绪变化和行为不稳定为主要特点。此类人格障碍不能控制自己的感情，常发怒闹脾气。他们一会儿可以跟人好得不得了，一会儿则翻脸不认人。

考点提示
各种人格障碍的临床特点。

二、临床诊断

1. 症状标准 个人的内心体验与行为特征在整体上与其文化所期望和所接受的范围明显偏离，这种偏离是广泛、稳定和长期的，起始于儿童期或青少年期，并至少有下列一项。

（1）认知（感知及解释人和事物，由此形成对自我及对待他人的态度和行为方式）的异常偏离。

（2）情感（范围、强度及适当的情感唤起和反应）的异常偏离。

（3）控制冲动及满足个人需要的异常偏离。

2. 严重标准 特殊行为模式的异常偏离，使患者感到痛苦和社会适应不良。

3. 病程标准 开始于童年、青少年期，现年18岁以上已持续2年。

4. 排除标准 人格特征的异常偏离并非躯体疾病或精神障碍的表现及后果。如果人格偏离正常系由躯体疾病（如脑病、脑外伤、慢性酒中毒等）所致，或继发于各种精神障碍应称为人格改变。

三、治疗要点

（一）治疗原则

人格障碍的治疗以心理治疗为主，药物治疗为辅。治疗的主要目标不是试图在短期内改变患者的人格模式，而是帮助患者寻求到一种与自己的人格特点冲突较小的生活途径，这样便可以减少患者由于与周围环境的冲突所产生的痛苦，以及减少

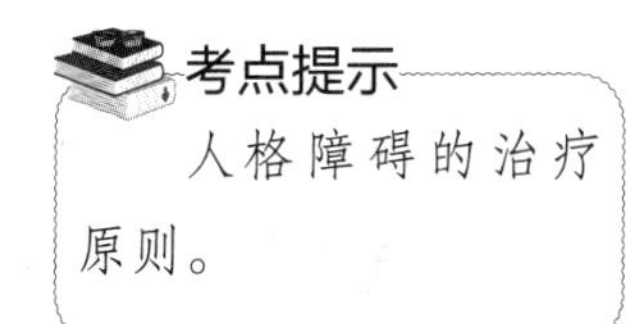

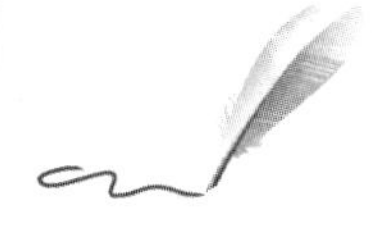

患者给周围环境所带来的麻烦。处理得当，随着时间推移，患者人格的某些异常部分就会得到修正。

（二）主要措施

1. 心理治疗 人格形成之后很难改变，但适应环境能力的训练，选择适当职业的建议与行为方式的指导，对产生矛盾冲突情境的判断，人际关系的调整与改善，以及优点特长的发挥等，有助于人格障碍的矫正。但治疗需要较长时间与耐心，同时要防止患者的依赖与纠缠。

2. 药物治疗 小剂量抗焦虑、抗抑郁与抗精神病药物均可对症酌情选用，如强迫型人格障碍使用氯米帕明，偏执性使用舒必利，冲动性使用苯妥英钠、碳酸锂或普萘洛尔、卡马西平等。

第三节　人格障碍患者的护理

一、护理评估

（一）生理因素评估

评估患者的睡眠和饮食等情况，评估患者用药情况，有无药物滥用、药物不良反应，是否接受治疗，评估身体检查结果，评估病史与家族史。

（二）心理因素评估

1. 认知 评估患者是否有认知方面的问题，如敏感、多疑、被害感等。

2. 情感 评估患者情感活动的情况，如焦虑、抑郁、恐惧、紧张、欣快、情感不稳、冷漠、愤怒、敌视等，了解情感活动与思维内容、环境是否协调，情感活动与个人性格特征的关系。

3. 意志行为 评估患者意志和行为活动的情况，有无恶作剧行为、暴力行为、冲动行为以及自伤、自残行为，有否奇特的外貌装饰、怪异行为等。

4. 性格特征 评估患者的性格特点、工作态度、人际关系、社会交往以及与周围人相处的情况。

（三）社会因素评估

评估患者家庭教育、经济状况、性格、工作学习环境、社会支持系统，与同事家人能否正常相处，父母及家庭对患者的影响，评估患者的家庭气氛，各成员之间是否融洽，患者在家中的地位等。

二、护理问题

1. 有暴力行为的危险 与情绪不稳、易激惹额、自控能力差、社会适应不良等有关。

2. 社会交往障碍 与不能正确的自我评价、缺乏沟通技巧有关。

3. 个人应对无效 与急切满足眼前的欲望，自私操纵行为有关。

4. 卫生、穿着处理缺陷 与过分依赖他人，对生活缺乏自信有关。

5. 有个人尊严受损的危险 与敏感多疑、自信不足有关。

6. 自我认同紊乱 与自信不足有关。

7. 思维过程改变 与一贯地偏离正常的人格特征有关。

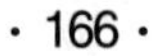

三、护理目标

（1）患者学会控制情绪的方法，不伤害自己或他人。

（2）能说出不被接受的行为，能延迟满足自己的需要，表现较好的调适。

（3）能与他人建立较好的人际关系。

（4）能以社会可接受的态度与他人沟通。

四、护理措施

（一）生活护理

患者在无其他疾患的情况下，一般生活能够自理。对于可能出现不良个人卫生习惯的患者，护士可与患者共同制订护理计划，督促患者认真完成，帮助患者养成良好的卫生习惯。

（二）症状护理

1. 针对暴力行为的护理　维持环境的安全，避免刺激，清除危险物品。观察患者的行为变化并报告医生，依情况给予劝说、药物控制或约束。鼓励患者以言语表达敌意的感受，不采取攻击性行为。指导患者学会控制情绪，发泄愤怒的方法。鼓励患者评价约束后的感受，让患者了解自己约束前的攻击破坏行为，制定控制暴力行为的措施。当出现暴力行为先兆时，尽可能安排男性工作人员在场。指导患者在焦虑、愤怒时，以他人能接受的方式发泄内心的恶劣情绪。必要时按医嘱给予镇静药物。出现暴力行为，工作人员必须采取一致的坚决的态度应对，并有效控制局面。

2. 针对冲动行为的护理　以坦诚、温和、接纳的态度对待患者，与其建立良好的护患关系。了解患者的感受及想法，观察患者冲动的相关因素，以采取有效的护理措施。与患者商讨、制定行为限制的规范，并告知违规的后果，以增强其自控能力，防止发生冲动行为。鼓励患者参加集体活动，淡化冲动行为的相关因素对患者的不良影响。鼓励患者在无法控制自己时，能立即寻求帮助。出现冲动行为时，要及时用坚定的语调、简明的言语劝说患者，必要时可适当约束或隔离。鼓励患者参加劳动、文艺、体育等群体活动，使患者感受到自我价值，增强成就感，通过集体活动学习他人的良好行为。

（三）心理护理

（1）尊重、关怀，主动接触患者，理解患者，接纳理解患者的感受，满足其合理要求，以取得信赖。

（2）建立良好的护患关系，适时地以诚恳的态度明确告知患者，不能接纳其反社会行为，与患者讨论、分析不良行为对人对己的危害，并鼓励其改进。

（3）要求患者尊重他人的人格和人权，对个人需要不能只考虑自我满足，避免由此引发的不适当的人际交往和不良行为。必须学会遇事要为别人着想，逐步做到能根据实际情况，适当延迟满足个人的欲望。

（4）做行为治疗时，要注意了解患者的特长和优点，创造条件让其表现个人的合理行为，并及时给予正强化。

（四）健康教育

1. 针对患者　帮助其逐渐认识自己的精神状态，了解有关知识，认识病态行为方式对其身体和心理的危害，以及给家庭和社会带来的严重后果。帮助患者建立新的价值观和社交关系。指导患者建立健康的生活方式和行为习惯，培养良好的兴趣爱好。要坚持调整，

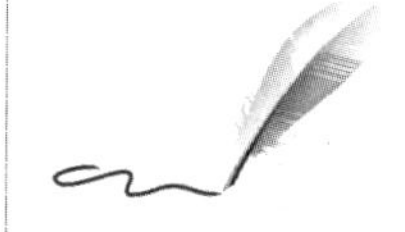

定期复查。

2. 针对家属 对家属进行相关知识宣传教育，使家属认识自己教育方式上的问题和缺陷，强化家庭功能，以减少患者产生偏差行为的可能，消除发生异常行为的环境，及时发现问题，及时纠正。教育患者家属树立信心，帮助患者克服困难，坚持矫正不良行为。教会家属为患者创造良好的家庭环境，锻炼患者的生活和工作能力，指导家属学会识别、判断疾病症状的方法，使家属了解督促并协助患者纠正异常行为，认识到定期复查的重要性。

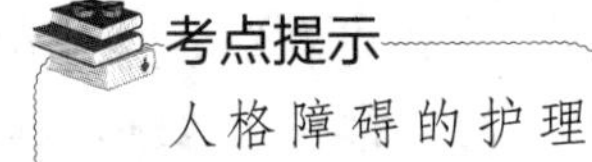

人格障碍的护理措施。

五、护理评价

(1) 患者是否发生自伤、自杀、暴力攻击行为，是否学会控制焦虑和冲动行为。

(2) 患者对自己的个性缺陷是否有所认识。

(3) 患者的社会功能是否得以提高，能否较好融入所处环境与人交往。

(4) 患者是否承担家庭责任和社会义务。

本章小结

1. 人格障碍患者的护理

概念	人格障碍指人格特征明显偏离正常，使患者形成了一贯的反映个人生活风格和人际关系的异常行为模式，导致严重的社会适应不良和功能受损
临床特征	1. 开始于童年、青少年或成年早期，并一直持续到成年乃至终生 2. 可能存在脑功能的损害，但一般没有明显的神经系统病理形态学改变 3. 人格显著偏离正常，从而形成与众不同的行为模式，如情绪不稳、易激惹、情感浮浅或冷酷无情等 4. 主要表现为情感和行为的异常，其意识状态和智力均无明显的缺陷，一般没有幻觉和妄想 5. 对自身的人格缺陷常无自知之明，难以从失败中吸取教训 6. 一般能应付日常工作和生活，能理解自己行为的后果 7. 各种治疗手段对人格障碍效果欠佳，医疗措施难以奏效，再教育的效果也有限
临床分类	反社会型、偏执型、分裂样、冲动型、表演型、强迫型、焦虑型、依赖型、边缘型
护理评估	生理因素评估、心理因素评估及社会因素评估
护理措施	生活护理、症状护理、心理护理及健康教育

2. 人格障碍患者的临床分型及特点

临床分型	临床特点
反社会型人格障碍	行为不符合社会规范，经常违法乱纪，对人冷酷无情
偏执型人格障碍	猜疑、偏执
分裂样人格障碍	观念、行为和外貌服饰奇特，情感冷漠及人际关系明显缺陷
冲动型人格障碍	行为和情感具有明显冲动性
表演型人格障碍	人格不成熟、情绪不稳定
强迫型人格障碍	过分谨小慎微，严格要求与完美主义，内心不安全感
焦虑型人格障碍	经常感到紧张、提心吊胆、不安全和自卑
依赖型人格障碍	过度依赖他人
边缘型人格障碍	反复无常的情绪变化、行为不稳定性

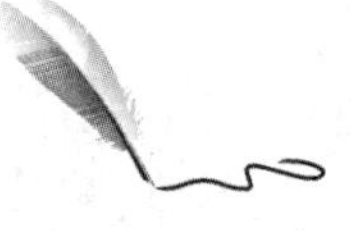

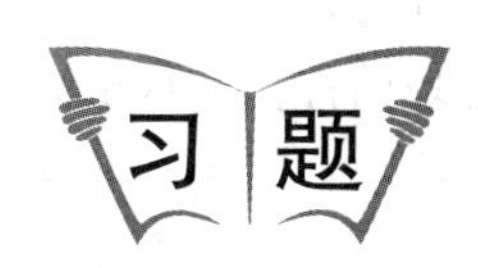

一、选择题

【A1/A2 型题】

1. 人格障碍通常始于( )

A. 胚胎期 B. 婴儿期

C. 童年或青少年期 D. 成年期

2. 当一个人经常表现为自我戏剧化，情绪表达过分，易受暗示、易受他人影响，情感肤浅等，此人患有何种类型人格障碍( )

A. 表演性 B. 偏执性

C. 强迫性 D. 冲动性

3. 表演型人格障碍是哪一种神经症的基础( )

A. 强迫症 B. 癔症

C. 恐怖症 D. 神经衰弱症

4. 常有不考虑后果的行为倾向、容易暴怒、不能控制行为的爆发属于下列哪种人格障碍( )

A. 反社会性 B. 分裂性

C. 强迫性 D. 冲动性

5. 有关分裂样人格障碍的说法，哪一条是正确的( )

A. 性格明显内向，回避社交，多离群独处

B. 易激惹，冲动，并有攻击行为

C. 以自我为中心，强求别人满足其需要或意愿

D. 常合并智能障碍

6. 有关偏执型人格障碍的特征，哪一条是错误的( )

A. 敏感、多疑，过度防卫

B. 特别的固执，有时固执到令人难以接受的程度

C. 穷思竭虑，经常思考一些在别人看来毫无意义的事

D. 对他人持久的不信任和多疑，不愿对自己的行为和态度承担责任

7. 以下哪项护理措施不适合人格障碍患者( )

A. 与患者建立良好的护患关系

B. 智能训练

C. 鼓励患者在无法控制自己时，能立即寻求帮助

D. 指导患者适当发泄内心的恶劣情绪

8. 对于人格障碍以下哪项说法较妥当( )

A. 人格障碍不是病，所以无须重视

B. 人格障碍是一种精神病

C. 人格障碍者适应良好

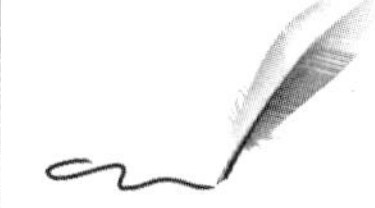

D. 人格障碍属于精神障碍的一种

9. 对于分裂样人格障碍患者的心理治疗主要应针对患者的何种问题(　　)

A. 暴力行为　　B. 缺乏信心

C. 自我中心问题　　D. 情感平淡

10. 对于焦虑型人格障碍患者的心理治疗主要应针对患者的何种问题(　　)

A. 暴力行为　　B. 恐惧和缺乏自信

C. 自我中心问题　　D. 情感平淡

11. 对于表演型人格障碍患者的心理治疗主要应针对患者的何种问题(　　)

A. 暴力行为　　B. 缺乏自信

C. 自我中心问题　　D. 情感平淡

12. 李某，男性，26岁，在厂内总是猜疑别人，无理搅三分。明明是自己的错也挑别人的理，自小固执，学习不好，却找老师的原因，不爱和别人交往。总认为自己是最棒的，对侮辱和伤害总是怨恨持续很久。依此症状判断他有以下哪种人格障碍(　　)

A. 反社会型人格障碍　　B. 偏执型人格障碍

C. 分裂样人格障碍　　D. 冲动型人格障碍

13. 刘某，男性，40岁，已婚，对待家人冷淡，妻子和孩子病了也不关心，态度很冷淡。也不愿和别人交往，家里来了客人也没有热情接待。还常有奇特的幻想。从小父母离异，对婚姻没有强烈的需求，在母亲百般催促下才结婚。据此表现判断此人是(　　)

A. 反社会型人格障碍　　B. 偏执型人格障碍

C. 分裂样人格障碍　　D. 冲动型人格障碍

14. 张某，男性，30岁，性格外向，爱出风头，心胸狭窄，经常与人闹得不愉快。患者目前存在的护理问题是(　　)

A. 有暴力行为的倾向　　B. 社交孤立

C. 不合作　　D. 思维过程异常

15. 吴某，男性，19岁，以人格障碍送入精神病院。据其母亲说，吴某一向刻薄，总是捉弄别人，喜欢恶作剧，且不那么容易控制。鉴于此病史，护士最初采取下列哪种措施是最有效的？(　　)

A. 严密观察患者在病房里的行为举止

B. 让患者与其他患者隔离，限制其活动空间

C. 让患者知道如果他不听话，就会被制服

D. 给他定几条规则，警告他要对所造成的损害负责

二、思考题

患者，李某，女性，17岁，高中生。由母亲带到医院门诊，李某母亲告诉医生，李某一向清高，做事认真，不好交往，学习专注，好胜心强。近两年李某变得神情恍惚，经常胡思乱想，脾气变得很坏，常跟父母顶嘴怄气。把同学对她的帮助看成是瞧不起她、小看她。有几次老师批评她不该固执已见、自以为是，她竟在课堂上跟那位平时很宠她的老师争吵得面红耳赤。回家常诉说老师故意整她，或同学串通起来跟她作对。与老师、同学和家人的关系越来越糟，多次提出要转学，要到外婆家去住等。这类想法与烦恼每天使李某

心烦意乱，做什么都定不下心来，学习成绩急剧下降。

问题：

1. 该患者的临床表现有哪些，医疗诊断可能是什么。
2. 列出该患者的主要护理问题。
3. 论述对该患者应采取哪些主要护理措施。

扫码“练一练”

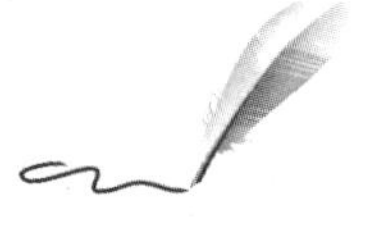

第十二章　儿童少年期精神障碍患者的治疗与护理

学习目标

1. **掌握**　儿童孤独症、精神发育迟滞、注意缺陷与多动障碍患者的临床表现及护理程序内容。

2. **熟悉**　儿童孤独症、精神发育迟滞、注意缺陷与多动障碍患者的治疗要点。

3. **了解**　儿童孤独症、精神发育迟滞、注意缺陷与多动障碍患者的病因。

4. 能够结合临床案例，运用所学知识对患者进行护理评估，做出护理诊断，制定护理目标、措施及评价。

5. 学会观察和记录患者病情的变化，并分析原因。在护理实践中尊重、理解、关爱患者。

案例导入

患儿，男性，4岁，幼儿园中班，因语言交流能力差就诊。3岁时开始自言自语，内容无法被别人理解。在幼儿园不与同伴玩耍，不参加集体活动，与人相处时没有目光交流，不理睬父母的呼唤，曾怀疑为先天性耳聋，到耳科就诊并接受听力检查，未发现异常。当需要物品时拉着成人走到物品前，用手示意自己需要，经常独自玩瓶盖，持续2～3小时。

精神检查合作欠佳，无眼神交流，对名字没有反应，对声音亦无反应，无法配合完成指认、命名、模仿等指令。独自玩矿泉水瓶盖，若取走，便哭闹不止。对于父母进出诊室无反应，不黏人。无法进行深入检查。

请问：

1. 患儿存在的主要问题有哪些？

2. 针对患儿的病情，护士应该如何干预和护理？

儿童少年期是生长发育的重要阶段，其生理及心理尚未完全成熟，都在不断成长变化，易受遗传、环境、社会及教育等因素影响，导致其出现躯体发育障碍及智力、语言、运动、社交、学习、社会适应能力等心理精神障碍。研究表明此期的精神障碍患者从幼儿时期就有智商较低、孤独等早期表现，但其症状不典型，容易被忽视，往往未能及时诊断及治疗，影响下一阶段精神健康，甚至可能继发其他精神障碍。因此，儿童少年期精神障碍问题应受到特别关注，提高对此期精神障碍的认识，早发现、早治疗和护理具有重要意义。

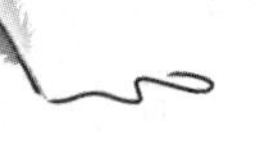

第一节　儿童孤独症患者的治疗与护理

儿童孤独症（autistic disorder）又称自闭症，是起病于婴幼儿时期，以不同程度的言语发育障碍、社会交往障碍、活动内容及兴趣局限、刻板重复的行为方式为特征的一种广泛性发育障碍。该病大多数发生在出生后3岁以内，男孩多见。多数患儿伴有不同程度的精神发育迟滞，部分患儿在某些方面具有特殊才能。

知识拓展

世界自闭症日

自闭症的概念于1943年由美国约翰·霍普金斯大学专家莱奥·坎纳首次提出，是一个尚未被全社会知道并了解的病症。有人把自闭症的孩子比喻成天上的星星，孤独而美丽，他们是一群生活在自己世界里，能看到东西却视而不见，能听到声音却充耳不闻，能与人交流却闭口不言的"雨人"。

2007年12月联合国大会通过决议，自2008年起，将每年的4月2日定为"世界自闭症关注日"，以提高人们对自闭症患儿的关注，实现自闭症患儿与普通人之间的相互尊重、相互理解与相互关心。

一、病因及发病机制

病因尚未阐明，可能相关的因素有如下几种。

1. 遗传因素　目前资料显示，一部分孤独症患儿与遗传有关，但具体的遗传方式还不明了。

2. 孕期及围生期并发症　母亲孕期某些感染及围生期产伤、宫内窒息等各种并发症，导致孤独症较正常对照组多。

3. 神经生化　超过25%的孤独症患儿有外周血液的5－羟色胺（5－HT）偏高现象，且有家族关联。

4. 神经病理　孤独症患儿脑的大小在出生时正常，出生后比一般婴幼儿增长迅速，以额叶颞叶增长明显，白质增长较灰质多，小脑的浦肯野神经元数目减少及小脑蚓部第6小叶变小最为常见。

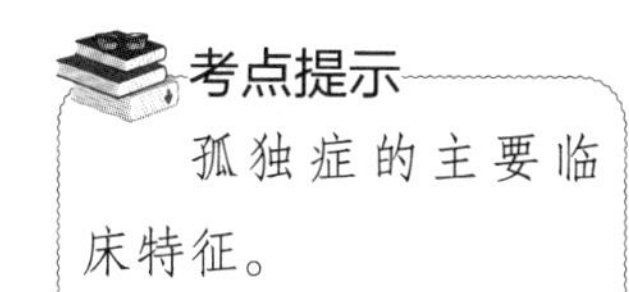

考点提示

孤独症的主要临床特征。

二、临床表现和治疗要点

（一）临床表现

孤独症以语言与交流障碍，社会交往障碍，狭窄怪异的兴趣、刻板重复动作及强迫固定的生活环境方式为特征。

1. 语言与交流障碍　是孤独症的重要症状，也是大多数患儿就诊的主要原因。语言与交流障碍可以表现为多种形式，非语言沟通障碍表现为患儿常以哭闹表示他们的不舒适或需要，缺乏相应的面部表情，很少用点头、摇头、摆手等表达他们的意愿。语言沟通障碍表现为患儿语言发育延迟或障碍，有些甚至不发育。有些患儿2～3岁以前可发短暂的单字，随着年龄增长逐渐减少，甚至完全丧失。即使患儿语言功能存在，他们对语言的感受和表达运用能力也会有某种程度的障碍，患儿往往不会主动与别人交谈，不会维持或提出

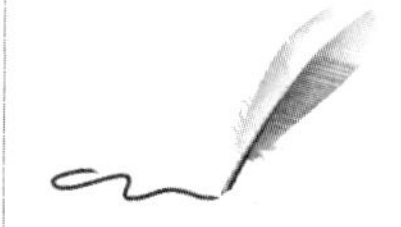

话题，或只会反复纠缠同一话题，毫不在意别人的反应。患儿常常表现为对人说话而不是与人交谈，刻板重复语言及模仿语言也较多见。另外，患儿可有语音、语调、语速、语义等方面的异常，可出现错用代词，如把自己称为“他”等。

2. 社会交往障碍 大部分孤独症患儿年幼时即表现出对人缺乏兴趣，与人无目光对视，不喜欢父母和他人的拥抱、爱抚甚至予以拒绝。分不清亲人和陌生人，与父母无法建立正常的依恋关系，与同龄儿童亦难以建立正常的伙伴关系，我行我素，表现极其孤独，常让人感觉患儿“没有情感”或“没有同情心”。

3. 兴趣狭窄、刻板重复动作和强迫性行为 患儿对于一般儿童所喜爱的游戏、玩具都不感兴趣，尤其是需要想象力的游戏，而对一些非玩具性的物品却很感兴趣，如瓶盖、电风扇等圆形的可转动的东西，可以数十分钟、甚至持续几个小时而无厌倦感。患儿常常关注一些非生命的东西及物体的非主要特征，而对有生命的东西和物体的主要特征不感兴趣。患儿可有反复拍手、转圈、跺脚等刻板动作。孤独症患儿拒绝日常生活习惯及环境的改变，如坐公交车要固定的位置，行走路线要固定，玩具要排列成行等。若这些活动或行为模式一旦发现变化，患儿会表示出明显的焦虑不安，甚至大发脾气。

4. 感觉动作障碍 患儿对疼痛和外界刺激麻木，但对某些刺激又特别敏感，如对汽笛声、犬声及光线的突然变化，常引起恐慌或烦躁不安。孤独症患儿常坐立不安，用脚尖走路，东张西望及无法集中注意力等，有的患儿会出现莫名其妙地哭笑。

5. 智能障碍 早期研究显示，约50%的孤独症患儿处于中度和重度的智力缺陷（智商低于50），约25%为轻度智力缺陷（智商为50~69），约25%智力正常（智商大于70），这些智力正常的被称为高功能孤独症，近年来此类患儿到门诊诊治的也相当多。患儿的智能发展不平衡，操作性智商较言语性智商高，少数患儿在音乐、机械记忆、计算方面有特殊能力。

（二）治疗要点

孤独症仍无根治的方法，最佳的治疗方法是个体化的治疗。其中，教育和行为治疗是最有效、最主要的治疗方法，目标是促进患儿认知和语言发育，改善其社会交往能力，减少适应性不良行为，掌握基本生活和学习技能。药物治疗仅担任辅助性角色，如小剂量氟哌啶醇可有效改善孤独症患儿的退缩、多动、情绪不稳、暴怒等行为，哌甲酯（利他林）可改善注意缺陷和多动症状。同时，环境治疗也不可或缺，它能帮助孤独症患儿学习和适应社会。

知识拓展

海豚超声波疗法

海豚超声波疗法是指通过海豚发出的高频超声波不断刺激自闭症儿童的脑细胞，以达到改善自闭症儿童的认知、语言、沟通能力及减轻其刻板行为的目的，可作为现有自闭症治疗的辅助疗法。

科学实验证明，海豚能发出2000~100000赫兹（甚至300000赫兹以上）不等的高频超声波，这种声波能激活人脑中处于“休眠状态”的神经元细胞，对于处在发育期儿童的中枢神经系统具有良好的促进作用。现国内外运用海豚疗法对自闭症患儿进行辅助训练的案例逐渐增多。2003年我国台湾花莲海洋公园将海豚融入自闭症的治疗中，2009年大连圣亚海洋世界正式挂牌成为中国第一家海豚辅助治疗儿童孤独症康复训练基地。但其中的治疗原理在科学界尚无法定论，海豚超声波疗法的效果也一直颇受争议。

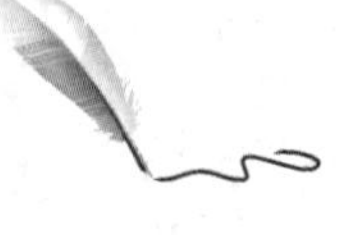

三、儿童孤独症患者的护理

（一）护理评估

1. 健康史　评估患儿既往病史，是否有躯体疾病、是否有家族遗传等。

2. 生理状况　评估患儿各项躯体发育指标是否正常，有无营养失调、饮食障碍、睡眠障碍、排泄障碍等，运动是否受限，生活能否自理。

3. 精神症状　评估患儿有无感知觉障碍。有无焦虑、恐惧、易激惹或情感淡漠。有无兴趣狭窄或有特殊的喜好，有无多动、刻板重复、强迫及冲动、自伤、毁物等行为。

4. 社会状况　评估患儿是否依恋父母，是否愿意与同伴交流。评估患儿有无言语发育低下，是否正确理解并运用语言，有无体态语言，评估言语的语音、语调、语速等。评估家庭及社会支持系统，患儿父母对该病的认识程度及家庭经济状况等。

（二）护理问题

1. 有受伤的危险　与感知觉障碍、情绪不稳有关。

2. 进食、沐浴、穿着、如厕自理缺陷　与智力低下有关。

3. 语言沟通障碍　与语言发育障碍有关。

4. 社交孤立　与学习能力下降、缺乏社会适应能力有关。

5. 营养失调（低于机体需要量）　与自理缺陷、行为刻板有关。

6. 父母角色冲突　与缺乏疾病知识、家庭照顾困难有关。

（三）护理目标

（1）患儿无发生受伤的现象。

（2）患儿的个人生活自理能力逐步提高。

（3）患儿的语言交流能力逐步改善。

（4）患儿的社会交往能力逐步提高。

（5）患儿的营养均衡。

（6）父母能够掌握照顾患儿的技巧，角色冲突减轻或消除。

（四）护理措施

1. 安全护理　提供安全的环境，避免有危险隐患的物品和设施，如热水瓶、药品、剪刀、电源插座等。密切观察患儿情绪状况及活动情况，严防冲动自伤及伤人行为，必要时专人护理。

2. 基础护理　密切观察患儿的进食、睡眠、大小便等情况，帮助患儿制定有规律的生活作息制度，培养良好的个人卫生习惯。提供高热量、高维生素食物，保证充足的睡眠。根据患儿的病情轻重程度，协助或提供日常的生活护理。

3. 特殊护理　教育和训练可有效地改善症状，提高患儿的社会适应能力。此训练要发挥阳性强化作用及持之以恒的态度，需父母参与配合，训练内容由浅入深，方法形象生动。

（1）社交能力训练　熟悉患儿的兴趣爱好，利用患儿感兴趣的物品吸引其目光，教会患儿注视他人的眼睛和脸，通过反复训练提高其注意力；鼓励患儿积极参加游戏，通过角色扮演等方法训练沟通技巧，逐步增加与正常儿童一起活动的时间，扩大交流范围。鼓励患儿用语言表达自己的意愿，当患儿以哭闹、发脾气等方式表达需求时，不立即给予回应，而应在其完成指令行动后予以满足。

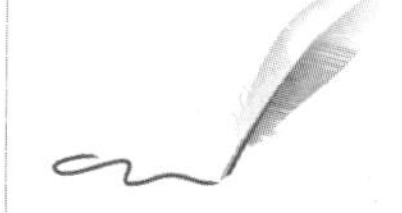

(2) 语言沟通训练　语言训练要个体化、逐步进行。首先应评估患儿现有的语言水平，根据其层次制订训练计划。通过与家长协作，创造一定的语言环境，从认物、命名到表达，从简单的发音到完整的句子，使患儿掌握更多的词汇。当达到一定程度时，让其参加各种语言交流游戏，同时带领患儿接触自然环境，将感知与语言联系起来，强化对语言的理解。

(3) 行为矫正训练　不要一味迁就患儿的刻板、强迫行为，协助患儿接受改变。了解其发脾气、冲动的原因，针对原因进行处理，给予患儿关心和爱抚，纠正其自伤、自残行为。训练时要有耐心，不应急于求成。

(4) 生活技能训练　制订一份有具体明确的步骤且有可行性的生活技能训练计划，根据患儿的接受和掌握程度，由简单到复杂，并重复强化，直至患儿学会。

4. 用药护理　按医嘱使用改善症状的药物，观察其治疗效果和不良反应。

5. 心理护理　建立良好的护患关系，观察患儿的情绪变化，关心支持尊重患儿。同时，做好家属的心理护理，增强其战胜疾病的信心。

6. 健康教育　帮助患儿家长正确认识疾病的性质、病因、临床特征及预后，鼓励其以平和的心态和积极的态度教育训练患儿，切忌操之过急。帮助家长面对现实，调整好心态，避免产生互相埋怨、自责等负面情绪，鼓励家长积极配合医护人员一起训练患儿。向家长讲明因儿童处在身心发育时期，其情感、语言、行为都可不断地发展，早期良好的教育和训练对患儿疾病的康复有非常重要的意义。

（五）护理评价

(1) 患儿的行为问题有无得到纠正。

(2) 患儿的生活自理能力是否改善或恢复。

(3) 患儿的语言交流能力是否提高。

(4) 患儿的社会交往能力是否得到改善。

(5) 父母能否掌握照顾患儿的技巧。

第二节　精神发育迟滞患者的治疗与护理

精神发育迟滞（mental retardation，MR）是指一组起病于个体发育阶段（18 岁以前）的精神发育不全或受阻的综合征，其由各种原因引起，以智力低下和社会适应困难为主要特征。本病可单独出现，也可同时伴有其他精神障碍或躯体疾病。世界卫生组织报道，精神发育迟滞的患病率在不同地区差异较大，但一般为 1% ~3%。美国关于 MR 流行病学研究报道：轻度 MR 患病率为 0.37% ~0.59%，中度以上 MR 患病率为 0.3% ~0.4%，男性多于女性。2001 年我国 0 ~6 岁残疾儿童抽样调查结果显示：儿童智力残疾的现患率为 0.931%。近年来，MR 患病率呈下降趋势。

一、病因及发病机制

引起精神发育迟滞的病因十分复杂，总的来说大致可概括为生物学因素、社会心理因素两类。

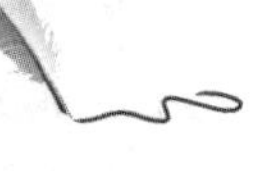

1. 生物学因素　各种遗传因素，如唐氏综合征、脆性 X 综合征、苯丙酮尿症、半乳糖血症、先天性颅脑畸形等。母孕期损伤，如妊娠期各种病毒感染，接触毒性物质和药物、

烟酒、放射性物质，以及妊娠期疾病、营养不良等。围生期因素，如缺氧、产伤、核黄疸等。出生后因素，如婴幼儿期中枢神经系统感染、严重颅脑损伤、各种原因引起的缺氧、婴幼儿期营养不良、甲状腺功能减退等。

2. 社会心理因素　人是社会性动物，儿童智力发育不仅需要丰富的营养，还需要良好的社会环境。根据流行病学调查显示，低社会阶层、贫穷、家庭环境不稳定与本病患病率相关。另外，早期被隔离，缺乏与他人交往与情感沟通，丧失学习模仿的机会，均会对儿童的智力和社会适应能力的发育造成影响。

二、临床表现和治疗要点

（一）临床表现

精神发育迟滞的主要临床特点为智力低下和社会适应能力差，可伴有一些精神症状和躯体疾病。根据智力水平和社会适应能力缺损程度分为轻度、中度、重度、极重度四级。

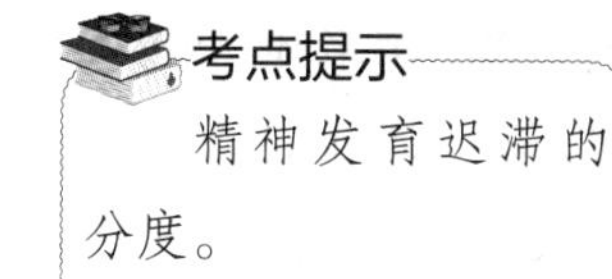

考点提示

精神发育迟滞的分度。

1. 轻度精神发育迟滞　智商为50～69，成年后可达9～12岁心理年龄，约占MR的85%。患儿早期不易被发现，幼儿期表现为智能发育较迟，如语言发育延迟，学龄期逐渐出现学习困难，能勉强完成小学学业。语言发育稍落后，计算、读写、应用抽象思维可有困难，但能进行日常语言交流，个人生活基本能自理，通过职业训练成年后可从事简单的劳动和非技术性工作。躯体方面一般无异常，平均寿命接近正常人。

2. 中度精神发育迟滞　智商为35～49，成年后可达6～9岁心理年龄，约占MR的10%。患儿幼年开始智力和运动发育均较普通儿童迟缓，尤其是语言理解与运用能力，表现为词汇与概念缺乏，言语简单，词不达意，缺乏抽象概念，略识数，只能完成10以下的简单计算，有时情绪不稳，易冲动。成年后可在训练和帮助下学会自理简单生活，从事简单非技术性工作。躯体发育较差，多数可发现器质性病变。

3. 重度精神发育迟滞　智商为20～34，成年后达3～6岁心理年龄，占MR的3%～4%。患儿在出生后可发现有明显的智力和运动发育落后，语言发育差，发音含糊不清，甚至无语言。词汇量少，缺乏抽象思维能力，不会计算，不能学习。成年后经训练能学会简单语句，生活需他人照料，无社会行为能力。患者常有躯体或中枢神经系统的器质性病变。

4. 极重度精神发育迟滞　智商为0～20，成年后可达3岁以下心理年龄，占MR的1%～2%。患儿智力水平极低，完全无言语功能，仅以尖叫、哭闹等原始情绪反应来表达需求，不能分辨亲人，不知躲避危险，毫无防御能力，不会走路，生活无法自理，大小便失禁，此患儿全部生活需他人照料。常合并躯体畸形及严重脑部损害，大多数患者因严重疾病或生存能力弱而早夭。

（二）治疗要点

精神发育迟滞的病因未明，治疗的原则是早发现，早诊断，查明原因，早期干预；以教育和训练为主，药物治疗为辅。

1. 教育和训练　根据疾病严重程度分级，制定教育训练的目标和内容，由家长、教师、临床心理治疗师和职业治疗师共同参与，帮助患儿提高智力，增强生活自理能力，培养一定的劳动技能。如轻度患儿训练的目标旨在成年后能自食其力，因此职业技能训练是重点；中度患儿重点在于生活自理能力和社会适应能力的培养；重度患儿则以改善其简单生活能

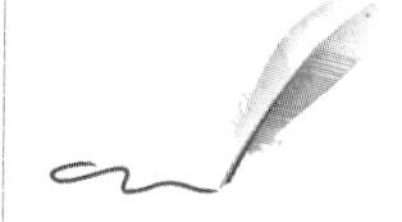

力及自卫能力为主。

2. 药物治疗 病因明确者予以病因治疗，如苯丙酮尿症、半乳糖血症给予特殊饮食，先天性甲状腺功能减退给予激素替代治疗等。对于不同的精神症状给予相应的对症治疗，如有攻击行为者给予小剂量氟哌啶醇等；同时可使用一些益智药及促脑代谢药如谷氨酸、吡拉西坦、氨络酸、脑活素等促进患儿脑细胞功能发育。

三、精神发育迟滞患者的护理

（一）护理评估

1. 健康史 评估患儿个人史、母孕产史、家族疾病史等。

2. 生理状况 评估患儿各项躯体发育指标如身高、体重是否达到同龄儿童标准，有无躯体畸形，有无营养失调，饮食、睡眠是否正常，生活能否自理等。

3. 精神症状 评估患儿有无感觉过敏和减退，错觉、幻觉等感知觉障碍。有无思维联想、思维逻辑和思维内容等方面的障碍。有无易激惹、焦虑、抑郁、恐惧、淡漠等异常情绪。有无注意障碍，智力的损害程度。有无孤僻、独处、木僵等意志行为减退；有无冲动、自杀、自伤、伤人等行为；有无刻板、强迫、多动及不寻常的依恋行为。

4. 社会心理状况 评估患儿的性格特征、兴趣爱好、学习、语言、社会交往能力。评估家属受教育程度、对该疾病的认识程度、家庭经济状况，有无不正确的养育方式等。

（二）护理问题

1. 进食、沐浴、穿着、如厕自理缺陷 与智力低下、认知障碍有关。

2. 有受伤的危险 与智力低下、认知及情感障碍有关。

3. 营养失调（低于机体需要量） 与智力低下导致食欲减退、消化不良有关。

4. 语言沟通障碍 与智能发育障碍所致语言能力下降或丧失有关。

5. 社会交往障碍 与学习能力下降、社会适应能力不足等有关。

（三）护理目标

（1）患儿的生活自理能力逐步提高。

（2）患儿未发生受伤现象。

（3）患儿的营养状态维持在正常范围。

（4）患儿的语言沟通能力逐步改善。

（5）患儿的社交能力、学习能力逐步改善。

（四）护理措施

1. 安全护理 保证活动场所环境安全，设施简单实用，严禁存放危险物品，外出需专人陪护。密切观察患儿的精神症状和躯体症状，防止延误病情。教导患儿用正确的方式表达内心感受和需求，避免出现冲动伤人行为。

2. 基础护理 为患儿制定规律的生活作息制度，培养患儿良好的生活习惯。根据病情轻重程度，合理安排日常活动，提供或协助日常生活护理。提倡母乳喂养，及时添加辅食，保证营养的供给。对于某些遗传代谢性疾病，需通过严格的饮食控制防止或减轻症状。密切观察患儿进食、睡眠、排泄等生活自理情况，并针对出现的问题进行护理干预。

3. 特殊护理 研究证明，精神发育迟滞患儿也具有相当大的潜能，随着年龄的增长，他们的身心仍可有所发展，因此早期教育和训练可有效地促进患儿智力发育。

（1）生活自理能力训练　根据患儿的生活自理能力水平制订训练计划，在家长的密切配合下，由浅入深，逐步提高训练的难度。内容包括穿衣、进食、洗漱、睡眠、大小便、表达需求等多个方面，从而帮助患儿提高生活自理能力。

（2）语言功能训练　重视语言发育和沟通交流训练。通过与教师和家长的密切协作，由易到难，循序渐进，反复强化，采取生动形象的方法，通过教和模仿，配合图片、实物和动作，使患儿掌握更多的词汇。训练过程中要有耐心，切勿操之过急。

（3）职业技能训练　根据患儿智力程度和动作发展水平进行训练，尽量选择一些简单、易学的工种，按照不同患儿的特点和能力，进行职业技能培训，使其能达到独立生活、自食其力的目标。

（4）社会适应能力训练　根据患儿社会能力的严重程度制订计划，安排患儿多参加集体娱乐活动，锻炼其与人合作协调的能力，通过活动寻找患儿的兴趣爱好。支持和鼓励患儿的特殊技能，同时训练患儿的防御能力，教会其避免危险，保证自身安全，从而逐渐适应社会环境。

（5）品德教育　根据患儿的生理及心理特点，教导患儿合理表达自己的需求和控制情绪。尊重患儿，培养患儿遵纪守法、明辨是非、有礼貌、爱学习的良好品质。正确区分患儿的病态行为及不道德行为，给予正向引导，尽量做到对患儿少批评多鼓励。

4. 用药护理　按医嘱使用药物，观察其治疗效果和不良反应，如有无自主神经紊乱症状，有无低血糖、锥体外系等反应，一旦出现及时报告医生给予对症处理。

5. 心理护理　建立良好的护患关系，关心、尊重患儿，减少患儿的不安全感。做好家属的心理护理，与家属密切配合，保证治疗方案的实施。

6. 健康教育　积极开展优生优育的宣传教育工作，严格限制近亲结婚，劝说家族史阳性患者避免生育。重视婚前检查，孕期定时产检，一旦发现异常及时终止妊娠。告知患儿家长此病的性质、治疗及预后，帮助患儿家长正确面对现实，调整心态。告诉家长儿童尚处在身心发育的快速时期，教育和训练对患儿的疾病恢复有着积极的作用，坚定他们对治疗和训练的信心。鼓励家长以积极的态度和平和的心态帮助患儿逐渐适应生活，训练过程中切忌操之过急和歧视打骂。

（五）护理评价

（1）患儿的生活自理能力是否改善或恢复。

（2）患儿是否发生受伤现象。

（3）患儿的营养状态是否维持在正常范围。

（4）患儿的语言交流能力是否提高。

（5）患儿的社会交往能力是否得到改善。

第三节　注意缺陷与多动障碍患者的治疗与护理

注意缺陷与多动障碍（attention deficit and hyperactive disorder，ADHD），又称为多动症，其主要特征为与年龄及发育水平不相称的注意力不集中和注意持续时间短暂、活动过多和行为冲动，并伴有学习困难、品行障碍和适应不良。是儿童期常见的一类精神发育障碍。该病患病率为5%～8%，男女比例为（4～9）：1。部分患儿成年后仍有症状，明显影

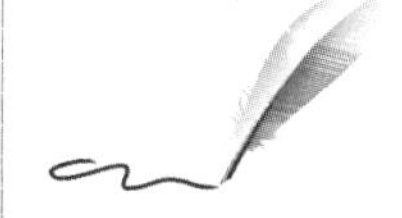

响个人学业、工作、人际关系、家庭生活和社会经济。

一、病因及发病机制

本病的病因及发病机制尚不明确，目前认为存在多种因素相互作用。

1. 遗传因素 家族研究、双生子研究、领养研究和分子遗传学研究支持遗传因素是 ADHD 的重要发病因素。

2. 神经生化 研究发现，患者血和尿中多巴胺和去甲肾上腺素功能低下，5 - HT 功能下降等大脑内神经化学递质失衡与发病有一段关系。但无法完全解释 ADHD 病因和发生机制。

3. 神经解剖和神经生理 结构磁共振成像（MRI）发现患者额叶发育异常和双侧尾状核头端不对称。功能 MRI 还发现 ADHD 患者存在脑功能的缺陷，如额叶功能低下，在额叶特别是前额叶、基底节区、前扣带回皮质、小脑等部位功能异常激活。

4. 环境因素 患儿母亲妊娠年龄大、吸烟和饮酒，患儿早产、产后出现缺血缺氧性脑病或有甲状腺功能障碍，儿童期病毒感染、脑炎、脑膜炎、癫痫及接触某些毒素和药物等均与 ADHD 的发生有关。

5. 家庭和心理社会因素 父母关系不和，家庭破裂，父母性格不良，教养方式不当，家庭经济困难，童年与父母分离、受虐待，学校教育方法不当等均可能作为发病诱因存在。

二、临床表现和治疗要点

（一）临床表现

注意缺陷、活动过多及行为冲动是 ADHD 的三个核心症状，具有诊断价值。

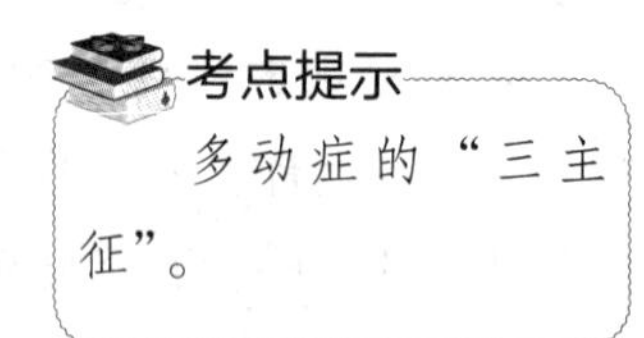

多动症的“三主征”。

1. 注意缺陷 是本病的最主要症状，表现为与年龄不相称的注意集中困难和注意持续时间短暂。患儿在听课、做作业等活动时注意难以持久，容易因外界刺激而分心，经常不能注意到细节，因粗心而发生错误。经常遗失玩具、学习用具，忘记日常的活动安排，做事拖拉，丢三落四。注意缺陷的问题会随着功课压力加重更加突显。

2. 活动过多 与同年龄、同性别儿童相比，患儿表现出明显的活动过度，小动作多，一天到晚忙个不停，在教室或其他要求安静的场合擅自离开座位，到处乱跑或攀爬。难以从事安静的活动或游戏，又好招惹别人，常与同学争吵或打架。多动症状会随着年龄的增长而减轻。

3. 行为冲动 患儿克制能力缺乏，情绪控制差，易发脾气，做事冲动，不考虑后果。常与同伴发生打斗或纠纷，喜欢插嘴及干扰别人活动，在老师的问题尚未说完时便迫不及待地抢先回答，不能耐心地遵守游戏规则。

4. 学习困难 因注意力障碍和多动影响课堂上的听课效果、完成作业的速度和质量，致使患儿学习困难，成绩差，常低于其智力所应达到的学业水平。

5. 神经精神发育异常 患儿的协调运动、精细动作等运动发育较差，如对指运动、翻手、系鞋带及扣纽扣等动作不灵活，左右分辨困难，空间定位差。少数患儿伴有语言发育延迟、语言表达能力差、智力低下等问题。

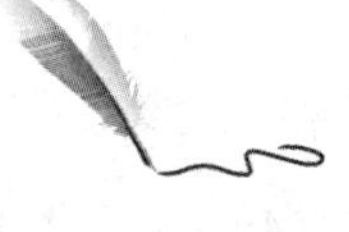

6. 品行障碍 注意缺陷与多动障碍患者品行障碍的同病率高达 30% ~58%。表现为有攻击行为，如破坏物品、打伤同学、虐待他人和动物等，或做出违反道德规范及社会准则

的行为，如撒谎、逃学、离家出走、纵火、盗窃等。

（二）治疗要点

应早期识别和预防导致 ADHD 病因中的环境因素。应对幼儿园和小学儿童进行 ADHD 早期筛查，加强 ADHD 相关知识的宣传和培训工作，尽早让患儿诊治，减少疾病对自身、家庭和社会的危害。

根据患者及其家庭的特点制订长期、系统、个体化、综合性治疗方案。心理治疗、脑电生物反馈治疗、感觉综合治疗、教育和训练等非药物治疗方法可减少疾病给患者及其家庭带来的不良影响，药物治疗则能短期缓解部分症状。

1. 心理治疗　通过及时对患儿的行为予以正性或负性强化的行为治疗，提高患儿的社会交往技能。认知行为治疗则是主要解决患儿的冲动性问题，提高患儿解决问题的能力，正确识别和选择恰当的行为方式。

2. 药物治疗　中枢兴奋剂是治疗 ADHD 的首选药，代表药物为哌甲酯，能改善患儿注意缺陷，减轻多动及冲动，在一定程度上提高其学习成绩，改善患儿与家庭成员的关系。此药物仅限于6岁以上患儿使用，因有中枢兴奋作用，晚上不宜使用。选择性去甲肾上腺素再摄取抑制剂，其代表药物为托莫西汀，因疗效与哌甲酯相当且不良反应少，耐受性好，已被许多国家列为 ADHD 的一线治疗药物。该药起效时间比中枢兴奋剂慢，一般在用药1～2周后才出现疗效，不适用于需急性治疗的 ADHD 患儿。其最常见的不良反应是胃肠道反应，需饭后服药。

3. 学校干预　教师应针对患儿特点进行有效的行为管理，积极运用表扬和鼓励的方式提高患儿的自觉性和自信心，避免歧视和体罚。当患儿的病情已经影响其学习能力时，则需要学校给予干预治疗，如将患儿座位安排在教师身边以减少患儿在上课时的注意力分散，不要一次性给予太多的作业等。

4. 家庭教育和训练　让患儿父母了解 ADHD 的原因及可能出现的行为问题，了解孩子是无法控制自己的行为，不是故意或不用心，需治疗及家长的正面鼓励，了解治疗的过程和方法，掌握正确使用正强化和负强化法鼓励孩子的良好行为或消除孩子的不良行为。

三、注意缺陷与多动障碍患者的护理

（一）护理评估

1. 健康史　患儿有无既往健康史、药物过敏史、母孕产史及家族史等。

2. 生理状况　评估患儿各项躯体发育指标，有无营养失调，有无躯体畸形，有无饮食障碍和睡眠障碍等，有无受伤的危险。

3. 心理状况　评估患儿的情绪状态，有无焦虑、抑郁、恐惧、易激惹等异常情绪。评估患儿的认知功能，有无注意、记忆和智能障碍。评估患儿有无比同龄儿明显的活动增多及有无冲动行为，有无偷窃、撒谎、逃学等违反道德规范及社会准则的行为。

4. 社会状况　评估患儿穿衣、吃饭、洗漱、大小便等生活自理能力。评估患儿学习、社会交往能力，有无学习困难，成绩好坏；与伙伴交往情况，是否合群，游戏时能否遵守规则；是否听从家长和老师的管教，能否适应学校环境。评估家庭及社会支持系统、家属对该病的认识程度、家庭经济状况等；有无不正确的养育方式。

（二）护理问题

1. 有暴力行为的危险　与患儿易冲动、情绪不稳、控制力差有关。

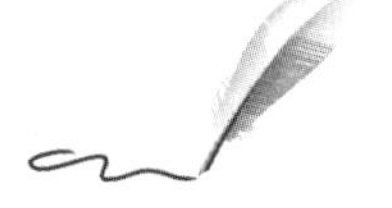

2. 社交孤立 与患儿注意缺陷、多动、品行障碍等有关。

3. 进食、沐浴、穿着、如厕自理缺陷 与患儿注意障碍、活动过多等有关。

4. 营养失调（低于机体需要量） 与患儿活动增多、体力消耗大有关。

（三）护理目标

（1）患儿未出现冲动伤人、受伤现象。

（2）患儿的社会交往能力是否得到改善。

（3）患儿的生活自理能力是否改善或恢复。

（4）患儿的营养状态是否维持在正常范围。

（四）护理措施

1. 安全护理 保持环境安静舒适，确保患儿活动场所安全，设施简单，物品简化，防止患儿因协调运动或精细动作笨拙而导致受伤。专人看护，避免接触危险品。严密观察患儿的情绪和冲动行为，一旦出现急躁情绪或冲动行为，应正确引导，防止出现意外。尽量避免患儿参加具有竞争性和危险的游戏。

2. 基础护理 制定规律的生活作息制度，保障营养的供给，注意患儿的个人卫生，保持充足的睡眠。密切观察患儿进食、睡眠、排泄等生活自理情况，必要时给予训练和督导，帮助患儿养成良好的生活习惯。

3. 特殊护理

（1）社会交往技能训练 ADHD 患儿常因不恰当的语言及动作导致人际关系紧张，可采取示范和角色扮演等行为训练，增强其沟通和社交技巧。与患儿建立良好的护患关系，取得患儿信任。评估患儿的兴趣爱好、特长，鼓励其参与一些可完成的、与人合作的游戏，锻炼其合作交往能力，从中让患儿产生责任感和自我约束感。训练中应及时对患儿的行为进行正性或负性强化，使患儿学会适当的社交技能，用新的有效的行为代替不恰当的行为模式。避免采取歧视、体罚或其他粗暴的教育方式，要不断运用表扬和鼓励的方式提高患儿的自信心和自觉性。

（2）注意力训练 通过游戏方式等进行注意力训练，逐渐延长其注意力的时间，改善注意力不集中。在游戏过程中应教育患儿遵守规则，并采取正性强化和鼓励。

4. 药物护理 按医嘱督促患儿按时按量服药，密切观察药物的治疗效果和不良反应，解释并帮助患儿适应药物的不良反应，提高治疗的依从性。

5. 心理护理 与患儿建立良好的护患关系，对患儿要有耐心，关心爱护患儿，树立治疗的信心，保证治疗的顺利进行。

6. 健康指导 帮助患儿家长正确认识疾病的相关知识，鼓励其要坚持不懈的训练患儿的自控力和注意力，训练中要有耐心，不断予以强化，切忌操之过急。可建立简单的规则，培养患儿做事有始有终的好习惯。同时应加强学校和家庭的联系，共同开展儿童心理卫生工作。另一方面，可将有相同问题的患儿集中到一起训练，有利于培养患儿的人际沟通能力及应对技巧，帮助其适应学校、家庭的集体生活。

（五）护理评价

（1）患儿是否发生受伤及伤人的现象。

（2）患儿的社会交往能力是否得到改善。

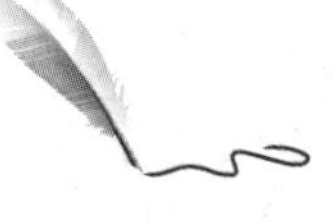

（3）患儿的生活自理能力是否改善或恢复。

（4）患儿的营养状态是否维持在正常范围。

本章小结

概念	1. 儿童孤独症　起病于婴幼儿时期，以不同程度的言语发育障碍、社会交往障碍，活动内容及兴趣局限、刻板重复的行为方式为特征的一种广泛性发育障碍 2. 精神发育迟滞　指一组起病于个体发育阶段（18 岁以前）的精神发育不全或受阻的综合征，其由各种原因引起，以智力低下和社会适应困难为主要特征 3. 注意缺陷与多动障碍　又称为多动症，其主要特征为与年龄及发育水平不相称的注意力不集中和注意持续时间短暂、活动过多和行为冲动，并伴有学习困难、品行障碍和适应不良。是儿童期常见的一类精神发育障碍
临床特征	1. 儿童孤独症　语言交流和社会交往障碍，狭窄怪异的兴趣，刻板重复动作及强迫固定的生活环境方式 2. 精神发育迟滞　智力低下和社会适应困难 3. 注意缺陷与多动障碍　注意缺陷、活动过多及行为冲动
治疗原则	1. 儿童孤独症　教育和行为治疗、药物治疗、环境治疗 2. 精神发育迟滞　教育和训练、药物治疗 3. 注意缺陷与多动障碍　心理治疗、药物治疗、学校干预、家庭教育和训练
护理评估	1. 儿童孤独症　健康史、生理状况、精神症状、社会状况 2. 精神发育迟滞　健康史、生理状况、精神症状、心理社会状况 3. 注意缺陷与多动障碍　健康史、生理状况、心理状况、社会状况
护理措施	1. 儿童孤独症　安全护理、基础护理、特殊护理、用药护理、心理护理、健康教育 2. 精神发育迟滞　安全护理、基础护理、特殊护理、用药护理、心理护理、健康教育 3. 注意缺陷与多动障碍　安全护理、基础护理、特殊护理、用药护理、心理护理、健康教育

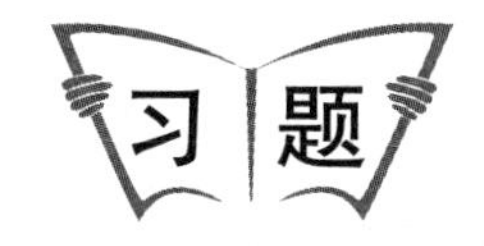

一、选择题

【A1/A2 型题】

1. 儿童孤独症的临床表现不包括(　　)

A. 注意障碍　　B. 语言交流障碍　　C. 智能障碍
D. 强迫动作　　E. 社交障碍

2. 对于儿童孤独症康复最有效的护理措施是(　　)

A. 安全护理　　B. 药物护理　　C. 心理护理
D. 基础护理　　E. 教育和训练

3. 不属于儿童孤独症典型症状的是(　　)

A. 语言发育障碍　　B. 社会交往障碍　　C. 兴趣范围狭窄
D. 刻板重复动作　　E. 感觉障碍

4. 轻度精神发育迟滞的智商水平为(　　)

A. 70 ~ 89　　B. 50 ~ 69　　C. 35 ~ 49
D. 20 ~ 34　　E. 0 ~ 20

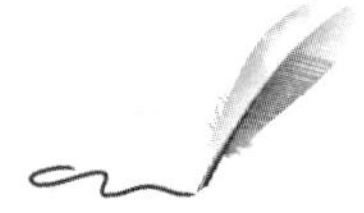

5. 关于精神发育迟滞描述不正确的是(　　)

A. 智力低下　B. 语言发育延迟　C. 社会适应困难
D. 起病于大脑发育成熟以后　E. 发病与生物、心理及社会因素有关

6. 智商测试值为45，处于以下哪种智商水平(　　)
A. 正常　B. 轻度精神发育迟滞　C. 中度精神发育迟滞
D. 重度精神发育迟滞　E. 极重度精神发育迟滞

7. 以下描述轻度精神发育迟滞正确的是(　　)
A. 智商为35~49　B. 心理年龄为9~12岁　C. 不能完成小学学业
D. 有明显的躯体畸形　E. 生活自理困难

8. 精神发育迟滞的智商低于(　　)
A. 50　B. 60　C. 70
D. 80　E. 90

9. 以下描述注意缺陷多动障碍症状不正确的是(　　)
A. 需要静坐的场合难于静坐
B. 上课时玩东西，与同学讲话
C. 遵守秩序和纪律
D. 经常粗心犯错、遗失东西
E. 好插嘴，别人问话未完就抢着回答

10. 治疗注意缺陷与多动障碍的中枢兴奋剂适用的患儿年龄至少为(　　)
A. 2岁　B. 3岁　C. 4岁
D. 5岁　E. 6岁

11. 以下描述注意缺陷与多动障碍不正确的是(　　)
A. 起病于儿童和少年期
B. 症状不会持续到成人
C. 治疗和干预不及时会影响预后
D. 病因包括生物、心理和社会因素
E. 随着年龄增长部分患者的症状逐渐缓解或消失

12. 下列哪项不是注意缺陷与多动障碍的临床表现(　　)
A. 注意力不集中　B. 智力水平低　C. 活动过多
D. 自控力差　E. 攻击性行为

13. 患儿，男性，9岁。从小活动量就比同龄儿大，喜欢跑步走，手脚动个不停，喜欢翻箱倒柜，脾气大，要求多，若家人无法满足其所有需求时则哭闹不止。学东西较别的孩子慢，尤其上小学后成绩跟不上，老师跟家长反映可能孩子智商有问题，家长带孩子进行韦氏儿童智力测验值为72。考虑此患儿最可能的诊断是(　　)
A. 注意缺陷与多动障碍　B. 精神发育迟滞　C. 孤独症
D. 情绪障碍　E. 躁狂症

14. 患儿，男性，7岁。因上课无法安静听课，做事拖拉，丢三落四，经常无故发脾气门诊就诊。首先考虑服用的药物是(　　)
A. 抗焦虑药　B. 抗抑郁药　C. 抗精神病药
D. 心境稳定剂　E. 中枢兴奋剂

15. 患儿，男性，7 岁。在小学新生报名面试那天，老师就发现其反应比较慢，后测智商值为 68。试读半学期后，老师发现患儿上课时经常站起来乱走动，甚至躺到在地；同时患儿脾气大，情绪不稳定，学习成绩也差。一年来，因为无法适应正常的学校生活，父母不得不将其转入辅读学校。首先考虑的诊断是(　　)

A. 躁狂发作　　B. 焦虑症　　C. 注意缺陷与多动障碍
D. 精神发育迟滞　　E. 孤独症

16. 患儿，男性，4 岁。家人发现孩子在家常常做重复转圈动作，有时这一动作持续半小时以上。这种行为称为(　　)

A. 冲动行为　　B. 强迫行为　　C. 违拗行为
D. 刻板行为　　E. 模仿行为

17. 患儿，男性，6 岁。因“语言发育落后，刻板重复动作，脾气坏，吵闹，行为冲动”住院。医嘱予利培酮口服治疗，护士跟家属解释用此药的目的是(　　)

A. 改善智力　　B. 改善语言能力　　C. 改善刻板行为
D. 改善冲动行为　　E. 改善焦虑

18. 患儿，男性，11 岁。小学 5 年级学生。从进入小学后就发现上课不能安静听讲，不停玩弄文具、离开座位，不能按时完成课堂作业。做家庭作业时拖拉，边做边玩耍，有始无终，需要大人督促才能完成。对此患儿正确的护理措施是(　　)

A. 出现症状时应反复口头教育
B. 尽量转移患儿注意力
C. 必要时才进行药物治疗
D. 进行注意力训练
E. 让患儿与同龄儿一同参与竞争性游戏

【A3/A4 型题】

(19 ~ 22 题共用题干)

患儿，男性，5 岁。一直不爱说话，近半年来更是很少讲话。与他同龄的孩子喜欢的物和事，他却总是不感兴趣，也不像别的孩子那样喜欢提问题。3 个月前，幼儿园的老师向家长反映，孩子每天都沉醉于刻板重复的翻书动作，而且只翻同一本书，在幼儿园也是整天一个人待在旁边，不与其他小朋友交往。孩子家长同时也发现，孩子情感淡漠，即使妈妈坐在他身边，他也不看一眼。

19. 首先考虑的诊断是(　　)

A. 抑郁发作　　B. 儿童孤独症　　C. 社交恐怖症
D. 精神发育迟滞　　E. 精神分裂症

20. 针对患儿病情，下列何种护理诊断最主要(　　)

A. 营养失调（低于机体需要量）　　B. 焦虑
C. 有受伤的危险　　D. 社交孤立
E. 父母角色冲突

21. 下列哪项短期目标对患儿最适宜(　　)

A. 患儿能自行料理个人生活
B. 患儿未发生受伤的危险

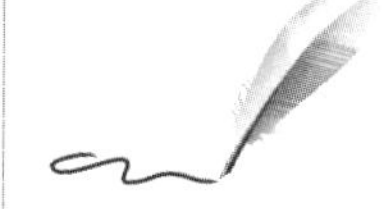

C. 患儿能主动与家人、医护人员简单对话

D. 患儿的学习能力有所改善

E. 患儿的营养均衡

22. 对该患儿最适宜的治疗与护理方法是（　　）

A. 教育与训练　　B. 心理治疗　　C. 药物治疗

D. 行为治疗　　E. 环境治疗

二、思考题

患儿，女性，9岁，小学二年级学生，因学习成绩不佳就诊。患儿自幼不聪慧，1岁多才能独坐，2岁才能独站，3岁学步。2岁多开始喊爸妈，6岁左右才能讲简单句子。7岁起上小学一年级，勉强及格；上小学二年级时，因成绩跟不上留级一次后，仍跟不上来诊。平时患儿放学回家，能自觉做家庭作业，但常常做不出来，有时要问弟弟。平时在家中可帮妈妈做一些家务，如扫地、洗碗，劳动比较主动，能吃苦。在学校中也与同学们关系好，很乐意帮别人做事。

患儿系足月顺产，第一胎，无重大疾病史。母孕时25岁，曾多次患感冒，但无重病。父母非血缘婚，均系农民。

精神检查：被动接触合作，文静，对任何问题回答均很认真。语言清晰、流畅。智力普遍性减退，不能说出一年有几个月、分几个季节。不会讲同义词或反义词、词汇量少。抽象思维能力、理解判断力均差。分不清左右手，可认识红、黑、白等原色，但不认得灰、棕、紫等调和色，分不清鸡与鸭、犬与猫的区别。计算力差：知道 $3+8=11$，但算不清 $100-7=$？　$7\times8=$？可看着报章上的照片讲出简单的内容，可模仿医生用大头针摆五角星等图形。远近记忆力尚可，情绪比较愉快，自知力存在。说自己没弟弟聪明，读书读不进，也不想读了。愿在家中帮妈妈做家务等。辅助检查：韦氏儿童智商测验60。

扫码“练一练”

请问：

1. 该患儿的疾病诊断是什么？

2. 该患儿的主要护理诊断问题有哪些？

3. 说出对患儿应采取哪些主要护理措施？

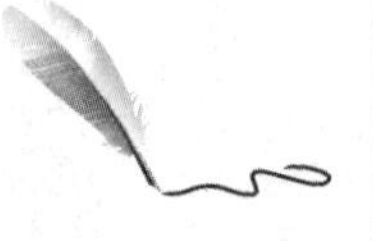

第十三章　精神疾病患者家庭与社区护理

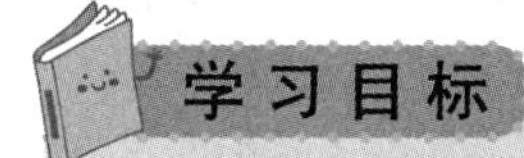

学习目标

1. **掌握**　精神障碍患者家庭与社区护理的特点，精神障碍患者社区护理的功能。

2. **熟悉**　精神分裂症和抑郁症患者的家庭与社区护理内容。

3. **了解**　精神分裂症和抑郁症患者家庭与社区护理的作用。

4. 能结合临床案例，运用所学知识对患者及家属进行家庭与社区内的疾病治疗和康复健康教育。

5. 会在实践中积极探索精神障碍患者家庭与社区的个体化护理方案。

案例导入

患者，女性，30 岁，已婚。近 3 周来自觉无明显诱因出现情绪低落，兴趣减退，易疲劳，懒言少语，动作迟缓，早醒，便秘。自觉“脑子变笨，好像木头一样。整个世界都是灰色的，什么都没有意思。”觉得自己给家庭带来了很多麻烦，多次有轻生的念头。诊断为抑郁症，入院治疗 3 个月后出院。

请问：

1. 社区护士和家属对该患者应该如何护理？

2. 如何对该患者及家属开展健康教育？

精神疾病患者家庭与社区护理是精神医学和社区护理学的重要组成部分，是以社区为单位，研究精神疾病的预防、治疗、护理、康复以及社会适应性的统筹安排和管理。通过严密的组织管理，有效地实施精神卫生保健工作，对患者实施疾病护理和精神康复，延缓精神疾病的复发，促进精神疾病患者社会功能的恢复。

知识拓展

社区护理

社区护理（community health nursing），也可称为社区卫生护理或社区保健护理。根据美国护理协会的定义，社区护理是将公共卫生学及护理学理论相结合，用以促进和维护社区人群健康的一门综合学科。社区护理以健康为中心，以社区人群为对象，以促进和维护社区人群健康为目标。

第一节　精神疾病患者的家庭护理

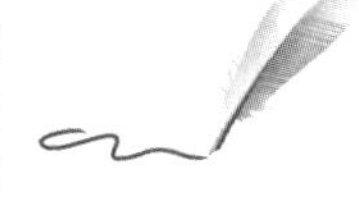

家庭护理（family nursing）是指护理人员运用护理程序对处在健康或疾病状态的家庭

家庭成员进行心理治疗、康复治疗及提供专业性护理服务，促进家庭系统及其成员达到最佳的健康水平。具体做法是以护理人员为主体，借助家庭内沟通与互动方式的改变，直接实施和指导，协助患者家属实施对患者的护理，以帮助患者能更好地适应其生存空间。主要内容包括提供康复护理和健康指导；提供基础护理技术；协助患者提高生活自理能力；提供心理咨询、健康教育、营养指导等知识。

精神疾病患者的家庭护理是精神疾病护理的一部分。精神疾病患者康复最终的目标为回归家庭，回归社会。对于病情轻或经临床诊断不需住院治疗的患者，或在疾病急性发作期短期住院治疗后长期处在家庭和社会中的患者，家庭护理可以有效减少患者社会功能的损害，同时熟悉的家庭环境和家庭成员的参与，也有利于患者接受并配合治疗，巩固治疗效果，防止疾病复发，促进康复。许多家属长期照顾患者，但缺乏应有的知识，不掌握正确护理方法，不能提供良好的家庭环境，从而导致疾病复发，降低患者的生活质量。因此，护士应帮助患者家属明确精神疾病家庭护理的内容，了解精神疾病康复的有关知识，掌握家庭护理技巧。

一、护理评估

（一）针对患者

1. 药物依从性评估

（1）疾病有关的因素　评估患者住院治疗后的疾病恢复程度，有无精神症状残留，有无自知力。疾病恢复好，无精神症状残留，患者能够正确认识自己疾病，药物依从性好。

（2）与药物有关的因素　评估患者服用药物剂量及是否容易出现不良反应。药物剂量大，容易引起不良反应的，药物依从性差。

2. 躯体状况评估　评估患者的意识状态、生命体征、全身营养状况、睡眠状况、饮食状况、排泄状况、生活自理状况等。

3. 药物知识评估　评估患者对药物治疗的理解程度，患者对药物维持治疗重要性的认识程度，患者是否做好坚持服药的心理准备。

4. 社会状况评估　评估患者的家庭环境，各成员之间关系是否融洽，患者在家中的地位、经济状况、受教育情况及工作环境、社会支持系统；家庭成员照顾患者的能力。

（二）针对家属

1. 社会支持评估　评估患者家属对患者本人及疾病的态度和心理接受程度。

2. 疾病知识评估　评估患者家属对疾病治疗的认识程度，对患者药物治疗重要性的认识程度，识别常见药物不良反应的能力，有效防止疾病复发的方法。

3. 生活照顾能力评估　评估患者家属照顾患者日常生活的能力。

二、护理目标

（1）患者能坚持服药，治疗的依从性提高。

（2）患者的排泄保持正常。

（3）患者的睡眠状况良好。

（4）患者具有基本生活自理能力。

（5）患者能正确认识治疗的重要性。

三、护理措施

（一）精神分裂症患者的家庭护理内容

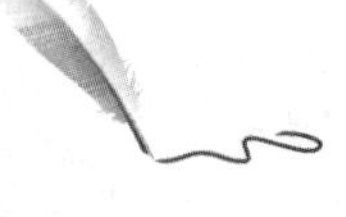

1. 基础护理　对患者进行全面评估，协助患者做好生活基础护理。

（1）饮食护理　注意维持营养均衡。对于不愿进食的患者，应根据不同的原因，诱导其进食；对于暴食、抢食的患者，应安排其单独进食并控制食量。

（2）睡眠护理　为患者创造良好的睡眠环境，房间布置简单，光线柔和，温度适宜，床铺整洁、舒适；制定适宜的作息时间；睡前忌服兴奋性饮料（酒、浓茶），尽量避免参加容易引起兴奋的谈话或活动；当失眠现象发生时，应寻找原因，及时给予安慰和帮助。

（3）排泄护理　患者因疾病可能有饮食不正常、活动量减少的生活方式，同时又服用抗精神病药物，可能发生排尿或排便障碍。应经常指导家属观察患者的排泄情况，如有异常，应及时寻找原因进行处理。

2. 用药护理　与患者家属合作做好患者的用药管理。患者在患病期间一般无自知力，不承认自己有病，常常拒绝服药，应指导家属耐心劝说。药物由家属保管，口服药物应有专人督促检查，确保患者把药服下，必要时检查患者口腔（舌下或牙缝），以防患者藏药。对患者家属进行健康教育，使其了解药物的不良反应，并通过家庭访视，了解患者服药情况、治疗效果，及时给予合理化建议，以提高服药依从性。

3. 安全护理　患者受疾病的影响会产生幻觉、妄想等，可能出现伤害自己或他人的行为，因此应特别注意创造一个安全的社区、家庭环境。尽量不与患者争辩，减少外界环境的刺激；避免患者接触剪刀、火、绳子等危险物品，尽量避免让患者单独留在家里。病情严重时，建议并协助亲属将患者送医院治疗。

4. 社会功能康复训练　在对患者进行药物治疗的同时，应对患者进行生活技能的康复训练；营造良好的社区氛围，理解、接纳和支持患者，鼓励患者多与他人交往，适当参加社会活动，防止社会功能的衰退；开展生活技能、基本职业技能、人际交往能力的训练，促进患者早日回归社会。

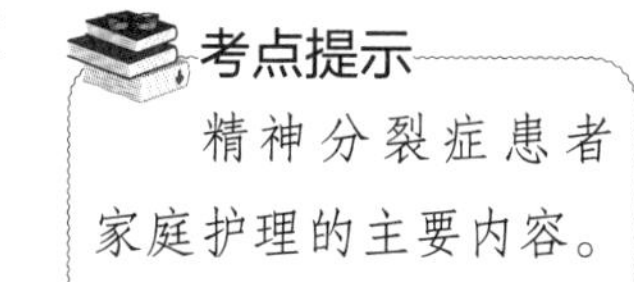

5. 心理支持　与患者及家属建立良好的护患关系，通过电话随访、家庭访视等方式，根据家庭成员的文化程度及心理状态进行针对性心理疏导，使家庭成员适应角色转变，建立正确的应对方式。

（二）抑郁症患者的家庭护理内容

1. 心理护理　为患者创建一个良好的社区和家庭氛围，关心、理解、尊重患者，以和善、真诚、耐心的态度倾听患者的各种心理问题，使患者体会到自己是被接受的。帮助其解决工作和生活中存在的实际困难与问题，为其创造轻松、愉快的环境，解除或减轻其心理负担和压力。体会患者的心境，鼓励患者做一些感兴趣的事情，转移其注意力。鼓励患者参加某些建设性的工作及参与社交活动，肯定成绩增加其正向的心理，协助患者取代和减少负向思维，提高患者的自尊和价值感，起到稳定患者情绪的作用。

2. 基础护理

（1）生活护理　协助患者料理好个人生活，及时修剪指甲等，保持良好的个人形象。

（2）睡眠护理　督促患者白天进行适量的体育运动，参与社交团体活动。晚上创造安静舒适、光线柔和的睡眠环境，睡前热水泡脚或洗澡，避免饮用咖啡、浓茶、酒等兴奋性物品。按时入睡和起床，督促养成良好的作息习惯。

（3）饮食护理　便秘是抑郁症患者经常出现的胃肠系统方面的问题，鼓励患者选择富

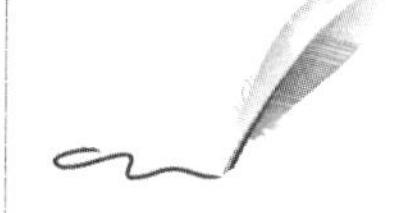

含纤维的食物、少量多餐、多运动，养成定时排便的习惯，以改善便秘。

3. 用药护理 督促患者按时服药，提高患者服药的依从性，使其坚持长期、合理的服药，以提高疾病治疗效果。患者不能中途停药，不可随意增减药物。密切观察药物的不良反应，特殊情况时应及时联系社区医生或转诊。

4. 安全护理 密切观察患者病情变化，注意其情绪反应，随时了解患者自杀意念的强度及可能采取的方法；患者居室及活动环境设施应简单，做好危险物品的保管，严防患者采取行动伤害自己。

5. 社会功能康复训练 鼓励患者适当参加社会活动，安排好运动康复训练计划，通过慢跑、游泳、打太极拳等适当的运动形式，促进患者抑郁情绪的改善。

家庭康复是精神疾病患者社区康复的主要方式。家庭是患者病情好转后生活、活动的主要场所，家属是患者最主要的接触对象。由家庭成员、居委会干部、基层精神病防治康复医生和志愿者组成的监护小组是家庭康复的主要承担者。在督促患者服药的同时进行心理疏导及家庭生活能力、社会交往能力训练，促进患者早日回归社会。

（三）患者家属的家庭护理干预措施

1. 健康宣教 向患者及家属讲解精神疾病的相关知识，提供一些有利于疾病康复的知识和途径，消除他们对疾病的某些偏见与误解，使家属对治疗的态度从单纯的被动变为主动参与。向家属讲明长期维持药物治疗的重要性，以及识别精神障碍复发征兆，帮助患者早日康复。

2. 改善家庭氛围 良好的家庭氛围有助于患者病情的好转。保持和谐的家庭，减少家庭环境中过分的不良刺激，减轻照料者的心理负担，提供针对患者症状和疾病行为的应对策略和训练技巧。若家庭中出现难以化解的矛盾，应进行家庭干预或家庭治疗。

3. 心理护理 对患者和家属建立信任的护患关系，倾听患者及家属的内心想法，进行针对性的心理护理，提供解决的办法，并充分利用社会资源帮助患者和家属，减少家庭护理中出现的问题。若患者或家属出现心理问题或情绪问题，应指导其寻求专业的心理治疗。

第二节　社区精神卫生服务与护理

社区精神卫生服务，是应用社会精神病学的理论、研究方法和临床医学、预防医学等医疗技术，对社区范围内全体人群用科学方法，促进人群心理健康，提高个体承受应激和适应社会能力，从而减少心理和行为问题，尽可能减轻精神残疾程度，恢复劳动能力，维持社区的和谐安定。

社区精神卫生护理是精神科护理学的一个分支，是社区精神卫生服务的重要组成部分，是社区护理人员应用精神病学、护理学和其他行为科学的理论、技术和方法，在一定地域内开展精神疾病的预防和护理工作，促进该区域内的精神疾病患者的康复，提高社会适应能力，并维护该地区正常居民的精神健康卫生服务工作，预防精神疾病的发生，提高精神卫生知晓率。目前，我国精神医学的主要任务是向社区居民提供优质的精神卫生服务。由此可见社区精神卫生护理工作越来越重要。

精神疾病患者在恢复期及缓解期可以回归家庭和社区。对回归家庭和社区的精神疾病患者应进行统一管理，以利于早期发现疾病复发先兆，及时处理。当前社区精神疾病患者的社区组织管理方式为三级管理，即市级、区（县）级和基层。社区护理人员依靠社会各方面力量，为患者开展药物治疗、工娱治疗及心理治疗；调整社区环境，整合社区资源，改善服务设施及条件，促进社会人员的理解和支持，促进患者康复，适应社会环境。

一、社区精神卫生护理工作的范围

社区精神卫生护理工作是为那些没有条件住院治疗，或暂时不需住院的，以及出院后处于恢复期的精神疾病患者进行护理，完成各项护理工作，帮助他们恢复健康。护理工作的范围主要包括如下内容。

1. 了解和掌握患者心理问题　针对患者的心理问题，社区护士有目的地进行引导，解除患者对返回家庭和社会的担心及恐惧。

2. 遵医嘱给药，观察药物疗效　严格遵医嘱帮助患者服药，对不想继续服药的患者要了解原因，解除其因为担心出现服药不良反应而拒绝服药的顾虑。严密观察药物治疗效果，及时与医生沟通。做好患者服药依从性管理，避免藏药、漏服药物等现象的发生。

3. 加强心理卫生知识的教育　宣传精神疾病防治知识，提高人群精神健康水平，减少精神疾病的发生。对患者开展心理治疗，纠正或改善自身个性的缺陷，提高心理上应变能力，有利于康复和防止复发。加强宣传教育，改变社区成员对精神疾病及患者的偏见，有利于早期发现，早期诊断和治疗。

4. 指导并促进患者的沟通　了解患者社会交往的需要，鼓励其走出家庭，走入社会，积极参加各种社会活动，扩大自己的交往范围，满足患者的沟通需要。

5. 提供健康教育服务，开展心理咨询活动　护士运用护理学、康复医学等专业知识，在社区内定期开展健康教育，对患者、家属和社区成员进行精神疾病知识讲解，提高他们对精神疾病的认识，积极面对疾病，配合医生和护士，坚持服药，从而保持相对稳定状态。组织精神科医生、心理咨询师、精神医学教师等相关人员开展心理咨询等专业指导服务，保持社区成员的心理健康。

6. 开展社区精神卫生护理研究工作　研究探索精神疾病的发生、发展和转归预防与康复可在社区内进行。病因预防是最根本的预防措施，社区护士应开展社区精神疾病的护理研究工作，探索科学有效的护理工作模式，促进精神疾病康复，防止复发。

二、社区精神卫生护理工作的要求

社区精神疾病患者的病情稳定和心理健康，需要患者、家庭和社区内所有人员的共同努力，其中社区护士的专业指导是关键。社区护士需要具备良好的专业知识、技能和方法才能更好地完成工作任务。其具体要求包括以下内容。

1. 具有扎实的精神科专业护理技能，良好的职业道德和敬业精神　护士了解精神疾病发展规律，掌握扎实的精神疾病护理知识和技能，可以对社区内不同的精神疾病患者开展个体化指导和护理。同时，对患者的疾病表现能够客观分析，不歧视、不排斥，能够一视同仁，高质量完成工作职责。

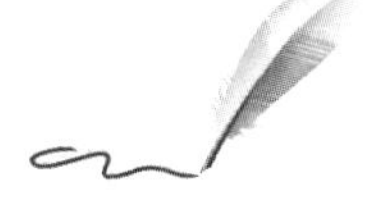

2. 掌握精神疾病治疗方法和常用的心理治疗方法　社区护士熟悉精神疾病常用的治疗

方法，掌握常用抗精神病药的作用和常见不良反应，根据医嘱指导患者坚持服药，教会患者和家属识别常见药物不良反应和处理方法，疾病严重时需联系社区医生和护士，由他们联系精神疾病专科医院，完成“双向转诊”。同时，护士根据心理治疗原则，采用适合家庭和社区的心理治疗方法对患者实施心理治疗，主要包括个别治疗、夫妻或婚姻治疗、家庭治疗、团体治疗等，促进患者疾病的稳定和康复。

3. 具备良好细致的观察分析能力 护士应掌握社区内精神疾病患者的病情，仔细观察分析患者的病情变化，结合患者日常的行为表现，对他们的疾病发展有预见性，提前做好相关准备，帮助患者在疾病发作时尽快得到有效治疗和处理。

4. 建立良好的护患关系，掌握接触精神疾病患者的技巧 良好的护患关系是开展护理工作的基础。社区护士应掌握不同精神疾病患者的接触技巧，鼓励安慰患者积极面对疾病，取得患者信任，建立良好的护患关系。

5. 有能力对社区精神卫生护理工作进行组织、计划和研究 精神疾病患者急性期的住院治疗是短暂的，患者大多数时间会在家庭和社区内度过，因此社区精神卫生护理工作的质量非常重要，是保证精神疾病患者病情稳定的关键因素。为改进工作方法，提高护理服务质量，社区护士在完成基础护理工作的同时应积极开展社区精神疾病护理研究，探索有效护理工作模式。

知识拓展

社区康复（CBR）

社区康复（community－based rehabilitation）：世界卫生组织、联合国教科文组织、国际劳工组织对社区康复的定义为，为社区内所有伤残者提供康复、机会均等、减少贫困及增加社会包容性，通过伤残者自己、家庭、残疾人组织、社区以及相关的政府和非政府的卫生、教育、职业、社会机构和其他服务的共同努力，以促进社区康复的完成。精神障碍患者存有不同程度的精神残疾，需要通过社区康复恢复和保持社会功能，提高生活质量。

知识拓展

双向转诊（two－way referral）

“转诊”概念常以医院的等级进行划分，除在同等级综合医院间进行转诊外，还可以将转诊分为纵向转诊和横向转诊。纵向转诊包括正向转诊和逆向转诊，正向转诊指由下级（社区）医院向上级医院逐级转诊，逆向转诊是指由上级医院向下级（社区）医院转诊。横向转诊则指向同级别专科、专长医院转诊。由于社区卫生服务机构在设备和技术条件方面的限制，对一些无法确诊及危重症患者转移到上一级的医疗机构进行治疗；上一级医院对诊断明确、经过治疗病情稳定转入恢复期的患者，确认适宜者，将重新让患者返回所在辖区社区卫生机构进行继续治疗和康复。其目标是为建立“小病在社区、大病进医院、康复回社区”的就医新格局。

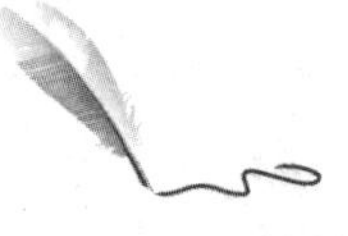

本章小结

概念	精神疾病患者家庭与社区护理是精神医学和社区护理学的重要组成部分
护理评估	1. 药物依从性评估 2. 躯体状况评估 3. 药物知识评估 4. 社会状况评估
精神分裂症的家庭与社区护理内容	1. 基础护理 2. 用药护理 3. 安全护理 4. 社会功能康复训练 5. 心理支持
抑郁症的家庭与社区护理内容	1. 心理护理 2. 基础护理 3. 用药护理 4. 安全护理 5. 社会功能康复训练
社区精神卫生护理工作的范围	1. 了解和掌握患者心理问题 2. 遵医嘱给药，观察药物疗效 3. 加强心理卫生知识的教育，提高人群精神健康水平 4. 指导并促进患者的沟通 5. 提供健康宣传教育服务，开展心理咨询活动 6. 开展社区精神卫生护理研究工作

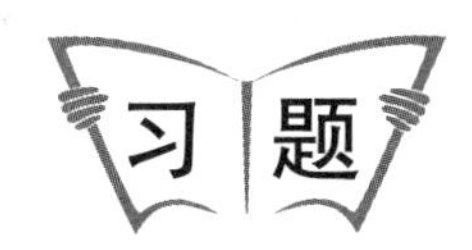

一、选择题

【A1/A2 型题】

1. 以下哪项不是精神疾病患者家庭护理的主要目的(　　)

   A. 减轻适应困难　　B. 巩固治疗效果　　C. 防止疾病复发
   D. 恢复社会功能　　E. 提高患者家属生命质量

2. 以下精神疾病患者家庭护理目标中除外的是(　　)

   A. 了解疾病性质，配合医护人员共同制订治疗和日常康复计划，并督促实施
   B. 鼓励参加各种社会活动
   C. 掌握疾病的有关知识，识别先兆症状
   D. 掌握药物治疗的相关知识
   E. 合理安排作息时间

3. 精神疾病患者社区卫生服务的目标不包括(　　)

   A. 预防精神疾病的发生　　B. 提高精神疾病患者的社会适应能力
   C. 尽可能提高精神残疾程度　　D. 维持社区的和谐安定
   E. 恢复劳动能力

4. 下列哪项不是当前社区精神疾病患者的社区组织管理方式(　　)

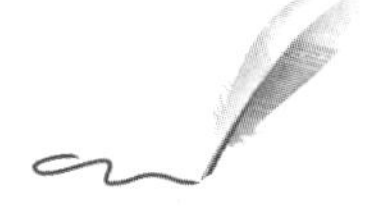

A. 市级　　B. 区级　　C. 县级
D. 基层　　E. 国家级

5. 社区护理人员依靠社会各方面力量可以为患者开展的服务不包括下列哪项(　　)
A. 药物治疗　　B. 工娱治疗　　C. 外出旅游
D. 心理治疗　　E. 康复指导

6. 精神分裂症患者的家庭饮食护理内容，以下不正确的是(　　)
A. 对患者进行全面评估，协助患者做好饮食护理
B. 注意维持营养均衡
C. 对于不愿进食的患者，应根据不同的原因，诱导其进食
D. 可根据患者饮食喜好，随意选择饮食
E. 对于暴食、抢食的患者，应安排其单独进食并控制食量

7. 精神分裂症患者的家庭睡眠护理内容，以下不正确的是(　　)
A. 睡眠时间越长越好　　B. 为患者创造良好的睡眠环境
C. 制定适宜的作息时间　　D. 睡前忌服兴奋性饮料（酒、浓茶）
E. 尽量避免参加容易引起兴奋的谈话或活动

8. 精神分裂症患者的家庭用药护理内容，以下不正确的是(　　)
A. 与患者家属合作做好患者的用药管理
B. 患者在患病期间常常拒绝服药，指导家属应耐心劝说
C. 药物由患者保管
D. 口服药物应有专人督促检查，确保患者把药服下，必要时检查患者口腔（舌下或牙缝），以防患者藏药
E. 对患者家属进行健康教育，使其了解药物不良反应

9. 精神分裂症患者的家庭安全护理内容，以下不正确的是(　　)
A. 创造一个安全的社区、家庭环境
B. 尽量不与患者争辩，减少外界环境的刺激
C. 避免患者接触剪刀、火、绳子等危险物品
D. 可以让患者单独留在家里
E. 病情严重时，建议并协助亲属将患者送医院治疗

10. 抑郁症患者的家庭心理护理内容，以下不合适的是(　　)
A. 关心、理解、尊重患者，倾听患者的各种心理问题
B. 帮助其解决工作和生活中存在的实际困难与问题
C. 体会患者的心境，鼓励患者做一些感兴趣的事情，转移其注意力
D. 不鼓励患者参加某些建设性的工作及参与社会交往活动
E. 肯定成绩来增加其正向思维，协助患者取代和减少负向思维

11. 抑郁症患者的家庭睡眠护理内容，应避免的是(　　)
A. 白天适量运动，参与社交团体活动
B. 创造安静舒适、光线柔和的睡眠环境
C. 睡前热水泡脚或洗澡
D. 饮用咖啡、浓茶、酒等兴奋性物品

E. 养成良好的作息习惯

12. 抑郁症患者的家庭用药护理内容，不正确的是(　　)

A. 按时服药，提高患者服药依从性

B. 坚持长期、合理服药，提高疾病治疗效果

C. 不能中途停药，不可随意增减药物

D. 密切观察药物的不良反应，特殊情况时应及时联系社区医生或转诊

E. 出现较轻药物不良反应可置之不理

13. 抑郁症患者的家庭安全护理内容，不合适的是(　　)

A. 密切观察患者病情变化，注意其情绪反应

B. 有自杀观念的患者安排独居一室

C. 随时了解患者自杀意念的强度及可能采取的方式

D. 患者居室及活动环境设施应简单

E. 做好危险物品的保管

14. 家庭康复监护小组成员不包括(　　)

A. 家庭成员　　B. 居委会干部　　C. 患者朋友

D. 基层精神病防治康复医师　　E. 志愿者

15. 社区精神卫生护理是哪个学科的一个分支(　　)

A. 精神科护理学　　B. 内科护理学　　C. 精神医学

D. 护理学导论　　E. 社区医学

16. 社区精神卫生护理工作的范围不包括(　　)

A. 了解和掌握患者心理问题

B. 遵医嘱给药，观察药物疗效

C. 加强心理卫生知识的教育，提高人群精神健康水平

D. 开展社区精神卫生护理研究工作

E. 参与精神疾病治疗

17. 以下哪一项不属于社区精神卫生护理工作的要求(　　)

A. 扎实的精神科专业护理技能

B. 良好的职业道德和敬业精神

C. 良好的个人形象

D. 掌握精神疾病治疗方法和常用的心理治疗方法

E. 掌握接触精神疾病患者的技巧

18. 患者，女性，35 岁，患抑郁症住院治疗两个月后好转出院，在家按时服用氟西汀，出现便秘。以下措施不正确的是(　　)

A. 鼓励患者选择富含纤维的食物　　B. 立即使用泻药

C. 养成定时排便的习惯　　D. 鼓励患者少量多餐

E. 鼓励患者多运动

【A3/A4 型题】

(19 ~ 21 题共用题干)

患者，男性，48 岁，两年前患精神分裂症住院，给予口服氯氮平和氯丙嗪治疗，3 个

月好转出院。目前与妻子和女儿同住，近一个月无人时听到有人让他去死，恐惧害怕，不敢出门。

19. 家庭护理的概念，以下正确的是(　　)

A. 护理人员运用护理程序对处在健康状态的家庭及家庭成员进行心理治疗、康复治疗及提供专业性护理服务，促进家庭系统及成员达到最佳的健康水平

B. 护理人员运用护理程序对处在健康或疾病状态的家庭及家庭成员进行心理治疗、康复治疗及提供专业性护理服务，促进家庭系统及成员达到最佳的健康水平

C. 护理人员运用护理理论对处在健康或疾病状态的家庭及家庭成员进行心理治疗、康复治疗及提供专业性护理服务，促进家庭系统及成员达到最佳的健康水平

D. 护理人员运用护理程序对处在健康或疾病状态的家庭及家庭成员进行药物治疗，促进家庭系统及成员达到最佳的健康水平

E. 护理人员运用护理程序对处在健康或疾病状态的家庭及家庭成员进行心理治疗、康复治疗及提供专业性护理服务，促进患者达到最佳的健康水平

20. 对其妻子的评估内容，以下不正确的是(　　)

A. 对患者本人及疾病的态度和心理接受程度

B. 对疾病治疗的认识程度

C. 照顾患者日常生活的能力

D. 对患者药物治疗重要性的认识程度

E. 有无工作能力

21. 为保证患者安全，不能采取的措施是(　　)

A. 创造安全舒适的家庭环境

B. 可让患者单独留在家里

C. 尽量不与患者争辩，减少外界环境的刺激

D. 避免患者接触剪刀、火、绳子等危险物品

E. 病情严重时，协助亲属将患者送医院治疗

二、思考题

患者，男性，31 岁。1 年前无明显原因出现多疑、敏感，认为邻居在背后议论他，说他的坏话。感到马路上的人也在说他，诋毁他的名誉。近 1 个月病情加重，认为邻居收买了公安局的人派人跟踪监视他，想害死他，并用高科技仪器控制他的脑子，让他头痛，使他生不如死。为此，患者多次拿刀找邻居，被家人及时制止。

后住院治疗 4 个月后好转出院。

请问：

1. 该患者在社区和家庭的主要护理措施有哪些？

2. 如患者出现严重药物不良反应，家属应如何处理？

扫码“练一练”

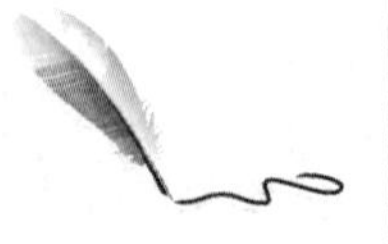

参考答案

第一章

1. D　2. B　3. C　4. E　5. A　6. A　7. C　8. D　9. A　10. D

第二章

1. C　2. C　3. B　4. A　5. A　6. E　7. A　8. C　9. D　10. E
11. D　12. B　13. C　14. C　15. E　16. B　17. A　18. C　19. E　20. B
21. E　22. D　23. C　24. A　25. A　26. E　27. A　28. B　29. B　30. D

第三章

1. C　2. E　3. D　4. B　5. C　6. A　7. D　8. B　9. E　10. A
11. C　12. D　13. B　14. B　15. C　16. D　17. D　18. C　19. B　20. C
21. C　22. D　23. A　24. C　25. B

第四章

1. C　2. C　3. C　4. D　5. B　6. D　7. D　8. E　9. A　10. C
11. E　12. C　13. B　14. C　15. B　16. C　17. A　18. A

第五章

1. A　2. B　3. D　4. D　5. C　6. C　7. C　8. B　9. C　10. B
11. A　12. E　13. D　14. E　15. B　16. D　17. C　18. C　19. B　20. C

第六章

1. E　2. C　3. C　4. D　5. E　6. A　7. C　8. D　9. E　10. D
11. C　12. B　13. C　14. E　15. A　16. C　17. E　18. B　19. E　20. E
21. A

第七章

1. D　2. A　3. C　4. B　5. B　6. D　7. E　8. D　9. B　10. D
11. A　12. D　13. B　14. D　15. A　16. D　17. A　18. B　19. A　20. B
21. C　22. D　23. B　24. C　25. B　26. A　27. A　28. E　29. B

第八章

1. D　2. C　3. D　4. A　5. A　6. E

第九章

1. C　2. A　3. C　4. B　5. A　6. C　7. A　8. D　9. C　10. D
11. A　12. D　13. D　14. B　15. B　16. A　17. D　18. D　19. C　20. C
21. E　22. C　23. D　24. B　25. B　26. D　27. B　28. D

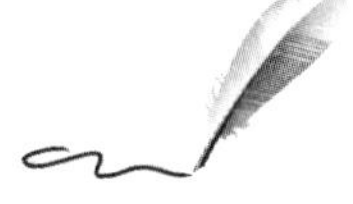

第十章

1. C　2. A　3. D　4. B　5. C　6. B　7. C　8. D　9. C　10. B
11. C　12. C　13. A　14. A　15. B　16. D　17. C　18. D　19. C　20. C
21. E　22. C　23. A　24. C

第十一章

1. C　2. A　3. B　4. D　5. A　6. C　7. B　8. D　9. D　10. B
10. C　12. B　13. C　14. B　15. C

第十二章

1. A　2. E　3. E　4. B　5. D　6. C　7. B　8. C　9. C　10. E
11. B　12. B　13. A　14. E　15. D　16. D　17. D　18. D　19. B　20. D
21. C　22. A

第十三章

1. E　2. B　3. C　4. E　5. C　6. D　7. A　8. C　9. D　10. D
11. D　12. E　13. B　14. C　15. A　16. E　17. C　18. B　19. B　20. E
21. B

参考文献

[1] 张渝成，吴学华．精神障碍护理［M］．北京：人民卫生出版社，2016.
[2] 杨礼芳，邬君芳．精神护理［M］．郑州：河南出版社，2017.
[3] 江领群，许亚荣．精神科护理技术［M］．北京：人民卫生出版社，2012.
[4] 覃远生．精神疾病护理学［M］．北京：人民卫生出版社，2013.
[5] 高国丽．精神科护理学［M］．2 版．西安：第四军医大学出版社，2014.
[6] 余雨枫．精神科护理学［M］．北京：人民卫生出版社，2012.
[7] 雷慧．精神科护理学［M］．3 版．北京：人民卫生出版社，2014.
[8] 曹新妹．精神科护理学［M］．北京：人民卫生出版社，2009 年．
[9] 李凌江．精神科护理学［M］．2 版．北京：人民卫生出版社，2012.
[10] 刘哲宁，杨芳宇．精神科护理学［M］．4 版．北京：人民卫生出版社，2017.
[11] 杨铤．精神科护理学［M］．2 版．南京：江苏教育出版社，2015.

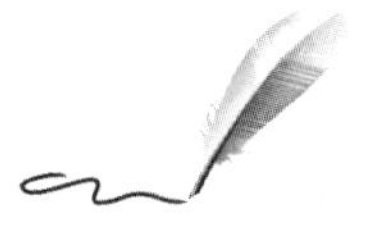